rororo

Adrienne Brodeur ist Geschäftsführerin von Aspen Words, einer literarischen Non-Profit-Organisation, und Mitbegründerin der Literaturzeitschrift «Zoetrope», zusammen mit Francis Ford Coppola. Sie war Lektorin in einem großen Verlag und hat Essays in u. a. «Vogue» und «The New York Times» veröffentlicht. Adrienne Brodeur pendelt zwischen Cambridge und Cape Cod, wo sie mit ihrer Familie lebt.
www.adriennebrodeur.com

Karen Witthuhn übersetzt nach einem ersten Leben im Theater seit 2000 Theatertexte und Romane, u. a. von Simon Beckett, D. B. John, Ken Bruen, Percival Everett, Anita Nair und George Pelecanos. 2015 und 2018 erhielt sie Arbeitsstipendien des Deutschen Übersetzerfonds.

«Feinste Sommerlektüre.» *Handelsblatt*

«Die Sprache ist wunderschön, die Stimmung atmosphärisch.» *br.de*

«Toll erzählt!» *Aachener Zeitung*

Adrienne Brodeur

DAS SOMMER-FEST

Roman

Aus dem Englischen von
Karen Witthuhn

Rowohlt Taschenbuch Verlag

Die englische Originalausgabe erschien 2023
unter dem Titel «Little Monsters»
bei Avid Reader Press / Simon & Schuster, US.
Die deutsche Erstausgabe erschien 2024 unter dem Titel
«Treibgut» im Kindler Verlag.

1. Auflage

Veröffentlicht im Rowohlt Taschenbuch Verlag,
Kirchenallee 19, 20099 Hamburg, Juli 2025

Redaktion Anne Nordmann

Covergestaltung und -Illustration
Cordula Schmidt Design, Hamburg
Coverabbildung Shutterstock
Satz aus der Questa
bei Pinkuin Satz und Datentechnik, Berlin
Druck und Bindung GGP Media GmbH, Pößneck
ISBN 978-3-499-01348-5

Kontaktadresse nach EU-Produktsicherheitsverordnung:
produktsicherheit@rowohlt.de

FSC www.fsc.org MIX Papier | Fördert gute Waldnutzung FSC® C014496

Für Lauren Wein

Wenn du das Familienskelett nicht loswirst,
kannst du es auch tanzen lassen.
George Bernard Shaw

April

Adam

Adam Gardner schlief seit Wochen schlecht. Jeden Morgen wachte er mit ungereimten Worten, unzusammenhängenden Gedanken und flüchtigen Bildern im Kopf auf, überzeugt davon, dass ihre noch verborgene Bedeutung durch den Silbergelatineprozess seines Verstands Kontur annehmen würde. Jeden Morgen schwang er summend die Beine über die Bettkante, setzte sich kerzengerade auf, nackt, sodass seine Genitalien über den Matratzenrand baumelten, und gab sich alle Mühe, die verworrenen Träume festzuhalten, indem er jede Einzelheit, an die er sich erinnern konnte, in ein spiralgebundenes Notizheft eintrug, das neben seinem Bett lag. Die Einfälle des Tages verteilte er auf Schreibblöcke, Post-it-Sticker und die Rückseiten von Umschlägen oder Quittungen, meist in Form von ungeordneten Stichpunktlisten. Sein Haus, tief in den Wellfleet Woods gelegen, war übersät mit Zetteln, die er mit seiner peniblen Handschrift beschrieben hatte:

- *Tonlage der Walgesänge immer tiefer*
- *Meeresspiralen: Muscheln, Strudel, Wellen, Blasennetze, Seepferdchenschwänze*
- *Verhältnis Klang zu Innenohrlabyrinth (noch eine Spirale?)*
- *Geheimnis der Unendlichkeit: 1 = 0,99999999…*

Adam versuchte, die Hinweise zu entziffern, die sein Hirn preisgab. Er war ganz sicher, dass noch eine letzte große Entdeckung in ihm schlummerte. Und was immer das sein mochte – ein Geistesblitz? Eine Theorie? –, das Ding ließ sich wirklich Zeit, bis es sich zu erkennen gab. Er wusste, dass er dem Prozess vertrauen musste. Wenn er sich in Geduld übte und möglichst ausgeglichen blieb, dann, so Adams Überzeugung, würden sich all die Bücher, die er je gelesen hatte, alle Kunstwerke, die ihn je bewegt hatten, alle Gespräche, Geschöpfe, Kuriositäten und Konzepte, die ihm im Leben untergekommen waren, in seinem Hirn zum großen Hauptgewinn zusammenfügen wie Kirschen im Spielautomaten.

Bis dahin war die Vorfreude, das Kribbeln der unmittelbar bevorstehenden Entdeckung, so verheißungsvoll wie das Quietschen eines Weinkorkens vor dem Abendessen. Er schwelgte in der wunderbaren Gemütsbewegung eines Déjà-vus und fühlte sich anderen großen Entdeckern verbunden: James Cook, Charles Darwin, Jacques Cousteau ...

Immerhin, man musste ihm zugutehalten, dass er sich, als die Phase der Schlaflosigkeit eingesetzt hatte, an die Regeln gehalten und einen Termin in der Klinik in Hyannis ausgemacht hatte. Er wusste genau, was ihn erwartete: Blutabnahme, haufenweise Fragen, Anpassung seiner Medikation. Was er nicht erwartete: dass der Arzt, der ihn seit drei Jahrzehnten behandelte, in Rente gegangen war. Er konnte nicht verstehen, wieso Dr. Peabody es anscheinend nicht für nötig gehalten hatte, ihn persönlich zu informieren. Dreißig Jahren waren ... nun, eine sehr lange Zeit. Als Adam die Sprechstundenhilfe, eine vollbusige junge Frau mit blauen Fingernägeln, auf diese Unterlassung hinwies, versicherte sie ihm, alle Patienten hätten im letzten Monat eine E-Mail erhalten. Hatte er seinen Spam-Ordner überprüft?, fragte sie und ließ ihre Krallen klicken. Adam holte Luft, verkniff sich aber eine Antwort. (Wer, außer einem Idioten, prüfte schon einen Spam-Ordner?) Während er ihr den Korridor entlang zum Behandlungsraum folgte, fragte er sich, warum sein langjähriger Arzt, mindestens fünf Jahre jünger als er selbst, bloß in Rente gegangen war. Um was zu tun, bitte schön?

Anstelle von Peabody kam ein Jüngling in enger Hose und erschreckend grellorangen Socken ins Zimmer stolziert, höchstens halb so alt wie Adam. War es zu viel verlangt, dass ein Mensch, der seine psychische Verfassung untersuchen sollte, zumindest *ein* graues Haar auf dem Kopf trug? Der neue Arzt begrüßte Adam beiläufig und widmete sich zunächst seiner elektronischen Krankenakte – Fehler Nummer eins. Fehler Nummer zwei war der Vortrag über «Schlafhygiene», den der Jüngling meinte Adam halten zu müssen. Herrgott noch mal! Warum das Kind nicht beim Namen nennen? «Eingeschlafen», «schwere Knochen» – was war denn falsch an «tot» und «fett»? Nur Schwachköpfe bedienten sich solcher Beschönigungen. «Hygiene» ließ einen an Frauenprodukte denken, und das wollte Adam nicht. Allerdings führte ihn das zu Bereichen der weiblichen Anatomie, an die er sehr wohl denken wollte.

Konzentrier dich, ermahnte sich Adam. Er musterte das fliehende Kinn des Jünglings.

«Ich glaube, wir hatten noch nicht das Vergnügen», sagte er und schnitt dem Vortragenden das Wort ab. «Ich bin Dr. Gardner.»

Adam Gardner, Ph. D., stand am Ende einer beeindruckenden Karriere als Wissenschaftler am Cape Cod Institute of Oceanography, von Eingeweihten CCIO genannt. Seine ruhmreichste Zeit hatte er in den späten Siebzigerjahren erlebt. Damals war er als junger Wissenschaftler Teil eines Teams gewesen, dem es gelang, die Vorstellung, das Leben auf der Erde hinge von einer auf Fotosynthese basierenden Nahrungskette ab, ein für alle Mal zu widerlegen. In der schwarzen Tiefe des Pazifischen Ozeans nördlich der Galapagosinseln hatten sie Beweise gefunden – in Form von dreißig Zentimeter langen Muscheln, riesigen roten Röhrenwürmern und stachligen weißen Krabben –, dass Leben auch in totaler Finsternis existierte. Adam und sein Team hatten über zwei Dutzend Arten entdeckt und benannt. In den Jahrzehnten nach diesen frühen Erfolgen war er zu einem führenden Walbiologen geworden, der die Populationsschwankungen und Kommunikationswege von Buckelwalen untersuchte. Abgesehen von seinen beruflichen Leistungen war er auch noch Vietnamveteran und hatte nach dem frühen und plötzlichen Tod seiner geliebten Frau Emily mit nur dreißig Jahren die beiden Kinder allein aufgezogen. Kurz gesagt: Von so einem Grünschnabel ließ er sich gar nichts sagen.

Adam sah diesem sogenannten Arzt in die Augen und schüttelte ihm mit Nachdruck die Hand. Er würde dieser Generation noch ordentliches Benehmen beibringen, einem Millennial nach dem anderen.

«Ist mir eine Freude, Dr. Gardner», erwiderte der Arzt und nahm den Rüffel mit irritierter Resignation hin.

«Ich glaube, das Wort, das Sie suchen, ist ‹Gewohnheit›», sagte Adam.

Der Arzt sah ihn verständnislos an.

«Schlaf*gewohnheit*», wiederholte Adam. «Nicht Hygiene.»

Daraufhin klebte sich der Arzt die Art von Lächeln ins Gesicht, mit dem ein Kindergärtner nach einem langen Tag ein ungehorsames Kind bedenken würde. Er atmete hörbar aus und setzte seine Liste banaler Vorschläge fort: Stressvermeidung, tägliche Bewegung, ausgewogene Ernährung. Der Arzt sah sich Adams langen Episodenverlauf an und bemerkte, dass es typischerweise einmal im Jahr zu einem Schub kam, normalerweise im Spätfrühling, wobei die Symptome zwischen zehn und vierzehn Wochen lang andauerten.

«Sieht aus, als wären Sie ziemlich genau im Plan», sagte er. «Das sollten wir medikamentös managen können, kein Problem. Allerdings profitieren viele meiner Patienten auch von einer Gruppentherapie. Haben Sie diese Option schon mal in Erwägung gezogen, Dr. Gardner?»

Adam betrachtete die grellorangen Socken des Arztes, ein jämmerlicher Versuch der Unangepasstheit. Zu seiner Zeit waren solche Socken nur von ganz bestimmten Leuten getragen worden: Homos. Nicht dass er was gegen Schwule hätte, aber wann war es so schwer geworden, sie von normalen Männern zu unterscheiden? Und seit wann trugen Ärzte keine weißen Kittel mehr?

Niemand schien sich noch um Äußerlichkeiten zu scheren – leitende Büroangestellte hatten volltätowierte Arme, Frauen trugen «bequeme» Schuhe, und alle steckten in Jeans.

Es war der 1. April 2016, und die Welt war ein brodelndes Chaos. Adam war bereit zu wetten, dass die nächste Präsidentschaftswahl sich zwischen einem ungehobelten Millionär und einer skrupellosen Frau entscheiden würde. Schwer zu sagen, was schlimmer war. Wahrscheinlich würde er die Frau wählen, doch eigentlich konnte er beide nicht ausstehen – die Behauptungen, Prahlereien, Plattitüden. Aber im Ernst, wieso war der Milliardär überhaupt im Rennen? Bei dem, was der Mann über Frauen, Schwarze, Mexikaner, Muslime von sich gab! Adam wurden Fehler nie so leicht vergeben. Wenn er es auch nur wagte, eine Frau falsch anzusehen – oder, Gott bewahre, ihr Aussehen zu kommentieren –, prasselte die Empörung nur so auf ihn herein, meistens aus dem Mund seiner Enkelin Tessa oder seiner Tochter Abby. Seit wann war es ein Verbrechen, wenn man attraktive Frauen schätzte?

Eins war sicher: Er würde niemals auf das halb gare Geplapper eines medizinischen Grünschnabels hören. Von ihm aus konnte dieser junge Mann erst einmal ausgiebig in einem Gewässer voller Haie baden, bevor Adam sich seinen Quacksalbermethoden unterwerfen würde. Er schloss die Augen und massierte sich mit den Daumen die Schläfen. Seine Gedanken rasten.

«Dr. Gardner?»

Die Stimmen in seinem Kopf, die seit einigen Wochen immer wieder vorbeischauten, schienen jetzt eingezogen zu sein. «Bin ganz bei Ihnen, Doktor», erwiderte Adam blinzelnd und lächelte. Er versuchte, sich zu konzentrieren. Was war die Frage gewesen? Ach ja, ob er mal an Gruppentherapie gedacht hatte. Adam setzte eine Miene auf, als würde er über einen klugen Rat nachsinnen. «Ich bekomme alle notwendige Unterstützung von meinen Kindern. Von meiner Familie.»

«Also gut. Ist Ihre Hausapotheke immer noch die CVS in Orleans?», fragte der Arzt und beendete das Gespräch, wie er es begonnen hatte, über den Computer gebeugt.

Adam bestätigte dies.

«Prima. Ich maile gerade das Rezept rüber.»

Vorbildlicher Patient, als der er gesehen werden wollte, fuhr Adam auf direktem Weg zur Apotheke, um seine Medikamente abzuholen.

In der Warteschlange stand er hinter einer pummeligen Frau in Leggings – eine unglückliche Bekleidungswahl. Nachdem sie von dannen gewatschelt war, löste er seine Rezepte ein – obwohl der Arzt sie gemailt hatte, hatte er auf eine Papierkopie bestanden – und lächelte den bebrillten Mann, der sich wie Sirup hinter der Theke bewegte, geduldig an. Als der Apotheker ihm endlich zwei Tüten mit Fläschchen gab, meinte Adam, den Computer des Arztes in zwanzig Meilen Entfernung Ping machen zu hören, womit der Jüngling wusste, dass sein neuer Patient, Adam Gardner, Ph. D., das ihm verschriebene Lithium und Seroquel abgeholt hatte und den ärztlichen Anordnungen Folge leistete.

Wenn Adam es ernst meinte mit seinem Plan, musste er die Kontrolle behalten. Er hatte früher schon einige Ausrutscher gehabt – ehrlich gesagt, zahllose –, aber dieses Mal würde es anders laufen. Adam hatte vor, den Verlockungen der Manie zum ersten Mal bewusst nachzugeben. Er würde mit voller Absicht in sie hineingleiten und sie zu seinem Vorteil nutzen. *Mit sorgfältiger Planung*, so dachte er, während er die Pillenfläschchen schüttelte, *konnte er seine Manie vielleicht über ihren normalen Ablauf hinaus fortsetzen und sich genug Zeit verschaffen, um das Rätsel der Walsprache zu lösen*. Sein Ziel war es, diesen Durchbruch rechtzeitig zu seinem siebzigsten Geburtstag zu verkünden, am 18. August. Das musste man sich mal überlegen, so viele Menschen waren wie verrückt hinter einem Fläschchen Ritalin oder Adderall her, und ihm war das Glück vergönnt, automatisch Nachschub zu bekommen. Er hatte das Ganze schon oft genug durchlaufen, um die Signale zu erkennen. Der Trick bestand darin, seine Stimmungen zu überwachen und dafür zu sorgen, dass er nicht in einen emotionalen Strudel geriet (der im Übrigen ebenfalls spiralförmig war!). Was hatte er zu verlieren? Er lebte allein: keine Frau, um die er sich kümmern musste, keine Kinder, die er vernachlässigen könnte. Und allein die Tatsache, dass er die Vor- und Nachteile seiner Entscheidung abwägte, war Beweis genug für rationales Handeln. Dass andere seine Neugier bedrohlich fanden, war nicht sein Problem; vielleicht sollten *die* lieber die stimmungsregulierenden Medikamente nehmen. Bald würde sein Hirn jene kosmischen Verbindungen herstellen, die nur möglich waren, wenn es aus dem narkotisierten Zustand befreit war. Ihm wurde klar, dass Lithium, der Zauberstoff, der seine Stimmungen jahrelang stabilisiert hatte, ihm auch seine Energie und sein Denkvermögen abgezapft hatte. Gleich heute würde er mit der Lithiumrationierung beginnen, die Dosis erst einmal halbieren – vielleicht auch um drei Viertel senken – und dann nach Bedarf anpassen.

Als Adam die Apotheke mit den eingetüteten Medikamenten unter dem Arm verließ, verspürte er bei dem Gedanken, seinen ekelhaft eingebildeten neuen Arzt ausgetrickst zu haben, ein Hochgefühl. So fröhlich war er, dass er der über der Tür in einer Ecke angebrachten Überwachungskamera den Stinkefinger zeigte. *Ich bin nicht von gestern, ihr Trottel.* Er hüpfte beschwingt in seinen geliebten Subaru von 2002, tätschelte das Lenkrad und stellte mit Befriedigung fest, dass der Tachostand gerade 208 000 Meilen überschritten hatte.

Wie üblich war die Route 6 verstopft von unfähigen Autofahrern, lauter Menschen, die auf der Straße nichts zu suchen hatten. Adam fluchte leise über eine alte Frau, die auf der Überholspur fünfundsechzig fuhr, und reckte die Faust aus dem Fenster, als ein irrer Cabriofahrer immer wieder haarscharf überholte. In den nächsten Monaten würde alles noch viel schlimmer werden, wenn Vollidioten aus dem ganzen Land Cape Cod während der Sommerferien überschwemmten, die Autos vollgestopft mit Fahrrädern, Surfbrettern und Wickelkindern.

Zu Hause warf Adam die Tüten mit den Medikamenten auf die Arbeitsfläche in der Küche, bereitete sich eine Tasse Tee zu und nahm sie mit nach draußen. Den

Teebeutel wickelte er um einen Löffel und legte ihn für später beiseite. Zwischen den Holzplanken der großen Veranda hatten sich Kiefernnadeln angesammelt, Adam überlegte kurz, sie wegzufegen, ließ sich aber stattdessen auf seinen Adirondack-Gartenstuhl sinken und schaute auf den Teich. Eine sanfte Brise brachte die jungen Blätter an den höchsten Ästen der Bäume zum Rascheln, am Boden jedoch war es windstill, das Teichwasser spiegelglatt. Der Tag war mild und zeigte, dass der Frühling plangemäß anbrach: Die Rohrkolben reckten sich, die Wasservögel kamen zum Nisten, die Frösche quakten muntere Lieder. Nur abends war es noch so kühl, dass Adam im Bett die Extradecke an seinem Fußende über sich zog. Die Zeit verging. Das Ende einer weiteren Dekade rückte bedrohlich näher. Wenn er Glück hatte, blieben ihm etwa noch fünf – vielleicht zehn – Jahre der Brillanz. Es galt jetzt, diese neue Idee aus ihrem Versteck zu locken. Eine Bewegung am Himmel erregte seine Aufmerksamkeit, ein Fischadler wurde über den Bäumen von einem Schwarm kleinerer Vögel verfolgt. Adam fühlte mit ihm – diese aggressiven jungen Wissenschaftler am CCIO wollten ihn ebenfalls vertreiben.

Adam entspannte seine Augen. Der Teich und die Bäume verschwammen, er wandte seine Aufmerksamkeit nach innen, näherte sich dem Lichtschimmer seiner Idee, die immer noch nicht ganz in Reichweite war. Es war, als würde man über das Korallenriff hinausschwimmen und dorthin schnorcheln, wo das Schelfmeer endete. Eben noch hatte man weißrosa Sand unter sich, auf einmal starrte man in den blauschwarzen Abgrund. Dann kam man nur weiter, indem man seine Nerven beruhigte, tief durchatmete, in die Tiefe abtauchte und darauf vertraute, dass die Dunkelheit einen auffangen würde. Wie bei einer Geburt. Oder wie der Tod.

Ken

Als das Telefonat mit seinem Anwalt beendet war, senkte Ken Gardner den Kopf, faltete die Hände zum Gebet, drückte die Daumen gegen die Stirn und ließ die Bedeutung dessen, was gerade geschehen war, auf sich wirken: Der Deal war unterzeichnet.

«Danke», flüsterte er. «Danke, Brian.» (Sein Geschäftspartner.) «Danke, Phil.» (Sein Anwalt.) «Danke, Stefan.» (Sein Geldgeber.) «Danke, Gott.» Er sah, dass heute der 7. April war, und prägte sich das Datum ein. Ken würde 2016 mehr Geld verdienen, als er es für sein gesamtes Leben erwartet hatte. Der Gedanke an das Finanzamt machte ihn nervös, aber Phil würde die Schlupflöcher schon finden. Dafür wurde er bezahlt. Und er war genial darin.

Erst einmal würde Ken sich auf das Positive konzentrieren. Genau in diesem Moment floss elektronisches Geld von einem Konto auf ein anderes. Genauer gesagt auf das Konto einer Strohfirma, die Phil zu diesem Zweck gegründet hatte. Ken konnte das herrlich rhythmische Geräusch von raschelnden Geldscheinen geradezu hören, als würde ein Bankautomat sie auswerfen. Er saß allein hinter seinem großen, aufgeräumten Schreibtisch in dem, was seine Zwillingstöchter «Kommandozentrale» getauft hatten, ein Hightech-Arbeitsraum auf seinem Grundstück mit Blick über den Stage Harbor in Chatham.

«Danke», sagte er wieder.

Durch das Einheiraten in eine der alten Bostoner Brahmin-Familien – die stolz darauf waren, ihre Vorfahren bis zum puritanischen Klerus der alten kolonialen Herrscherklasse im siebzehnten Jahrhundert zurückverfolgen zu können – verfügte Ken ohnehin schon über Status und Geld, jede Menge sogar. Aber dieser Deal schuf ein neues Gleichgewicht. Er würde sich seiner Frau nicht mehr verpflichtet fühlen. Er stand nun auf eigenen Beinen, dieses Geld gehörte ganz allein ihm. Na ja, nicht *ganz* ihm. Sein Schwiegervater war der Privatinvestor, der die Kohle überhaupt zur Verfügung gestellt hatte, aber genau das war Theodore Lowells Geschäftsmodell: das Familienvermögen investieren. Es würde Ken großes Vergnügen bereiten, dem alten Herrn alles zurückzuzahlen. Die Familie Lowell würde an diesem Deal viel Geld verdienen, vielleicht genug, um zur Abwechslung einmal ihm, Ken, dankbar zu sein. Wahrscheinlich nicht. Aber das war letztlich egal: Der Gewinn gehörte allein ihm.

Sein Körper kribbelte, als würde er unter Strom stehen, sein Geist schien zu schweben, er hatte das Gefühl, er würde sich selbst von oben betrachten: Er war Quarterback und Zuschauer zugleich. Eben noch stand er auf dem Spielfeld, im nächsten Moment saß er auf der Tribüne. Auf dem Feld. Auf der Tribüne. Feld. Tribüne. Obwohl Ken seit Monaten wusste, dass alle Zeichen auf Grün standen und der Deal durchgehen würde, war der Unterschied zwischen seinen Erwartungen und der

Realität größer als gedacht. So fühlte sich Macht an. Vermischt mit etwas anderem: Erleichterung. Verdammte. Riesen. Erleichterung. All die Jahre der Planung, Arbeit und Disziplin waren nicht umsonst gewesen. Jetzt lachte niemand mehr über ihn.

Ken sprach ein schnelles Gebet. Bevor er und Jenny geheiratet hatten, war er zum Episkopalismus konvertiert – wenn man den Wechsel von nichts zu etwas als Konvertieren bezeichnen konnte. Sein Schwiegervater hatte ihm dies nahegelegt und die Vorteile betont: Mitgliedschaften in verschiedenen Countryclubs, ein finanzkräftiges Netzwerk, politische Verbindungen. «Falls du es noch nicht weißt, mein Junge, Gott ist ein Episkopaler aus Boston», hatte Theo gescherzt.

Aber zu Theos Überraschung hatte Ken das Gelübde ernst genommen und im Lauf der Jahre eine solide persönliche Beziehung zu Gott entwickelt. Er betete jeden Abend, ging sonntags zum Gottesdienst und erlegte sich Regeln auf, die dafür sorgten, dass er bestimmte Grenzen einhielt. Gucken war erlaubt, Anfassen nicht, war so ein Beispiel. Ken war sicher, dass Gott Verständnis für niedere männliche Bedürfnisse hatte, schließlich hatte Gott den Mann nach seinem Ebenbild geschaffen. Also hatte Ken einen Deal ausgehandelt, einen Deal, mit dem er leben konnte und mit dem er seine Frau seiner Meinung nach nicht betrog. Er gestand sich den regelmäßigen Konsum von Pornos zu – welcher echte Amerikaner tat das nicht? –, aber Besuche in Stripclubs waren nur auf überregionalen Geschäftsreisen erlaubt und Lapdance lediglich zu besonderen Anlässen.

Ken boxte in die Luft. «Yes. Yes. Yes», wiederholte er

so lange, bis sich die Worte zu einem schlangenähnlichen Zischen verbanden, ein Geräusch, das ihn in den Biologieunterricht der sechsten Klasse und einen Raum voller Reptilien und Amphibien zurückversetzte. Er stand mit einem Skalpell in der Hand über einen Frosch gebeugt, aber während die anderen Kinder lossäbelten, spürte er, wie ihm kotzübel wurde. Schon nach ein, zwei Sekunden hatte er sich gefasst, atmete tief durch und legte die Klinge an den Frosch. Aber in diesen beiden Sekunden war alles verloren. Danny McCormick, der beliebteste Junge in der Klasse, hatte sein Zögern bemerkt, und damit war Kens Ruf als Versager in der Mittelstufe besiegelt, wie zuvor schon auf der Grundschule, wo er gehänselt worden war, weil er keine Mutter hatte und schnell weinte, aber vor allem, weil er fett war.

Tja, wer heult jetzt, Danny McCormick?

Ken hatte die Einkommensverhältnisse des Arschlochs immer im Blick behalten, ab jetzt würde er sie nur noch im Rückspiegel sehen. Das Adrenalin rauschte durch seine Adern, er sprang auf. Er spürte die Situation physisch, als würde sich zusammen mit seinem Bankkonto auch sein Körper ausdehnen. Soeben war er dem Club von Männern beigetreten, denen die Welt gehörte und die sich kaufen konnten, was ihr Herz begehrte: eine zweitausend Dollar teure Flasche Wein, einen Ferrari, eine Loge in Fenway Park.

Ken hatte schon immer reich sein wollen, aber wie die meisten Menschen nicht gewusst, wie er das anstellen sollte, außer immer schneller im Hamsterrad zu rennen. Nach dem College hatte er ein mehr als durchschnittliches Einkommen durch den Verkauf von Immobilien verdient, aber das große Geld war es nicht. Erst als Jenny in sein Leben getreten war und ihr Vater ihn ermutigt hatte, größer zu denken, hatte er begonnen, in einer anderen Liga zu spielen.

«Um es mit Yogi Berra zu sagen, mein Junge», hatte Theo geraunt, «ein Nickel ist auch keinen Dime mehr wert.» Auf Kens verständnislosen Blick hin fügte er hinzu: «Wenn du zur Familie gehören willst, musst du anfangen, wie ein Lowell zu denken. Und das bedeutet *groß*. Vergiss Häuser, Ken, bau Siedlungen. Wie sieht der nächste Wohntrend aus? Das ist die Frage, die du dir stellen musst.»

Bei diesen Worten hatte es *klick* gemacht. Der nächste Trend war offensichtlich. Ken hatte die Demografiestatistik analysiert und wusste, dass fast fünfzig Millionen Menschen im Land älter als fünfundsechzig waren. Eine Zahl, die sich in den nächsten zwanzig Jahren noch einmal um die Hälfte erhöhen würde. *Ka-tsching*. Also hatte er mit nur einunddreißig Jahren ein Stück Land gekauft – siebenstellig unterstützt von seinem Schwiegervater und mit einer einmaligen Vision: einen hochmodernen Seniorenwohnsitz für anspruchsvolle und steinreiche Rentner zu bauen. Ein Platz, der rein gar nichts mit gewöhnlichen Altenheimen für Normalo-Omas gemein haben würde.

Von Anfang an hatte Ken sich auf dieses eine Prozent der pensionierten Bevölkerung konzentriert und war überzeugt gewesen: Wenn er bei der Entwicklung beeindruckender Prototypen für Häuser und Siedlungen keine Kosten scheute – Anlagen, die nicht nur Nachhaltigkeit versprachen, sondern auch die allerneuste Technologie boten und die Planung von Außenflächen mit gesundheitsorientierten und ergonomisch durchdachten Innenbereichen verbanden –, dann würden wohlhabende Senioren Schlange stehen, um ihr Geld hinzublättern. Kens Mutter war Architektin gewesen, und Ken redete sich gern ein, dass er ihren Sinn für Proportionen, Raum und Licht geerbt hatte.

Zehn lange Jahre des Verhandelns, Finanzierens, Entwerfens und Marketings später hatte sich sein Einsatz gelohnt. Seine Designs hatten nicht nur jeden Architekturpreis am Markt gewonnen, sie waren auch in tonangebenden Architekturzeitschriften für ihre «innovative und sinnvolle Ästhetik» und ihr «perfektes Augenmaß für Form und Funktion» gelobt worden. Ja, seine Mutter wäre stolz gewesen. Vor allem – wie sein Anwalt gerade bestätigt hatte – war es Ken gelungen, seine ursprüngliche Vision für eine elitäre Seniorenresidenz auf Cape Cod in ein praktikables Geschäftsmodell zu übertragen, das sich in allen finanzstarken Postleitzahlen des Landes beliebig duplizieren ließ. Was Melvin Simon in den 1980ern für die Einkaufszentren getan hatte, würde Ken Gardner jetzt mit Seniorenwohnanlagen wiederholen. Und mit dem Gewinn würde er seine politische Karriere in Gang bringen. 2018 würde er sich für das Repräsentantenhaus aufstellen lassen, so der Plan. Danach für den Senat. Und dann ... Nun, das behielt er lieber noch für sich.

«Alexa, ruf Jenny an», sagte Ken.

Die Mailbox seiner Frau sprang an.

«Babe, wo bist du? Ruf mich an, wenn du das hier

hörst. Ich habe gerade abgeschlossen. Jetzt ist es real. Ich will feiern.» Unverhofft verspürte er Erregung, das alte Zusammenspiel von Adrenalin, Aufregung und Blutgefäßen. Schon jetzt verschob sich das Machtgefälle in seiner Ehe. «Ich will mich in Boston mit dir treffen. Sag der Babysitterin, sie muss über Nacht bei den Mädchen bleiben. Und akzeptier kein Nein. Zahl ihr das Dreifache oder was auch immer. Reservier uns ein Zimmer im Ritz, wir sehen uns um sieben an der Bar.» Ein tolles Gefühl, so mit Jenny zu reden.

«Alexa, ruf Abby an.»

Wieder die Mailbox. Ken legte auf, ohne eine Nachricht zu hinterlassen. *Wahrscheinlich besser so*, dachte er. Abby würde nicht wirklich verstehen, wie bedeutsam das Ganze war, vermutlich würde sie irgendeine blöde Bemerkung von sich geben. Irgendwas Scheinheiliges wie: «Oh, wie schön, Ken. Das Wichtigste ist, dass es dich glücklich macht.» Und Ken würde sie dafür umbringen wollen. Abby konkurrierte mit ihm, indem sie Gleichgültigkeit vortäuschte. Was, wie er zugeben musste, eine verdammt brillante Strategie war. Er konnte nicht gewinnen. Sie war genau wie ihr Vater mit ihrer moralischen Überlegenheit und dem Gerede von sinnhafter Arbeit. Natürlich drückten die beiden es nie so aus, taten aber so, als wäre Geldverdienen irgendwie vulgär und unter ihrer Würde. Aber zu wem rannten sie, wenn sie Hilfe brauchten? Ken finanzierte seine Schwester seit Jahren, indem er ihr das Studio seiner Mutter mietfrei überließ (das eigentlich ihm gehörte), und seinem Vater lieh er gelegentlich Geld.

Ken beschloss, die Neuigkeit so lange für sich zu behalten, bis er entschieden hatte, wie er sie am besten verkünden sollte. Nur, wie konnte das aussehen? Er könnte beim nächsten Familiendinner im Lamborghini vorfahren (nicht wirklich sein Stil). Oder die ganze Sippschaft auf eine Luxusreise nach Tahiti einladen. Oder – das war jetzt wirklich eine gute Idee – er konnte seinem Vater zu dessen bevorstehendem siebzigsten Geburtstag ein extravagantes Geschenk machen, so übertrieben, dass sich die alte linke Socke die Tiraden gegen Kapitalismus, Religion und Freiheit vielleicht verkneifen würde.

Ken griff in seine Hosentasche, zog seinen Glücksgolfball heraus und platzierte ihn sorgfältig auf seiner Putting-Matte, einem langen, schmalen grünen Rechteck, das fast die ganze Länge der Kommandozentrale einnahm. Er wackelte mit dem Schläger, dessen Sweetspot höchstens so groß war wie ein Nickel, und machte sich bereit. *Konzentrier dich*, ermahnte er sich. «Hör zu, du kleiner Scheißer», sagte er zu dem Ball. «Du bist nur zu einem Zweck auf dieser Erde: um in das Loch da zu rollen.» Ken fokussierte, zog den Golfschläger ein Stück zurück und versetzte dem Ball einen kontrollierten Schlag, der ihn in einer geraden Linie über den leichten Anstieg und in das Loch rollen ließ. *Yes!*

«Alexa, stell den Computer ab. Mach das Licht aus. Jalousien hoch.»

Während die Jalousien nach oben surrten, blinzelte Ken in das morgendliche Sonnenlicht, das auf den Wellen in der Bucht glitzerte. Dann fiel sein Blick auf die offen daliegenden Wurzeln eines Strauchs auf der Uferböschung. Trotz des Vermögens, das er auf eine stabile Grundstücksbegrenzung verwandt hatte, schien die Natur zu gewinnen.

«Alexa, spiel ‹Like a Rolling Stone› von Bob Dylan.»

Das Lieblingslied seiner Mutter. Er dachte zurück an seine Kindheit, daran, wie er auf ihren Füßen mitgetanzt hatte, und verspürte Sehnsucht.

«Alexa, lauter», sagte er. Seine Mutter war seit achtunddreißig Jahren tot – seit er dreieinhalb gewesen war. Warum er plötzlich ständig an sie dachte, war ihm ein Rätsel. Er musste seinen verdammten Seelenklempner feuern. Verletzlichkeit wurde überbewertet. Aber dann spürte Ken die Nähe seiner Mutter, und sein Herz schwoll an, was er als ihre Zustimmung zu seinem Erfolg deutete. Emily Gardner freute sich für ihn. Sie war stolz auf seine Leistungen, das konnte er fühlen. Ken erinnerte sich noch, wie sie ihn immer auf den Kopf geküsst und gesagt hatte: «Ich liebe dich mehr als alles auf der Welt.» Das hatte sie auch in sein Exemplar von *Wo die wilden Kerle wohnen* geschrieben, das er versteckt in der linken unteren Schublade seines Schreibtischs aufbewahrte, um es von Zeit zu Zeit hervorzuholen und mit den Fingern über die Worte zu streichen, die sie nur für ihn geschrieben hatte. Manchmal fühlte es sich so an, als wäre die Gewissheit, dass seine Mutter ihn mehr als alle anderen geliebt hatte, alles, was er hatte.

Als das Lied zu Ende war, öffnete Ken die Tür der Kommandozentrale und atmete die Gerüche des Hafens ein – das Salzwasser, die Algen, die Abgase eines Fischerboots. Gerade kam die Flut, erst langsam, eine täuschend dünne Wasserschicht, die über den Strand strich. Schon bald würde sie stärker werden und vor nichts haltmachen, bis der Hafen randvoll gelaufen war. Dann, nach einem Moment des Stillstands, würde sie umkehren, durch den Kanal ablaufen und Teile von Kens kostbarem Küstenabschnitt mit sich reißen. Er beschloss, sich von dem Gedanken an die Erosion nicht die Laune verderben zu lassen.

Am Himmel schob der Wind elfenbeinfarbene Wolken auf silberumrandete Berge zu, und bei dem Anblick fühlte sich Ken erhaben, als würde er in diesem einen Augenblick verstehen, was im Leben wichtig war. Als er aber versuchte, das Gefühl zu fassen, verflüchtigte es sich wie ein Traum. Egal. Er schmiss eine zusammengeknüllte To-do-Liste in den Papierkorb – Treffer! – und wandte seine Gedanken den greifbaren Dingen zu: weitere Pflanzungen, um die Uferböschung zu stabilisieren, die Suche nach Standorten für die nächsten drei Gardner-Seniorensiedlungen und die Kapitalbeschaffung für seine Wahlkampagne. Mit diesem Deal standen Ken alle Türen offen. Er boxte in die Luft. Er war unerreichbar.

Abby

Fünfzehn Minuten zu spät und deshalb sauer auf sich selbst, bog Abby auf den kleinen Parkplatz oberhalb von Coast Guard Beach in North Truro ab. Das war ein Interview, Herrgott noch mal. Sie selbst hatte vorgeschlagen, sich hier zu einem Strandspaziergang zu treffen, und dann schaffte sie es nicht mal, pünktlich zu sein. Das Porträt von ihr, das landesweit in einer namhaften Kunstzeitschrift erscheinen würde, war eine große Sache. Wie auch ihre Teilnahme an der Gruppenausstellung im Institute of Contemporary Art im kommenden Oktober, wo ihre Arbeit im Rahmen einer Schau mit dem Titel «Identität und Selbstporträt» gezeigt werden würde.

Die Welt der zeitgenössischen Kunst war viel zentrierter, als vielen Leuten bewusst war, und wer nicht in einer der großen Kunststädte lebte – New York, Los Angeles, Miami –, hatte selten Erfolg. Wer zur Kunstszene gehörte, wusste das. Aber wer außen stand – wie Abbys Vater und Bruder –, fand es lächerlich. Farbe. Pinsel. Leinwand. Konnte man damit nicht überall rumwerkeln? Wie sollte man zwei Männern, denen Zuhören nicht gegeben war, erklären, dass man für Händler, Kritiker, Käufer und andere Künstler vor allem gut erreichbar sein musste, um sich in der Kunstwelt durchzusetzen? Atelier und Kunstwerke mussten der Öffentlichkeit zugänglich sein, was auf diesem Streifen Sand mit einer einzigen größeren Straße nicht ganz einfach war. Aber auch wenn Abby weit ab vom Schuss lebte, genoss sie einen Vorteil, den viele andere Künstlerinnen nicht hatten: das Arcadia, ihr wunderbares Atelier in den Dünen, entworfen und erbaut von ihrer Mutter. Sie wohnte dort auch, es gab ein kleines Schlafzimmer mit Bad im hinteren Teil des Hauses. Mehr brauchte sie nicht.

Abby betrachtete sich rasch im Rückspiegel, setzte eine Strickmütze auf und zog ein paar Haarsträhnen glatt. Besser.

Fridas Schwanz klopfte laut gegen Beifahrersitz und Tür. «Warte kurz», sagte Abby und tastete unter dem Sitz nach der Leine, bis ihr einfiel, dass sie sie am Haken neben der Eingangstür hatte hängen lassen. Stattdessen bekam sie einen Kotbeutel zu fassen, der inmitten von Müll im Fußraum vor dem Beifahrersitz lag. Die Reporterin vom *Art Observer*-Magazin würde hoffentlich nicht merken, wie durcheinander sie war.

Rachel Draper war leicht zu erkennen, sie stand gegen das einzige Auto mit New Yorker Kennzeichen gelehnt, starrte aufs Meer und war modischer gekleidet als jede Einheimische. Sie trug dunkle Jeans, einen grauen Rollkragenpullover und war in eine leichte, taillierte Daunenjacke eingemummelt. Ihr feiner Schal, rot wie Blut, flatterte in der Brise, als wäre er lebendig.

Als Abby die Autotür öffnete, schlug ihr frischer Wind entgegen. Frida sprang über ihren Schoß hinweg und rannte die Düne hinab ans Wasser, wo sich ein Möwenschwarm ohne Eile in die Lüfte schwang. Abby zog den Reißverschluss ihrer Jacke zu und stieg aus dem Wagen.

Rachels Blick wanderte vom Hund zu Abby, und sie schob sich die Sonnenbrille ins Haar. «Abigail?»

«Ja. Hi, Rachel.» Abby ergriff die ausgestreckte Hand. «Tut mir sehr leid, dass ich zu spät komme. Und bitte nennen Sie mich Abby.»

«Freut mich, Sie endlich kennenzulernen, Abby. Ich bin ein großer Fan. Und wer ist das?» Sie deutete auf Frida, die am Ufer entlangpreschte.

«Das ist Frida», sagte Abby.

«Frida», wiederholte Rachel lächelnd. «Ein toller Name. Ich liebe Golden Retriever. Ich habe selbst zwei.»

Ein Hundemensch. Rachel war vermutlich Ende fünfzig, hatte blaugraue Augen und ein freundliches, offenes Gesicht. Abby mochte sie sofort.

Von dort, wo sie standen, erstreckte der Strand sich schier endlos in beide Richtungen. Der Atlantik war für die Jahreszeit ungewöhnlich ruhig, die Wellen brachen nicht, sondern schienen sich am Strand aufzulösen und hinterließen eine feine Borte aus Schaum. Die Sandbänke waren überspült und nur als grüne Flecken im dunklen Wasser zu erkennen. Die Flut lief immer noch ab – ideale Bedingungen für einen langen Spaziergang.

Am Rand des Parkplatzes stand eine Malerin in Kittel und mit fingerlosen Handschuhen hinter einer Staffelei, die auf die Dünen im Norden hin ausgerichtet war. Genau gegen dieses Klischee hatte Abby anzukämpfen: dass alle Cape-Cod-Kunst das bildliche Äquivalent zu Liebesromanen wäre – Sonnenuntergänge über der Marsch, am Strand entlanghuschende Regenpfeifer, Hummerboote, denen Möwenschwärme folgten. Hübsche Landschaftsbilder für den Kaminsims. Die Malerin setzte letzte Pinselstriche an ein paar Kumuluswolken, und Abby sah mit Grauen, dass sie jegliche Einzigartigkeit daran verfehlt hatte: die Helligkeitsabstufungen, die versteckten Farben und die Wölbungen, die dem Bild Tiefe gegeben hätten. Abby malte seit der Highschool keine Meeresbilder mehr.

«Meine Güte, das ist wirklich atemberaubend», sagte Rachel und schützte mit der Hand die Augen vor der spätmorgendlichen Sonne. «Gehen Sie hier jeden Tag spazieren?»

«Oh, nein, nicht jeden Tag. Ich bin für Gleichberechtigung unter den Stränden», sagte Abby lächelnd. «Race Point und Cahoon Hollow liebe ich genauso, aber ich gehe auch auf der Buchtseite spazieren. Das hängt immer von den Gezeiten, dem Wind und meiner Stimmung ab.»

Rachel befestigte ihr iPhone an ihrem Oberarm und erklärte, dass sie das Interview aufnehmen würde.

Altbekannte Nervosität regte sich in Abby. Es fiel ihr immer schwer, über sich und ihre Kunst zu sprechen, und ihre neuen Bilder waren sehr persönlich, etwas ganz anderes als die Skulpturen, mit denen sie bekannt geworden war: lebensgroße Nachbildungen von Meeresgeschöpfen aus Müll, den sie an den Stränden von Cape Cod gesammelt hatte, darunter ein Buckelwalskelett aus weggeworfenen Bleichmittelflaschen; ein weißer Hai aus Flipflops, zusammengebunden mit schlaffen Heliumballons; riesige Seesterne aus Bierflaschen, Tamponapplikatoren, Golfbällen und dergleichen. Sie erzählten eine einfache Geschichte und lenkten den Blick auf die Vermüllung der Meere. Aus der Ferne wirkten sie reizvoll und interessant, aus der Nähe waren sie ein Schlag ins Gesicht. Abbys Durchbruch kam, als Jeff Koons – der ihre Arbeiten während eines Urlaubs in Provincetown gesehen hatte – in einem Interview nach interessanten Nachwuchskünstlern gefragt wurde und ihre riesige Unechte Karettschildkröte erwähnte. Quasi über Nacht hatte Abby auf einmal Fans und eine Ausstellung in einer örtlichen Galerie. Die Schildkröte verkaufte sich für zwölftausend Dollar, zu jener Zeit eine für sie lebensverändernde Summe. Aber das war zehn Jahre her, und der Hype hatte sich als kurzlebig herausgestellt. Die nachfolgende Ausstellung war finanziell erfolglos geblieben, und die Galerie hatte sie fallen lassen.

Abbys aktuelle Arbeiten waren viel intimer. Sie wusste nicht genau, wie sie darüber sprechen sollte, schon gar nicht in das Aufnahmegerät einer Reporterin. *Bisschen spät, um es sich anders zu überlegen*, dachte sie, steckte sich ein Zimtkaugummi in den Mund und kaute, bis ihr Gaumen kribbelte. Ein Porträt im *Art Observer* war eine wirklich gute Sache, ermahnte sie sich. Eine großartige Sache. Hart erarbeitet.

Es bestand sogar die – wenn auch kleine – Chance, dass ihre Arbeit auf dem Titelblatt abgebildet sein würde. Ein Fototermin in ihrem Atelier war bereits geplant. Und selbst wenn sie es nicht aufs Cover schaffte, ein Bericht im *Art Observer* war immer noch die Art Publicity, die den Schalter umlegen könnte. Vielleicht konnte sie dann ihren Job als Lehrerin an der Nauset High School an den Nagel hängen und von ihrer Kunst leben. Nicht dass sie nicht gern unterrichtete – sie liebte ihre Schüler, und die Schüler liebten sie. Aber der Job bedeutete, weniger Zeit zum Malen zu haben, und sie zählte die Tage bis zum Beginn der Sommerferien. Die Zeitschrift würde im Oktober in die Läden kommen.

«Alles bereit», sagte Rachel. «Können wir anfangen?»

Sie spazierten entspannt plaudernd am Wasser entlang, Frida rannte voraus und jagte Strandläufer, die nach Würmern und Sandflöhen pickten. Abby spulte die üblichen biografischen Informationen herunter: geboren und aufgewachsen auf Cape Cod; der Vater ein hoch angesehener Meeresbiologe; die Mutter Architektin, jung gestorben; der Bruder ein erfolgreicher Bauunternehmer; sie selbst Absolventin der RSID – Rhode Island School of Design, 1999, seitdem als Künstlerin auf Cape Cod lebend und arbeitend.

«Ich habe in der *Cape Cod Times* einen Artikel über Ihren Vater gelesen. Das muss eine Herausforderung für ihn gewesen sein – nach dem Tod Ihrer Mutter alles allein hinzukriegen, beruflich voranzukommen, während er Sie beide mehr oder weniger ohne Hilfe aufgezogen hat. Das hätte nicht jeder Mann geschafft. Und Sie beide sind in Ihren jeweiligen Berufen so erfolgreich. Erstaunlich», sagte Rachel.

Abby lächelte. Ja, das war die offizielle Version ihrer Familie.

«Sprechen wir über Ihre Kunst. Haben Sie beim Malen ein Ziel?», fragte Rachel.

«Ich will Geschichten erzählen», sagte Abby. «Mein Ziel ist es, eine Geschichte zu erzählen, die einen Nerv trifft. Wenn ich die Wahrheit male, egal, wie seltsam sie sein mag, erkennen die Menschen sich darin wieder. Das Leben liegt in den Details.»

«Wie wissen Sie, dass Sie auf dem richtigen Weg sind?», fragte Rachel.

Abby kickte mit der Turnschuhspitze Sand hoch. Kunst zu machen, fühlte sich gefährlich und aufregend an. «Das ist so, als würde man über einem dunklen Teich schwingen und das Seil loslassen.»

Beim Gehen sammelte Abby allerlei Dinge ein, die ihr ins Auge fielen: elegante spiralförmige Wellhornschnecken, glatte Treibholzstücke, das brüchige schwarze Ei eines Rochens mit spitzen Zacken an beiden Enden. In all diesen Fundstücken sah sie Schatten, Kurven und Muster, die den meisten Menschen verborgen blieben. Dank der Winterstürme und weil noch wenig Touristen kamen, war der April ein guter Monat, um Treibgut zu sammeln. Nicht alles, was sie aufhob, war natürlichen Ursprungs, sie sammelte auch angespülten Müll oder Hinterlassenschaften der Strandurlauber aus den letzten Jahren: ein ausgefranstes verknotetes Seil, einen verrosteten Köder, den Kopf einer Barbiepuppe. Für diese Schätze trug sie immer einen Beutel über der Schulter.

Nach etwa einer Meile entdeckte Abby über dem Meer einen Sprühnebel, vermutlich der Blas eines Wals. Auf weitere hoffend, setzten sie und Rachel sich in den Sand und blinzelten in die Helligkeit über dem Wasser. Rachel saß kerzengerade im Schneidersitz, die Schultern nach hinten und unten gezogen wie ein Yogi. Abby hockte nach vorne gebeugt und hatte die Arme um die Knie gelegt.

«Um diese Jahreszeit kehren die Wale ans Cape zurück, um Nahrung zu suchen», sagte Abby. Sie richtete sich auf und streckte den Rücken durch, ihr Körper schien zu erblühen.

Sie starrten die Linie am Horizont an, an der Himmel und Meer ineinander verschmolzen, sahen aber nichts. Frida spielte währenddessen ein artenübergreifendes Versteckspiel mit einer Robbe und bellte jedes Mal wie wild, wenn diese kurz abtauchte, um woanders wieder aufzutauchen.

«Also, wollen wir über Ihre neue Arbeit sprechen?», schlug Rachel vor. «Ich würde gern erfahren, warum Sie Ihren Skulpturen den Rücken gekehrt haben.»

Plötzlich konnte Abby es nicht erwarten, Rachel ins Arcadia zu bringen. «Fahren wir in mein Atelier.» Sie hoffte, ihre Kunst würde für sich sprechen.

Der Wind trieb sie auf dem Rückweg nach Coast Guard Beach vor sich her. Eine halbe Meile vor dem Parkplatz fiel Abbys Blick auf eine blau-violette Keramikscherbe mit einem auffälligen orangen Schlangenmuster, die Ränder vom Meer abgeschliffen. Gänsehaut breitete sich auf ihren Unterarmen aus wie Sterne am Nachthimmel. So eine hatte sie seit über einem Jahr nicht mehr gefunden. Das Muster war selten – keine Massenware, wie sie aus ihren Nachforschungen wusste –, trotzdem hatte sie bereits eine ganze Schale voller solcher Scherben in ihrem Atelier stehen, die sie im Lauf der Jahre an so unterschiedlichen Orten wie den Turks- und Caicosinseln, Korsika, Montauk und hier auf Cape Cod gesammelt hatte.

«Was für ein ungewöhnliches Muster», bemerkte Rachel.

«Nicht wahr?» Abby strich mit dem Finger über die leicht erhobene Glasur der Schlange, als würde sie Brailleschrift lesen. Es mochte albern klingen, aber sie glaubte fest daran, dass diese Keramikscherben Geschenke, eigentlich kleine Botschaften, von ihrer Mutter waren. Das hatte sie nur einmal jemandem verraten: ihrem Bruder, als sie acht gewesen war und er elf. Keine gute Idee. Kenny hatte sich furchtbar aufgeregt, ihr vorgeworfen, sie würde lügen, und ihr klargemacht, dass sie sich keine besondere Verbindung zu ihrer Mutter einreden solle. «Die hast du nicht. Und wirst du auch nie haben», hatte er gesagt. Als sie widersprechen wollte, fauchte er: «Du weißt, dass du schuld bist an ihrem Tod, oder, Abby?» Das hatte sie zum Schweigen gebracht.

Später an jenem Abend war Kenny zu ihr ins Bett geschlüpft, um sich zu entschuldigen. «Ich hab's nicht so gemeint», sagte er, zutiefst unglücklich. Aber Abby wusste, dass das nicht stimmte. «Tut mir leid», sagte er. «Ich vermisse sie einfach.» Verwirrt und von Schuldgefühlen überwältigt tröstete Abby ihn, gleichzeitig ihrerseits untröstlich, für den Tod ihrer Mutter und Kennys Verlust verantwortlich zu sein. Sie schwor, alles zu tun, um es wiedergutzumachen, umarmte ihn fest, als er weinte, bis sein verkrampfter Körper sich entspannte und er vom Schlaf überwältigt wurde. Von da an behielt sie ihre Gespräche mit ihrer Mutter für sich.

Abby war schon immer eine Sammlerin gewesen. Als kleines Kind hatte ihr Vater sie oft und lange allein am Strand gelassen, während er mit Kenny segeln ging. Im Rückblick waren diese einsamen Tage prägend gewesen für ihren Weg als Künstlerin. Stundenlang hatte sie ganze Dörfer aus Seetang, Treibholz, Muscheln und anderen Fundstücken gebaut. Aber sie war nie wirklich allein gewesen. Ihre Mutter war immer bei ihr und legte ihr Schätze in den Sand. Sie überlegte dann, woher die Gegenstände stammen mochten, und Geschichten tauchten in ihrem Kopf auf: Ein Eisennagel hatte einst zu einem Wikingerschiff gehört; ein von Seepocken besiedelter Kieselstein hatte das Meer im Magen eines Felsenbarschs überquert; ein Stück Seeglas – der Rand einer Parfümflasche – war von einer eifersüchtigen Schwester in den Ozean geworfen worden. Andere würden in diesen Tagträumen Kindheitsfantasien sehen, für Abby waren es Erinnerungen.

Sie steckte die Keramikscherbe ein und pfiff Frida zu sich. Kaum zu glauben, ein Interview mit dem *Art Observer* und eine Nachricht von ihrer Mutter am selben Tag.

Die Fahrt zu Abbys Atelier war kurz, Rachel folgte ihr in ihrem Mietwagen. Ein steiler Schotterweg führte zu einem einfachen rechteckigen Gebäude aus Schlackenbetonblöcken, Holzbohlen und Glas, das in der Sonne glitzerte. Abby warnte Rachel vor einer losen Treppenstufe und hoffte, sie würde die abgeblätterte Farbe an der Tür nicht bemerken. Das Arcadia war renovierungsbedürftig. Aber dafür müsste sie Kenny fragen, ob sie seine Instandhaltungsrücklagen anzapfen durfte, und dieses Gespräch vermied sie.

Rachel Draper trat ein und brachte kein Wort heraus. Abby versuchte sich vorzustellen, wie es war, das Atelier zum ersten Mal zu betreten. Der Mief nach Ölfarben und nassem Hund, der Sand, der auf dem Boden knirschte, am anderen Ende des Raums Wandschränke, deren Farbe abblätterte, uralte Küchengeräte – ein Kühlschrank mit abgerundeten Ecken, über dessen Griff in Chrombuchstaben das Wort PHILCO angebracht war, ein schwerer beiger Gasherd, ein gusseisernes Spülbecken mit gelblicher Emaillierung. Überall Kram: ausgetrocknete Farbtuben, alte Taschenbücher, halb bemalte Leinwände, gräuliche Tropftücher, ein vertrockneter Wildblumenstrauß. *Ich hätte wirklich ein bisschen aufräumen können*, dachte sie. Zumindest verhinderte die hohe Decke, dass Platzangst aufkam.

«Das ist ein Paradies», flüsterte Rachel.

Abby atmete auf und versuchte, das Atelier durch Rachels Augen zu sehen. Die ließ ihren Blick über die Wände gleiten, die bedeckt waren mit Bildern aus Pornozeitschriften aus den Dreißigern, anatomischen Illustrationen, Fotos von Operationen. Über die Fensterbretter, auf denen Seesterne, Seeglas, Strandschneckenhäuser und Glückssteine aus übervollen Einweckgläsern quollen. Dann über die drei Bilder an der hinteren Wand, denen Abby die Titel *Es*, *Ich* und *Über-Ich* gegeben hatte. Sie hatte sich für Begriffe aus der Psychoanalyse entschieden, einerseits, weil sie es lustig fand, andererseits, weil sie poetisch und passend waren. Dann kam der Moment, auf den Abby gewartet hatte: Rachels Blick folgte einem schräg hereinfallenden Sonnenstrahl und landete auf dem Bild, an dem sie gerade arbeitete.

Rachel eilte darauf zu, beugte sich nach vorn und betrachtete es eingehend. Sie sah die lebendigen, fließenden Linien, Ergebnis von Abbys energischem Pinselstrich und ihrer Schichtenmaltechnik. «Mein Gott», flüsterte sie, die Augen halb zusammengekniffen, «das ist unglaublich.» Dann stand sie auf, trat zurück, um das Bild als Ganzes zu betrachten, und zog mit dem Zeigefinger eine Kurve durch die Luft. «Die impliziten Linien sind kinetisch, sie ziehen das Auge von Szene zu Szene weiter.» Ihr Mund zuckte, und sie schwieg eine Weile. «Da ist viel zu verarbeiten, aber ich verstehe, was Sie mit dem Geschichtenerzählen meinen. Unruhe vermischt sich mit Hoffnung.» Sie zückte ihr iPhone. «Darf ich?»

«Gern», sagte Abby und drückte Frida mit rotem Gesicht einen Kuss auf den Kopf.

«Hat es einen Titel?» Rachel knipste mehrere Fotos.

«Noch nicht», sagte Abby. Sie hatte mehrere Titel im Sinn, die aber alle noch nicht treffend waren.

Während die Dünen draußen unter der wandernden Sonne langsam von Grün zu Gold wechselten, betrachtete Rachel ausführlich die Bilder an den Wänden, sah sich die ungeordnet in einem großen Gestell stehenden Leinwände an und kehrte immer wieder zu dem noch unfertigen Gemälde zurück. Dabei sprach sie einen stakkatoartigen Monolog in ihr iPhone, bei dem Abby ganz schwummrig wurde. «Vergleich: Lucian Freud, nicht idealisierte weibliche Form. Vergleich: Chaïm Soutine, Darstellungen von Kadavern, zerfetztem Fleisch. Vergleich: Tracey Emin, autobiografisch, bekennend. Vergleich: Twombly, energische Verwendung von Linien, Farbe.»

Als Rachel ihr iPhone schließlich wegsteckte, schlug

Abby vor, auf die Dachterrasse zu gehen. Sie legte eine Dose mit Mandeln, einen Granny-Smith-Apfel und ein Gemüsemesser in eine Stofftasche und füllte zwei große Gläser mit Wasser. Da sie die Hände voll hatte, trat sie die hintere Ateliertür mit dem Fuß auf und führte Rachel eine zierliche Wendeltreppe hinauf – die für Frida zu steil war. Die Metallspirale war von Glyzinien überwuchert, deren knorrige Sprossachsen in alle Richtungen wuchsen, das Geländer umrankten, sich unter das Hausdach schlängelten und die Regenrinnen anhoben.

In einem Monat, Mitte Mai, würde das Ungetüm blühen, dann würden Tausende von duftenden blauvioletten Blumen die Hauswand überziehen und flatternde Monarchfalter anlocken, die auf ihrer kräftezehrenden Reise aus Mittelamerika eine Pause einlegen mussten. Ken lag ihr ständig in den Ohren, das Ding zurückzuschneiden, er mochte es sauber und ordentlich. Die Glyzinie war ein Geschenk seiner Frau Jenny gewesen, die Abby gewarnt hatte, sie müsse das Biest zähmen, sonst würde sie Chaos ernten. Glyzinien erforderten Planung und Erziehung, hatte Jenny erklärt. Abby hatte den Ratschlag ignoriert, die jungen Triebe nicht wie angewiesen umeinandergewickelt und nach jedem Sommer vergessen, die Ranken zurückzuschneiden. Jetzt war sie dieser Aufgabe nicht mehr gewachsen. Die Glyzinie war ein wunderschönes Kuddelmuddel.

Von der Dachterrasse aus hatte man einen Rundumblick: Geradeaus lag Pilgrim Lake, im Osten waren Dünen, die in den Atlantik übergingen, im Nordwesten der geschwungene Ausläufer von Provincetown, der zuletzt entstandene Teil des Cape, vor zehntausend Jahren durch Strandversetzung aufgeschüttet, was geologisch betrachtet einem Wimpernschlag gleichkam.

«Wow!», rief Rachel aus, die am Geländer stand und die Mondlandschaft aus Dünen betrachtete, die in den Ozean hineinliefen, die Horizontlinie in der Ferne, verwobene Blautöne.

«Ich weiß, ich habe wirklich Glück. Das Atelier hat früher meiner Mutter gehört.» Abby stellte die Wassergläser auf den Tisch, packte die aufs Geratewohl zusammengestellten Snacks aus und begann, den Apfel klein zu schneiden. «Sie war Architektin, das hatte ich erwähnt, oder? Sie hat alles selbst gebaut.»

«Das hatten Sie gesagt. Was für ein wunderbares Vermächtnis. Ihre Mutter muss gewusst haben, dass Sie ähnlich künstlerisch veranlagt sein würden, wie sie es war.»

«Oh, nein, na ja, nicht wirklich.» Abby ging zu Rachel. «Meine Mutter starb, als ...» Sie hielt inne, suchte nach Worten. Es fiel ihr immer schwer, es auszusprechen. «Na ja, es geschah sehr plötzlich. Sie starb Stunden nach meiner Geburt.»

«Oh, das tut mir so leid.» Rachel legte Abby eine Hand auf den Arm. «Wie furchtbar für Ihre Familie.»

«Das war es. Schrecklich. Meine Eltern haben sich sehr geliebt und eine perfekte Ehe geführt. Und mein Bruder Kenny war damals noch ein kleiner Junge», sagte Abby. Der Gedanke an Kennys Trauer schmerzte sie jedes Mal. «Jedenfalls ist es kompliziert. Meine Mutter hatte ihr Testament nicht aktualisiert, Sie wissen schon, Treuhandkonten und so. Um es kurz zu machen, die beiden Dinge, die ihr am meisten bedeuteten, dieses

Atelier und ihr Segelboot, wurden beide meinem Bruder vermacht, an seinem achtzehnten Geburtstag. Mein Vater hat versucht, das Richtige zu tun und alles so fair aufzuteilen, wie es seiner Überzeugung nach in ihrem Sinn gewesen wäre – mir das Arcadia zu geben und Ken die *Francesca*. Aber rein rechtlich gesehen gehört beides immer noch meinem Bruder.»

«Was ist mit Ihrer Stiefmutter?», fragte Rachel. «Ich habe einen Artikel über ihre Biolumineszenz-Forschung gelesen. Standen Sie sich nah?»

Die Frau hatte ihre Hausaufgaben gemacht. Ja, Abby hatte ihre Stiefmutter vergöttert. An dem Tag, als Gretchen endlich die Nase voll hatte und Abbys Vater nach einem Streit epischen Ausmaßes – in dem sowohl Vorwürfe als auch Teller geflogen waren – verließ, war Abby am Boden zerstört gewesen. Gretchen war ihre Verbündete gewesen und die einzige Mutter, die sie je gekannt hatte. Und da es für Stiefeltern kein Umgangsrecht gab, hatte Abby keine Möglichkeit gehabt, mit ihr in Kontakt zu bleiben. Gretchen war als Feindin abgestempelt worden. *Verrückt. Durchgeknallt.* Ende der Diskussion. Ohne dass ihr Vater oder Bruder etwas ahnten, hatte Abby Gretchen mithilfe des Internets wiedergefunden. Seitdem hielten die beiden sich ein paarmal im Jahr gegenseitig auf dem Laufenden – an Geburts- und Feiertagen.

«Das ist ewig lange her.» Abby fragte sich, wie viel Rachel über ihre Stiefmutter wusste. «Aber, ja, Gretchen war wunderbar. Es war nicht ihre Schuld. Meine Mutter hatte ziemlich große Fußstapfen hinterlassen ...» Abby deutete auf die Stühle. «Setzen wir uns doch.»

Rachel verstand den Hinweis und kehrte zum ursprünglichen Thema zurück. «Und warum überschreibt Ihr Bruder Ihnen das Arcadia nicht einfach?»

Noch ein wunder Punkt. Aber Abby hatte ihn erwähnt, war also selbst schuld. Sie dachte einfach nicht nach – warum wusch sie ihre dreckige Wäsche vor den Augen und Ohren einer Reporterin? Sie biss in ein Apfelstück, die Säure ließ den Speichel fließen. «Kann der Teil mit meinem Bruder bitte unter uns bleiben?», fragte sie. «Ich wäre Ihnen sehr dankbar. Tut mir leid. Sie sind so ... na ja, Sie machen es einem leicht, mit Ihnen zu reden.»

«Natürlich», sagte Rachel. «Selbstverständlich. Aber jetzt bin ich neugierig.»

«Ich glaube, es geht um Kontrolle. So sorgt er dafür, dass ich ihm verpflichtet bleibe, nehme ich an.» Abby zuckte die Achseln. «Er würde Ihnen sagen, dass er aus reiner Nächstenliebe handelt – und sich um die Steuern und die Instandhaltung und all diese Sachen kümmert. Dass er mir hilft. Aber es steckt mehr dahinter. Haben Sie Geschwister?»

«Ah! Ich verstehe. Alles klar.»

Rachel und Abby machten es sich auf den Korbstühlen bequem, knabberten die Snacks und schauten auf die Dünen hinab, die in der Nachmittagssonne schimmerten. Unten winselte Frida.

«Ruhig!», rief Abby, und ausnahmsweise gehorchte der Hund. «Gutes Mädchen», sagte sie. «Tut mir leid. Sie ist nicht daran gewöhnt, dass Besuch da ist und sie mich teilen muss.»

«Nur noch ein paar Fragen, dann lasse ich Sie in

Ruhe, versprochen.» Rachel scrollte durch ihre Handynotizen und murmelte gedankenverloren – «Arcadia, familiärer Hintergrund, monatlich Tag der offenen Tür, RISD» –, bis sie ein Thema fand, das sie noch nicht angeschnitten hatte. «Unterrichten Sie gern an der Nauset High?»

«Oh, ja. Ich bin gern mit Kindern zusammen und finde es toll, ihre künstlerische Entwicklung mitzuerleben. Natürlich findet die nicht bei jedem Schüler statt. Viele starren die ganze Zeit auf ihre Handys. Aber wenn es klappt, gibt es nichts Besseres.» Abby zuckte die Schultern. «Außerdem kann ich so meine Rechnungen bezahlen.»

«Wem zeigen Sie Ihre Arbeiten als Erstes?»

«Meiner besten Freundin, Jenny. Immer Jenny. Im ersten Jahr an der RISD war sie meine Zimmergenossin», sagte Abby. «Jetzt ist sie mit meinem Bruder verheiratet. Sie haben sich durch mich kennengelernt.»

«Interessant», sagte Rachel. «Ihre Schwägerin ist also ebenfalls Künstlerin?»

«War», sagte Abby. «Keramikerin. Aber Jenny hat vor langer Zeit einen anderen Weg eingeschlagen.»

Die Untertreibung des Jahrhunderts, dachte Abby. Jenny Lowell stammte aus völlig anderen Verhältnissen und war eine Freundin, wie Abby sie sich nie zu erhoffen gewagt hatte. Schon am ersten Abend im College hatten sie Freundschaft geschlossen: Wenige Minuten nachdem Jennys Eltern, Theodore und Isabel, abgefahren waren, hatte Jenny Abby eine Schere hingehalten und sie aufgefordert, die teure Bettwäsche zu zerschneiden, die ihre Eltern als «Einzugsgeschenk» zurückgelassen hatten.

«Werden sie nicht sauer sein?», hatte Abby zu bedenken gegeben und sich gefragt, ob sie Jenny von ihrem Plan abhalten sollte, um nicht als schlechter Einfluss auf sie abgestempelt zu werden.

Jennys Lächeln hatte klargestellt, dass der Zorn ihrer Eltern – insbesondere der ihrer Mutter – Teil des Vergnügens war. «Kunst ist meine Rebellion», sagte sie und brachte Abby bei, wie sich aus Bettwäschestreifen ein Flickenteppich knüpfen ließ, den sie später auf den Boden zwischen ihren Betten legten.

Bald hatte Abby verstanden, dass das Zerstören und Neuzusammensetzen teurer Geschenke ihrer Eltern Jennys Lieblingsbeschäftigung war. Sie schlug geerbte Teetassen kaputt und bastelte daraus Mosaike, arbeitete die Ärmel von Kaschmirpullovern in fingerlose Handschuhe um und schmolz Schmuck ein, um damit ihre Keramiken zu lackieren. Sie erzählten einander alles.

Auch jetzt noch machte es Abby traurig, dass Jenny ihren Traum, Künstlerin zu werden, aufgegeben hatte, aber ihre Freundin hatte sich anders entschieden. «Obwohl sie an einer der besten Kunstschulen des Landes aufgenommen wurde und irrsinnig talentiert war, haben ihre Eltern ihre Arbeit nie ernst genommen. Sie sahen es als Hobby, nicht als richtigen Beruf», sagte Abby. «Und die Zweifel haben sich festgebohrt.»

«Wie denn?», fragte Rachel.

«Das ist schwer zu erklären. Bei allem Draufgängertum war Jenny nicht sehr selbstsicher. Ihre Eltern wollten, dass sie sich einen passenden Ehemann sucht, mit den, Sie wissen schon, richtigen Beziehungen, wofür eine Kunstschule ihrer Meinung nach nicht der geeignete Ort war. Als ihre Mutter dann krank wurde – Brustkrebs –, hat Jenny die Schule verlassen und kam nie zurück. Aber wir sind eng befreundet geblieben. Mit Anfang zwanzig hat sie hier bei mir den Sommer verbracht und sich in Ken verliebt.» Abby merkte, dass sie ihre Freundin schützte – die wilden Jahre, die Aufenthalte in Entzugskliniken ließ sie aus. Als dann klar wurde, dass Isabel Lowell den Krebs nicht überleben würde, hatte sich etwas verändert. Jenny wollte ihrer Mutter zeigen, dass sie endlich auf dem richtigen Weg war.

«Also hat sie durch die Kunstschule doch den passenden Ehemann gefunden – dank Ihnen», sagte Rachel. «Ihre beste Freundin und Ihr Bruder. Sie müssen zugeben, das ist richtig süß.»

«Ja, schon.» Abby dachte an die Kompromisse, die Jennys Ehe ihrer Freundschaft abgerungen hatte. Sie wollte nicht länger über ihre Familie reden. «Können wir über etwas anderes sprechen?»

«Okay», stimmte Rachel zu. «Erzählen Sie mir von Ihren literarischen Einflüssen.»

«Wie viel Zeit haben Sie?» Abby grinste. «Zuerst fällt mir *Frankenstein* ein. Da ist alles drin: Ehrgeiz, Rache, Verlust, die Vergänglichkeit des Körpers ...»

Abby hatte *Frankenstein* zum ersten Mal als Teenager gelesen, das Buch hatte ihre lebenslange Faszination für körperliche Veränderungen geweckt. Jahrelang hatte sie jeden Tag mit Wasserfarben Skizzen solcher Veränderungen angefertigt – gerinnendes Blut, ein anschwellender Penis, Wangen, die sich rot färbten –, schnelle, freihändige Zeichnungen, in denen sie die der

Veränderung eigene kinetische Energie einzufangen versuchte.

«Außerdem ist Mary Shelleys Mutter bei der Geburt gestorben, wir haben also etwas gemeinsam.»

Abby dachte an die Veränderungen, die gerade in ihrem eigenen Körper stattfanden: Adern, die seitlich an ihren plötzlich empfindlichen Brüsten hervortraten, ständiger Druck auf der Blase, ein inneres Aufblühen. Sie war in der achten Woche schwanger. Und hatte es noch niemandem erzählt.

Unversehens wurde aus Rachels vermeintlich letzten paar Fragen eine lange Unterhaltung über literarische Heldinnen – Adrienne Rich, Toni Morrison, Nadine Gordimer –, gefolgt von einem orange glühenden Sonnenuntergang und einer Diskussion über die spannende Aussicht auf eine Frau im Weißen Haus, bis schließlich die Sterne am samtschwarzen Nachthimmel funkelten und das Gespräch zu Abbys unvollendetem Bild zurückkehrte.

«Oh, schon so spät», sagte Rachel. «Vielen Dank für Ihre Zeit, Abby. Sie sind sehr entgegenkommend gewesen. Wenn Sie nichts dagegen haben, möchte ich noch eine allerletzte Frage zu dem Bild stellen.»

«Natürlich», sagte Abby.

«Können Sie etwas zu dem kreisförmigen Betrachtungsrahmen sagen – das ist ein Auge, stimmt's? Ein Beobachter?»

«Ähm, etwas in der Art», sagte Abby mit einem warmen Lächeln. Sie hatte bereits mehr preisgegeben, als sie vorgehabt hatte. Rachel Draper brauchte nicht zu wissen, wessen Auge das war. Manche Dinge wollte Abby für sich behalten. Was die Körperteile anging, das waren ihre. Jede Figur, die sie je gemalt hatte, ob sie ihr ähnelte oder nicht, war irgendwie sie selbst – so wie jede Gestalt in einem Traum den Träumenden darstellte und jede Figur in einem Roman die Autorin war. Abby konnte den Körper zu einer Fiktion machen – Haut- oder Haarfarbe ändern, Kilos hinzufügen –, aber das Werk stammte von ihr.

Abby plante, ihrem Vater das Bild zum siebzigsten Geburtstag zu schenken und damit gleichzeitig die Schwangerschaft zu verkünden. Sie stellte sich vor, wie er die Leinwand betrachtete und die Verbindung zwischen Künstlerin und Subjekt herstellte. Ihr Körper enthielt einen Körper, und der zentrale Torso auf dem Bild ebenfalls. Einen kleinen Jungen. Keine Ahnung, woher sie das wusste, aber sie wusste es. Ihr Vater – ein typischer Chauvinist, der seinen Chauvinismus nicht wahrhaben wollte – würde endlich den ersehnten Enkel bekommen. Normalerweise hätte Abby eine so bedeutende Neuigkeit zuallererst Jenny offenbart, aber irgendetwas stimmte in der letzten Zeit nicht zwischen ihnen; mit dem Beginn des neuen Jahres war ihre Beziehung abgekühlt. Es hatte keinen Streit gegeben, aber Jenny ging Abby seit einer ganzen Weile aus dem Weg, nahm ihre Anrufe nicht an und gab vor, es aus Zeitgründen nicht zu ihrem wöchentlichen Mittagessen zu schaffen. Abby bemühte sich, Jenny Raum zu lassen, doch die Ungewissheit machte ihr zu schaffen. Sie waren immer offen und ehrlich miteinander umgegangen. Falls Abby Jenny irgendwie vor den Kopf gestoßen hatte, warum sagte Jenny es dann nicht?

Abby war sicher, nicht die erste Frau zu sein, die panische Angst vor dem Gebären hatte – sie hatte verdammt noch mal mehr Grund dazu als die meisten anderen –, warum also redeten Frauen kaum darüber? Solange Abby zurückdenken konnte, hatten ihr die Kräfte ihres Körpers Angst eingeflößt. Während ihre Freundinnen in der Mittelstufe der ersten Periode entgegenfieberten, erfüllte sie die Aussicht darauf mit Entsetzen. Wozu ihr Körper fähig sein würde. Als Abby mit zwölf in die Pubertät kam, zog sie sich zurück und stellte mehr oder weniger das Essen ein, was ihre Brüste wie gewünscht schrumpfen ließ, zu einer unregelmäßigen Periode führte und ihr ein falsches Gefühl von Kontrolle vermittelte. Ihr Vater schien nichts zu bemerken, Ken dagegen schon, er löcherte sie mit Fragen und wollte wissen, was los war. Sie konnte es nicht erklären. Sie wollte ihn einfach nicht mehr in ihrer Nähe haben – nicht auf dem Sofa, nicht im Wald, nicht in ihrem Zimmer. Sie brauchte Raum.

Zuerst war Abby nicht sicher gewesen, ob sie das Kind bekommen würde. Sie hatte nie heiraten wollen und nur selten darüber nachgedacht, wie es wäre, Mutter zu sein. Doch sie war jetzt achtunddreißig, daher beschloss sie, die Schwangerschaft einige Wochen lang zu erleben und erst dann eine endgültige Entscheidung zu treffen. Wenn sie Mutter werden wollte, dann jetzt oder nie. Sie überlegte, was ein Kind für ihre Arbeit bedeuten würde und ob sie es allein aufziehen wollte. Zu ihrer großen Überraschung fühlte sie sich dem Wesen, das in ihr heranwuchs, mit jedem Tag mehr verbunden. Sie spürte, wie in ihr eine Kraft entstand, die sie unbesiegbar und sichtbar machte. Zum ersten Mal seit Jahrzehnten hatte sie Hunger. Abby wollte nicht mehr verschwinden, sie wollte gesehen werden.

Steph

Steph starrte ihr Neugeborenes an, das in der durchsichtigen Krankenhauswiege lag. Die kleine Brust hob und senkte sich, die Lippen waren geschürzt, als wartete das Baby auf einen Kuss. Sie dagegen wartete auf eine Eingebung und hoffte, die Geburt ihres Sohns würde Klarheit in die Ereignisse der letzten Zeit bringen. Nichts da. Das Wunder des Lebens, das sie in die Welt gebracht hatte, belegte nur den zweiten Platz hinter ihrer existenziellen Krise: Michael Murphy war nicht ihr Vater, und sie hatte keine Ahnung, wie sie mit dieser unlängst geplatzten Bombe fertigwerden sollte. Ihr ganzes bisheriges Leben beruhte auf einer Lüge.

Sie atmete ein paarmal tief ein und aus und konzentrierte sich auf das, was sie mit Sicherheit wusste: Sie war eine treue Freundin, eine liebevolle, wenn auch mitunter ungeduldige Partnerin für ihre Ehefrau Toni und eine hervorragende Polizistin. Na ja, wohl doch eher Mittelmaß, angesichts all der Hinweise, die sie übersehen hatte. Ihre Eltern hatten helle Haut und Sommersprossen, ihre eigene Haut war olivfarben und glatt. Ihre Eltern bestanden aus weichen Rundungen, sie aus scharfen Kanten. Ihre Eltern waren lieb und nett, sie eher derb – die Einzige in der Familie, die fluchte. Trotzdem war es Steph nie in den Sinn gekommen, ihre

Herkunft anzuzweifeln. Sie hatte eine normale Kindheit mit liebevollen Eltern und einer warmherzigen erweiterten Familie verlebt, Teil einer irisch-katholischen Gemeinde, die eng zusammenhielt. Wann immer sie das Gefühl gehabt hatte, nicht dazuzugehören, hatte sie den Grund dafür in ihrer Homosexualität vermutet.

Wäre ihre eigene Schwangerschaft nicht so komplikationsreich verlaufen, hätte sie die Wahrheit vielleicht nie herausgefunden. Im zweiten Drittel war sie immer tollpatschiger geworden, hatte Kaffee verschüttet und Dinge fallen lassen. Alle versicherten ihr, diese Unbeholfenheit sei in der Schwangerschaft ganz normal, aber Steph spürte, dass mehr dahintersteckte. Am Ende des sechsten Monats bekam sie nicht nur die Hände, sondern auch die Füße nicht mehr koordiniert und war gestürzt.

Nach vielen Tests – darunter einem, bei dem man ihr Nadeln tief in die Muskeln stach, um deren Reaktionsfähigkeit zu messen – wurde ein seltener, schwach ausgeprägter genetischer Defekt namens Myotone Dystrophie diagnostiziert, der Betroffene unterschiedlich stark beeinträchtigt und dessen Symptome von jener muskulären Schwerfälligkeit, die sie erlebt hatte, bis hin zu Herzanomalien reichen. Wie sich herausstellte, war sie immer schon Trägerin gewesen, aber etwas in dem Hormoncocktail der Schwangerschaft hatte die Symptome verstärkt. Ihre Hebamme setzte einen Kaiserschnitt an, was Stephs Hoffnung auf eine Hausgeburt zunichtemachte.

Nach der Diagnose schaltete Steph sofort auf Polizistin um und fand alles über die Krankheit heraus, was es herauszufinden gab. Eine Sache nagte an ihr: Myotone Dystrophie war eine genetische Erbkrankheit, aber niemand in ihrer Verwandtschaft zeigte die betreffenden Symptome. Der Gendefekt trat am häufigsten in frankokanadischen Familien und bei aschkenasischen Juden auf. Ihre Familie stammte auf beiden Seiten aus County Kerry, Irland.

Bei einem der üblichen Sonntagsessen im Reihenhaus ihrer Eltern in Boston verhörte Steph die beiden. «Kennt ihr das, wenn man etwas festhält und nicht mehr loslassen kann?», fragte sie. «Wenn man an einem kalten Tag die Autotür öffnen will und den Schlüssel so fest umklammert, dass man die Finger nicht mehr aufkriegt?»

Michael und Mary Beth schüttelten die Köpfe.

«Okay, versucht mal Folgendes», sagte Steph. «Ballt die Hände zusammen – fester, fester, fester.»

Toni berührte unter dem Tisch Stephs Oberschenkel, aber die hatte sich schon so sehr hineingesteigert, dass sie nicht mehr aufhören konnte.

Ihre Eltern ballten die Hände zu Fäusten und pressten sie wie befohlen zusammen. Steph tat das Gleiche und zählte dann bis zehn, während der gedünstete Lachs auf den Tellern langsam kalt wurde.

«Okay, loslassen», sagte sie.

Die Hände ihrer Eltern falteten sich mühelos auseinander, ihre eigenen reagierten in Zeitlupe. Steph hatte schon immer mit diesen Symptomen gelebt und sich nichts dabei gedacht. Sie hatte angenommen, jeder hätte diese Schwierigkeiten beim Loslassen und niemand spräche darüber, weil es zum Menschsein dazugehörte wie Gänsehaut oder Niesen.

«Was ist mit anderen Verwandten? Grandma oder Grandpa? Oder Gran und Granny? Hat mal jemand über Muskelermüdung geklagt?»

Ihre Eltern sahen so verwirrt aus, wie sie sich fühlte.

Schon in der Kindheit hatte Steph ausgeprägte Muskeln gehabt. Mit ihren Bizepsen hatte sie die Jungs beeindruckt, ihre Unterarme erinnerten ein bisschen an Popeye. Als typischer Wildfang war Steph immer stolz auf ihren athletischen Körperbau gewesen und ließ sich gern für ihre definierten Muskeln bewundern, obwohl sie nie viel dafür getan hatte. Jetzt begriff sie, dass ihr Körperbau einer Krankheit zu verdanken war, die ihre Muskeln eine Nanosekunde länger in einer angespannten Position hielt als normal – was ungewollt wie ein Krafttraining funktionierte.

Das Baby gab ein leises Gurren von sich. Träumte es? Steph hatte gelesen, dass Babys während des Geburtsvorgangs kleine Teile ihrer Mutter in sich aufnahmen – Blut und Zellen und so – und dass umgekehrt Teile des Babys in ihr verblieben waren. Ihr gefiel der Gedanke, dass diese Teile im jeweils anderen weiterlebten. Sie rollte von der Wiege weg und drehte sich zu Toni um, die in einer anatomisch nahezu unmöglichen Position auf einem Lehnstuhl an der Wand saß und fest schlief, eine Krankenhausdecke um die Schultern gewickelt. *Schlafen Sie, wenn das Baby schläft* – der allererste Rat an junge Eltern, und Toni hatte ihn sofort beherzigt. Steph wusste, dass Toni auch deshalb so entspannt war, weil ihr Sohn am 19. April noch knapp vor Mitternacht den ersten Schrei getan hatte – offiziell also ein Widder, das erste Tierkreiszeichen. Man musste das nicht verstehen. Doch Toni, die bei Tag eine dritte Klasse unterrichtete und bei Nacht Hobbyastrologin und Tarotkartenleserin war und sich ganz auf ihre intuitiven Kräfte verließ, war das eben wichtig.

Augenblicke später schob eine sommersprossige Krankenschwester in rosa Uniform mit passendem Lippenstift und Kreolen im Ohr ein medizinisches Wägelchen herein.

«Guten Morgen», sagte sie und schrieb «Judy» auf das Whiteboard am Fuß des Krankenhausbetts. Aus dem gebogenen Teil des «y» machte sie einen Smiley. Es war sechs Uhr dreißig.

«Wie geht es den beiden Mamis heute?», fragte Judy.

«Super.» Steph war von der Fröhlichkeit der Krankenschwester genervt.

«Müde», sagte Toni, die von den Geräuschen aufgewacht war.

«Das geht die nächsten achtzehn Jahre so», sagte Judy.

Steph fragte sich, wie oft Judy das schon gesagt hatte.

Judy beugte sich über die Wiege. «Und wer ist dieser große Junge? Haben wir denn schon einen Namen, Mister?»

Steph wünschte, Judy würde sich verpissen.

«Noch nicht, aber wir arbeiten daran», sagte Toni.

Die Krankenschwester runzelte die Stirn, nahm Stephs Puls und warf einen beiläufigen Blick auf die Mullbinden auf ihrem Unterleib. Alles normal. «Wollen wir noch mal versuchen, ihm die Brust zu geben?», fragte sie.

Toni hob den Daumen, aber Steph war unsicher. Die örtliche Betäubung war inzwischen verflogen, und die Kaiserschnittwunde zog und kribbelte bei jeder Bewegung. Sie verspürte ein seltsames Flattern unter dem Schlüsselbein, ihre Brüste waren geschwollen und hart wie Melonen.

Toni wickelte ihren Sohn aus der Decke, überprüfte die Windel und legte ihn Steph an die Brust. Seine Haut war samtweich und warm, und seine blaugrauen Augen blinzelten, als versuchte er zu fokussieren. Dann spürte Steph ein Prickeln in ihrer Brust, wie ein Stromschlag, aber nicht unangenehm. Sie schob dem Baby ihren Nippel zwischen die schlaffen Lippen, aber er rutschte heraus. Die winzigen Beine zuckten. Steph wiederholte den Versuch, wieder erfolglos.

Da griff Judy nach Stephs Brust, so selbstverständlich, als würde sie ihr die Hand schütteln, und drückte zu, bis ein paar gelbe Tropfen austraten. Sie strich damit über die Lippen des Babys, bis es den Mund weit öffnete, und schob dann mit einer schnellen Bewegung die gesamte Brustwarze hinein. Ein stechender Schmerz, und Steph wusste, was mit «andocken» gemeint war. Ihr Sohn krümmte seine Finger zur Faust. Ein nasses Schmatzen ertönte, lauter und süßer, als Steph es für möglich gehalten hatte.

«Na bitte», sagte Toni. «Die Milchbar ist eröffnet.»

Einige Tage vor der Geburt ihres Sohns hatte Steph ihre Eltern zur Sonntagsmesse in die St. Joseph's Church begleitet, in die sie schon ihr ganzes Leben lang gingen, ein wenig beeindruckender Backsteinbau mit bogenförmigen Holztüren und einem einzigen hohen Buntglasfenster. Innen dagegen war die Kirche überbordend verziert – holzgeschnitzte Kanzel, vergoldetes Kreuz, drapierte Statuen, Altarkerzen, das ganze Programm. Ihre Mutter wollte, dass Pater Mulligan die Schwangerschaft segnete, und auch wenn Steph keine praktizierende Katholikin mehr war, mochte sie ihrer Mutter den Wunsch nicht abschlagen.

An diesem Morgen ging es in der Predigt um Wahrheit. Pater Mulligan wirkte ungewöhnlich engagiert, sprach über das Johannes-Evangelium und unterstrich seine Worte gestenreich. «Und Jesus sagte: ‹Wenn ihr bleiben werdet an meinem Wort, so seid ihr wahrhaftig meine Jünger und werdet die Wahrheit erkennen, und die Wahrheit wird euch frei machen.›»

Ihre Mutter liebte das Johannes-Evangelium. Sie nahm Stephs Hand und drückte sie. «John ist ein wunderbarer Name, findest du nicht?»

«Mom –»

Steph verstand nicht, warum Katholiken immer nur zu denselben zehn, zwölf Namen griffen – John, Peter, Michael, Joseph, Thomas. Ihr schwebte etwas Ausgefalleneres vor: Denzel oder vielleicht Tegan. Sie hoffte noch, Toni davon überzeugen zu können, gefallene Katholikin wie sie, aber eine, die mehr an Traditionen festhielt.

Steph rutschte auf der hölzernen Kirchenbank herum. Das Baby drückte ihr unerträglich auf die Blase.

«Habe ich eure Aufmerksamkeit, meine Freunde?», predigte Pater Mulligan. «Ich sage es noch einmal: Die Wahrheit wird euch frei machen. Ich meine *euch*.» Sein Finger schien direkt auf die Murphys zu zeigen.

Woher kam dieser plötzliche Schwall von Feuer und Schwefel? Normalerweise war Pater Mulligan kein großer Redner. Was ihn bei seiner Gemeinde so beliebt machte, war sein Tempo. Sein Spitzname lautete «Blitzmesse-Mulligan». Kurz darauf lud er die Gemeinde zur heiligen Kommunion ein.

Halleluja. Ein schneller Segen für das Baby, dann konnte Steph endlich pinkeln. Erst da bemerkte sie, dass ihrer Mutter Tränen über das Gesicht liefen.

Ihre Eltern hatten sich noch in der Schule ineinander verliebt, jung geheiratet und waren fast sofort schwanger geworden. Als Steph auf die Welt kam, waren beide erst achtzehn, ihr Wunsch nach weiteren Kindern blieb unerfüllt. In der Gemeinde, in der große Familien die Norm waren, rief das Mitleid hervor. Steph fand es nie besonders schlimm, Einzelkind zu sein. Als *einziges* Einzelkind in der Nachbarschaft fühlte sie sich als etwas Besonderes.

Das Geheimnis ihrer genetischen Krankheit gärte in ihr, als sie nach der Kirche mit ihren Eltern nach Hause fuhr, wo sie das Familienarchiv durchforsten wollte, um vielleicht irgendetwas ans Tageslicht zu bringen. Ihr Vater, leidenschaftlicher Fan der Red Sox, zog sich in sein Fernsehzimmer zurück, während Steph und ihre Mutter sich mit Fotoalben, Briefen und medizinischen Akten am Esstisch niederließen. Steph hatte nie darüber nachgedacht, dass sie ihren typisch irisch aussehenden Eltern nicht ähnelte. Sie hatte ihr eigenes gutes Aussehen immer als gegeben betrachtet, sich kaum geschminkt und nie Probleme mit ihrer Figur gehabt.

«Black Irish» wurden diejenigen in der Gemeinde genannt, die dunkle Haare und olivfarbene Haut hatten, Abkömmlinge von spanischen Händlern, die sich vor Jahrhunderten in Irland niedergelassen hatten. Es war als Kompliment gemeint.

«Liebes, was genau suchst du?», fragte Mary Beth.

«Ich bin nicht sicher», sagte Steph. Sie betrachtete ein Babyfoto von sich, aufgenommen am Tag ihrer Geburt. Mit ihrem schwarzen Haarschopf sah sie aus wie eine Trollpuppe. «Ich habe das Gefühl, etwas Offensichtliches zu übersehen.»

Ihre Mutter strich über das Foto. «Liebes, du musst aufhören, dir den Kopf zu zerbrechen. In ein paar Tagen wirst du Mutter. Babys haben es an sich, alles andere zu relativieren.»

«Es besteht die fünfzigprozentige Chance, dass mein Sohn diese Krankheit hat», sagte Steph, verärgert über die Plattitüden ihrer Mutter. «Und entweder du oder Dad sind Träger. Offensichtlich asymptomatisch, aber trotzdem ...» Sie blätterte eine Krankenakte durch. «Dass wir niemand in der Familie mit Symptomen identifizieren können, ist einfach komisch.»

«Nun, das ist doch gut, oder?», sagte ihre Mutter.

«Vermutlich», sagte Steph. «Aber es bleibt ein Rätsel. Und die einzige Erklärung, die mir einfällt, ist, dass jemand in der Familie nicht ganz so gottesfürchtig war wie ihr. Jemand muss eine Affäre gehabt haben, anders geht es nicht.» Da, sie hatte es ausgesprochen. «Ich versuche nur rauszufinden, wer. Granny Francis vielleicht? Die hat doch immer gern geflirtet.»

«Also ehrlich, Steph», fauchte ihre Mutter. «Das geht

dich wirklich nichts an. Und Granny Francis hätte so etwas nie gemacht.»

Ihre Mutter wurde nur selten unwirsch. «Ist alles in Ordnung?», fragte Steph.

«Steph, *bitte*», sagte ihre Mutter flehend, dann wurden ihre Augen wieder glasig. «Lass es einfach ruhen.»

Steph spürte Gewissensbisse bei dem Gedanken, eine schreckliche Erinnerung ans Tageslicht zu zerren, irgendein lange begrabenes Familiengeheimnis, an das ihre Mutter nicht denken wollte – Vergewaltigung oder sexueller Missbrauch. Bei ihrer Polizeiarbeit hatte sie schon alles gesehen und wusste, wie häufig solche Verbrechen vorkamen. War ihrer Großmutter etwas Schreckliches zugestoßen? Steph konnte nicht anders, als geradeheraus zu fragen, bemühte sich aber um einen sanften Tonfall. «Das kann ich nicht, Mom. Es ist zu wichtig. Bitte, sag mir, was du weißt.»

Ihre Mutter schüttelte den Kopf.

«Wenn nicht für mich, dann für deinen Enkel.»

Mary Beth schaute auf ihre im Schoß gefalteten Hände. «Es ist alles so lange her.»

Die Wahrheit wäre Steph niemals in den Sinn gekommen. Nicht in ihren kühnsten Träumen. Es war keine Vergewaltigung gewesen. Auch kein sexueller Missbrauch. Nichts, was irgendeiner Vorfahrin in ferner Vergangenheit in der alten Heimat zugestoßen war. Es war ihrer Mutter passiert, hier in Boston, vor fast vierzig Jahren. Das alte Lied von Alkohol und Naivität. Was ihre Mutter erzählte, entsprach ganz dem Klischee: Ein attraktiver Fremder, zu viel Alkohol, auf der Rückbank seines Wagens waren sie zu weit gegangen. Mary Beth konnte sich an große Teile jenes Abends nicht erinnern und war naiv genug gewesen, nicht einmal zu merken, dass sie ihre Jungfräulichkeit verloren hatte, bis ihre Periode ausblieb.

Kurz gesagt, Steph und ihr Vater waren biologisch nicht miteinander verwandt.

«Wer bin ich denn dann?», stotterte Steph, die diese Information nicht begreifen konnte.

«Na, natürlich bist du du», sagte ihre Mutter. «Unsere Steph. Es hat sich nichts geändert.»

«Machst du Witze?» Die logischen Verrenkungen ihrer Mutter verschlugen Steph die Sprache. «Wer ist mein echter Vater?»

«Sei nicht albern, Stephanie. Dein Dad ist dein Vater», sagte ihre Mutter und hatte die Frechheit, verärgert zu klingen. «Er hat dich aufgezogen, hat dir beigebracht, wie man einen Baseball wirft, hat dir geholfen, Polizistin zu werden. Dein Vater wird immer dein Vater sein. Dein einziger Vater.» Als ihre Mutter die Hand ausstreckte und Steph berühren wollte, schlug Steph sie weg, was beide schockierte.

«Rühr mich nicht an», sagte Steph und wickelte schützend ihre Strickjacke um sich. «Verdammt noch mal, Mom! Verdammt noch mal! Ich stamme zu fünfzig Prozent von einem völlig Unbekannten ab und laufe mit seinem genetischen Defekt herum.»

Steph hatte nicht gemerkt, wie laut sie sprach, bis ihre Mutter *Pssst* machte und in Richtung Fernsehzimmer schaute. Da begriff sie. «O mein Gott», flüsterte sie. Ihr Vater war ahnungslos.

«Steph, es tut mir leid. Es tut mir so leid», wisperte Mary Beth und bekreuzigte sich. «Du musst das verstehen, ich war kaum achtzehn, als ich schwanger wurde. Noch fast ein Kind, behütet aufgewachsen. Ich war in Panik.»

«Mom, du bist schon sehr lange Zeit keine achtzehn mehr.» Steph hatte kein Verständnis für die Lebenslüge ihrer Mutter. «Du hast jahrzehntelang Zeit gehabt, die Wahrheit zu sagen.»

Ihre Mutter schwieg.

Jubel aus dem Fernsehzimmer. Zweifellos ein Home-Run der Red Sox. Ihr Vater ballte wahrscheinlich gerade triumphierend die Faust und rief *Jaaaaa*. Wie würde Michael Murphy, der sanfteste und gutgläubigste Mann, den sie kannte, auf diese Nachricht reagieren? Würden sich seine Gefühle für sie ändern? Steph fühlte sich verloren, und plötzlich war sie auch auf ihn wütend. Was für eine Ignoranz. Er konnte doch rechnen, oder? Neun Monate waren neun Monate. War es ihm nie seltsam vorgekommen, dass seine Frau sechseinhalb Monate nach ihrer Hochzeit ein vier Kilo schweres Baby auf die Welt gebracht hatte? War es möglich, dass er nicht nachgezählt hatte?

Aber am schlimmsten, wirklich unverzeihlich war, wie die Lüge sich mit Stephs Geschichte verwoben hatte. Seit sie sich erinnern konnte, hatten ihre Eltern alles mit ihrer frühen Geburt erklärt, von ihrem aufbrausenden Temperament bis hin zu ihrem Ehrgeiz. Steph war ihr «früher Vogel», die «Dränglerin», die «Übereifrige». Und all das hatte sie verinnerlicht. Verglichen mit ihren Eltern war sie angespannt, egozentrisch, ungeduldig.

Jetzt kannte sie die Wahrheit und hätte schreien können. Sie war kein Frühchen gewesen. Sie war volle neun Monate ausgetragen worden und bis zum normalen Geburtstermin zufrieden in ihrem Fruchtwasser herumgeplanscht. Und dass sie nicht wie ihre Eltern war, lag daran, dass sie nicht von ihnen abstammte. Die Unterschiede – und derer gab es viele – waren von einem anonymen Autor in ihre DNA eingeschrieben worden. Es war alles zu viel. Steph musste nicht nur damit klarkommen, einen neuen Vater zu haben, sondern plötzlich auch eine neue Mutter – eine, die log und Geheimnisse hatte.

«Weißt du überhaupt, wer mein biologischer Vater ist?», fragte Steph.

«Natürlich weiß ich, wer er ist», sagte ihre Mutter beleidigt. Sie griff nach ihrem Rosenkranz und ließ die Perlen durch ihre Finger gleiten.

Steph kam nicht weiter. «Bitte, Mom, erzähl mir alles, was du weißt», sagte sie sanft.

Ihre Mutter war von ihrer besten Freundin Nancy zu einer Gala im New England Aquarium eingeladen worden. Nancys Vater saß im Aufsichtsrat und hatte einen Tisch zu füllen. Ein Champagnerbrunnen floss, Horsd'œuvres wurden gereicht, es gab Musik und Tanz. Mary Beth hatte noch nie ein solch glamouröses Fest erlebt. An jedem Tisch saß ein Ehrengast, und sie war neben den an ihrem Tisch platziert worden, einen attraktiven jungen Meeresbiologen, der die Welt bereist hatte.

«Wie er sprach. Und wie er auftrat ...» Stephs Mutter klang verträumt.

«Mom!»

Mary Beth räusperte sich. «Wir haben Champagner getrunken, und dann –» Danach wurde es anscheinend ein wenig verschwommen. «Nun, dann weiß ich nur noch, dass wir plötzlich hinten in seinem Wagen herumgefummelt haben. Ich hatte keine Ahnung, wie ich dahin gekommen war. Mein Kleid war hochgeschoben, und alles drehte sich. Ich musste mich übergeben.»

Steph nickte, damit sie weitersprach.

«Mehr kann ich nicht sagen. Es war uns beiden peinlich. Ich glaube, er hatte auch zu viel getrunken. Als er merkte, dass ich Angst hatte und mir übel war, hat er sich entschuldigt und mich nach Hause gefahren. Ehrlich gesagt wirkte er entsetzt über das, was geschehen war. Er hat sich immer wieder entschuldigt.»

«Weiß er ... von mir?»

Mary Beth klappte das Album mit den Babyfotos zu. «Als ich merkte, dass ich schwanger war, habe ich Nancy nach ihm gefragt und so getan, als wäre ich verliebt.» Sie schloss die Augen. «Nancy wusste nur, dass er verheiratet war, also war ich auf mich allein gestellt.»

Eine Abtreibung wäre für eine gute Katholikin wie ihre Mutter nicht infrage gekommen, das wusste Steph. «Wie heißt er?»

Ihre Mutter kniff die Lippen zusammen. «Das führt zu nichts Gutem.»

«Sag es mir», sagte Steph. «Du weißt, dass ich ihn auch so finde. Erspar mir den Zeitaufwand und die Peinlichkeit. Das bist du mir schuldig.»

Später am Abend, Tonis Hand umklammernd, als wäre sie das Einzige, das sie noch mit der Erde verband, googelte Steph Adam Gardner. Der Wikipedia-Eintrag ihres leiblichen Vaters klang eindrucksvoll: ein Meeresbiologe, der alle möglichen Spezies entdeckt und Buckelwale erforscht hatte. Dann fiel Stephs Blick auf sein Geburtsjahr: 1946. Der Mann war Anfang dreißig gewesen, als er ihre achtzehnjährige Mutter geschwängert hatte.

Und die Fotos. *Mein Gott.* Dutzende und Aberdutzende: Adam Gardner kletterte aus einem Tauchboot, Adam Gardner am Bug eines Schiffs, Adam Gardner im Meer mit einer Tauchermaske auf der Stirn, Adam Gardner im Smoking, während er eine Auszeichnung entgegennahm. Das glänzende dunkle Haar, hohe Wangenknochen, ein y-förmiges Kinngrübchen – die Ähnlichkeit ließ keinen Zweifel. Steph hatte ihren biologischen Vater vor sich. Dann stieß sie auf ein anderes Foto, und ihr stockte der Atem: Adam Gardner umarmte zwei wunderschöne Kinder, einen Sohn und eine Tochter. Steph berührte den Monitor. Sie hatte Geschwister.

Mai

Adam

Seitdem er die Medikamente reduziert hatte, war Adam hypersensibilisiert für seine Wirkung auf andere Menschen, insbesondere Frauen. Sein Hirn war geschmeidig wie eine Ballerina, fähig, sich auszudehnen und in Positionen zu verbiegen, die er niemals für möglich gehalten hätte. Erst an diesem Morgen hatte er beispielsweise Betty, die hübsche Barista in seinem Stammcafé, dem Plover, mit seinem Wissen über Hefe erfreut. Hefe!

«Ein Kraftwerk von einem Organismus», sagte Adam, als er die weiße Bäckertüte mit seinem Zimtbrötchen entgegennahm. «Schwer zu glauben, dass ein einzelliges Wesen Bier Geschmack verleihen, Teig aufgehen lassen und Strom erzeugen kann.»

«Was Sie nicht sagen.» Betty lächelte ihn an. «Sonst noch etwas, Adam?»

«Das ist alles», sagte Adam.

«Ein großer Cappuccino und ein Zimtbrötchen. Macht acht Dollar fünfundvierzig, bitte.»

Adam kramte in seiner Tasche und gab ihr einen Zwanzig-Dollar-Schein. «Über fünfzehnhundert verschiedene Hefearten.»

«Was Sie nicht sagen.» Betty nahm den Schein.

Adam beugte sich über den Tresen hinweg zu ihr. «Sie reproduzieren sich asexuell durch einen Prozess namens Sprossung», flüsterte er verwegen. «Mutterhefezellen können sich in zwei gleiche Tochterzellen teilen.»

Betty grinste und beäugte Adam mit schief gelegtem Kopf, als würde sie ihn zum ersten Mal richtig wahrnehmen. Im Lauf der Jahre hatte sie ihn unzählige Male angelächelt, jetzt war es anders. Ein seltsames kleines Mona-Lisa-artiges Lächeln mit geschlossenem Mund. Das Wort *sfumato* tauchte in Adams Kopf auf. Was? Sprach er jetzt etwa auch noch Italienisch? Wozu sein Hirn fähig war! Er überlegte, ob er Betty mit weiteren wissenschaftlichen Juwelen beeindrucken oder sich Historischem zuwenden sollte. Oder er könnte mit Louis Pasteurs Gärungsstudien von 1850 gleich zwei Fliegen mit einer Klappe schlagen. Woher die Hefefakten kamen, wusste er nicht. Seines Wissens hatte er niemals im Leben Teig geknetet und hätte in diesem Augenblick dennoch ein Hauptseminar darüber halten können. Vielleicht war an der Binsenweisheit, nur zehn Prozent der Hirnmasse würden genutzt, doch etwas dran.

Als Betty ihm das Wechselgeld gab, strichen ihre Finger über seine Handfläche und hinterließen ein elektrisches Kribbeln, bei dem er sich wie ein Schuljunge fühlte. Adam warf das Wechselgeld – die gesamten elf Dollar fünfundfünfzig – in Bettys Trinkgeldglas. Hätte hinter ihm nicht schon eine Schlange gestanden, hätte er sie eingeladen, sich mit ihm an einen der Tische ins Freie zu setzen. Stattdessen tippte er an eine nicht vorhandene Hutkrempe und wandte sich zum Gehen. Er hatte noch viel zu sagen, aber an diesem Morgen würde er den Rat seines Sohns Ken befolgen und «den Abschluss nicht totquatschen».

Der Effekt war deutlich spürbar – seit Adam von den hirnbetäubenden Auswirkungen der Medikamente nicht mehr behindert wurde, konnte er frei auf eine unerwartet breite Themenvielfalt zugreifen: Shaker-Möbel, tibetanische Kultur, schwarze Löcher, Homer, Stringtheorie und so weiter. Es war, als wäre jeder Fakt, der ihm im Leben je untergekommen war, abrufbar. Ohne Übertreibung. Aber nicht allein amüsantes Geplauder und Intellekt brachten die Pheromone des schöneren Geschlechts in Wallung. Adam hatte abgenommen – etwa vier Kilo Bauchfett – und sah verdammt gut aus, wie er zugeben musste. Clint Eastwood um die fünfzig, nur mit besserem Haar, dunkler und dichter. Und Betty hatte es bemerkt, deswegen der lange Blick. Er verstand nicht, warum Frauen sich so dagegen wehrten, bewundert zu werden. Er genoss es.

Zu Hause gönnte sich Adam eine lange, heiße Dusche. Er hatte seit Tagen nicht geschlafen, und die dunklen Halbmonde unter seinen Augen waren sogar im beschlagenen Spiegel deutlich zu sehen. Ende der Woche würden seine Kinder zum Essen kommen, daher musste er sich so weit dämpfen, dass sie nichts merkten und einschritten. Vor allem Abby verfügte über einen siebten Sinn für frühe manische Anzeichen. Schon als kleines Kind hatte sie immer als Erste Bescheid gewusst. «Du wirst wieder wuselig, Dad», hatte sie dann mit sorgenvollem Gesicht gesagt. Als Abby elf gewesen war, hatte Adam sie und ihren Bruder ein Wochenende lang allein gelassen, wobei er sich einredete, damit auch ihre Selbstständigkeit zu fördern. Es war nicht das erste Mal gewesen, nur dass er dieses Mal vergaß, am verabredeten Tag zurückzukommen wie auch an den nächsten vier Tagen. Als er schließlich nach Hause zurückkehrte, waren sie weg. Er wurde danach für längere Zeit in eine psychiatrische Klinik eingewiesen, während der die Kinder bei seinen Eltern wohnten. Abby hatte ihn damals gezwungen, bei einem Foto ihrer toten Mutter, seiner geliebten Emily, zu schwören, dass er niemals wieder die Medikamente absetzen würde.

Bei dem Gedanken an das alte Versprechen, das er seiner verzweifelten Tochter gegeben hatte, wurde Adam mulmig. Er tat doch das Richtige, oder? Er betrachtete sich im Spiegel und bemerkte die losen Hautfalten am Hals. Clint Eastwood, so ein Quatsch. Die Zeit lief ihm davon. Er konnte nicht länger warten. Adam stupste sein Spiegelbild mit dem Zeigefinger an und zitierte seinen Helden Charles Darwin: «Wer auch nur eine Stunde seiner Zeit zu vergeuden wagt, hat den Wert des Lebens noch nicht erkannt.» Was war schon ein Versprechen? Aneinandergereihte Worte. Wissenschaftlicher Fortschritt war ein viel höherer Wert.

Adam öffnete die Badezimmertür einen Spalt, um die Feuchtigkeit hinaus- und die Musik hereinzulassen. Während er das Liebeslied mitsummte, das aus den im Haus verteilten Lautsprechern dröhnte, trug er in kreisenden Bewegungen Rasierschaum auf. Das Lied näherte sich dem Höhepunkt. Er legte den Kopf schief, hielt die Rasierklinge an den glatten Rand seiner Koteletten und zog sie immer wieder durch den Schaum an seiner Kinnlinie entlang, bis sein Gesicht von Stoppeln befreit war. Fünf Hände voll kalten Wassers, dann war er fertig. Er dachte daran, wie oft Kenny als Junge neben ihm gestanden und so getan hatte, als würde er sich ebenfalls rasieren, so wie schon Adam es bei seinem Vater getan hatte. Schade, dass Kenny keinen Sohn hatte. Kein Enkel, der den Familiennamen weitertrug. Nur Enkelinnen, zwei Stück. Die intelligent und tüchtig waren, aber trotzdem ... Es war schade, dass dieses Vater-Sohn-Ritual mit Ken aussterben würde.

Genau wie Holz hacken, dachte Adam betrübt. Für ihn war Holz hacken die befriedigendste aller maskulinen Tätigkeiten. Das Gefühl des Versorgens. Der meditative Rhythmus – bereitlegen, aufstellen, atmen, zuschlagen. Der Bogen der Axt so präzise wie das Auswerfen einer Angelschnur. Das satte Geräusch von Metall auf Holz. Die Art, wie der Spalt ausstrahlte und eine geheime Topografie enthüllte. Der schwach aufsteigende Duft, so alt wie der Geruch der Erde selbst. Und mit jedem vibrierenden *Tschak* ordneten sich seine Gedanken neu, wie in einem Kaleidoskop, und zeigten eine neue, magische Sicht auf dasselbe Problem. Als Ken klein gewesen war, hatte er Adam gern dabei geholfen, die Holzscheite zu stapeln. Sie waren ein gutes Team gewesen.

Die ins Badezimmer raunende Musik hatte einen seltsamen Zwischenteil erreicht, eine Reihe von Trillern und Stöhnklängen, die Adam das Herz aufgehen ließen wie schon seine Gedanken an Kens und Abbys Kindheit. Er hatte sie immer seine «kleinen Monster» genannt. Ja, es hatte Frauen in seinem Leben gegeben, aber die Kinder hatten immer Priorität gehabt. Was nicht jeder Vater von sich behaupten konnte. Natürlich hatte er auch Fehler gemacht. Er war oft nicht da gewesen, hatte sich auf wochenlange Forschungsreisen begeben und die Kinder in der Obhut seiner Eltern gelassen. Und selbst wenn er zu Hause war, hatte ihn seine wichtige Arbeit in Beschlag genommen. Aber es tat jungen Menschen gut, nicht ständig unter Aufsicht zu stehen, oder etwa nicht? Es förderte ihre Kreativität und Eigenständigkeit. Machte sie resilient. Und, ja, es hatte im Lauf der Jahre Ausrutscher mit den Medikamenten gegeben, aber im Großen und Ganzen hatte er seine Stimmungsschwankungen ganz gut im Griff gehabt. Als die Kinder alt genug gewesen waren, um zu verstehen, hatte Adam sich mit ihnen hingesetzt und ihnen die Fakten erklärt: Eine bipolare Störung verändert die Gefühlslage und wird mit Medikamenten behandelt. Fertig, aus.

Jetzt sorgte sich Adam, den Point of no Return vielleicht schon überschritten zu haben. Wie lange war er jetzt wach? Seit zwei Tagen? Seit drei? Er war nicht sicher. Er wünschte, er könnte senkrecht ruhen, wie Wale es taten, und beneidete sie um ihre Fähigkeit, gleichzeitig zu schlafen und bei Bewusstsein zu sein, um rechtzeitig zum Atmen an die Oberfläche zu schwimmen. Leider waren Menschen so nicht gemacht. Adam musste sich zügeln und ein bisschen schlafen. Einen Aufenthalt in der Psychiatrie durfte er nicht riskieren, nicht jetzt, da er so kurz davor war, alles zusammenzusetzen. Wenn er sich nur nicht so verdammt gut fühlen würde, so voller Klarheit und Energie. Er wollte nicht, dass das endete. Beim Zähneputzen öffnete er die Badezimmertür ein Stück weiter und lauschte dem spielerischen

Hin und Her des Duetts – der Kerl erklärte seine Liebe, das Mädchen zierte sich.

Bei der Musik, die seit Wochen rund um die Uhr aus den Lautsprechern ertönte, handelte es sich um Wallieder in Endlosschleife. Von Buckelwalen oder *Megaptera novaeangliae* – übersetzt «großflügliger Neuengländer» –, so genannt wegen ihrer riesigen Brustflossen. Adams Leidenschaft. Er kannte jede Strophe, jeden Zwischenteil und Refrain. Er selbst hatte die Vokalisierungen aufgenommen, mithilfe eines Unterwassergleiters in den Tiefen des Stellwagen Bank National Marine Sanctuary, dem achthundertzweiundvierzig Quadratmeilen großen Meeresschutzgebiet vor Provincetown.

Am Anfang seines Projekts hatte Adam die Absicht gehabt, diese relativ neuen Aufnahmen mit älteren zu vergleichen, fünfundzwanzig Jahre zuvor entstanden, in der Hoffnung, herauszufinden, warum die Wale immer tiefer sangen. Aber während er ihnen in den letzten Wochen zugehört hatte, war etwas anderes passiert, etwas Wunderbares. Wie man bei Pfizer eigentlich ein Medikament zur Behandlung von Angina hatte entwickeln wollen und dabei feststellte, dass es Erektionen förderte (Viagra), und wie der Erfinder Dr. Silver einen starken Klebstoff hatte herstellen wollen und stattdessen einen schwachen entwickelte (Post-it-Zettel), so war auch Adam auf ein unerwartetes Ergebnis gestoßen. Bei dem Versuch, ein kleines Teil des Puzzles zusammenzusetzen – ermutigt durch seinen nicht länger eingeschränkten Verstand –, stand Adam kurz davor, den ganzen Code zu knacken. Völlig zufällig hatte er ein eigenes Immersionssprachprogramm entwickelt.

Er war der Rosetta-Stein – nein, der verdammte Doktor Dolittle – des Walgesangs, unmittelbar davor, die Sprache der Wale zu verstehen, die Bedeutung jedes inbrünstigen Lauts.

Seit Wochen schon erfasste Adam die phonetische Struktur der einzelnen Walgesangsabschnitte, teilte den Tonhöhen, Frequenzen und Wellenlängen Zahlen zu und erstellte Spektrogramme, die anhand von mathematischen Modellen Muster erkannten. Er hatte ein Diagramm nach dem anderen gezeichnet, einige stellten harmonische Frequenzen als X-Y-Koordinaten dar, andere ordneten Tonhöhen und Phrasen Zahlen zu, um den Informationsgehalt der Lieder zu berechnen. Er hatte über einhundert Liedabschnitte analysiert. Und, wenig überraschend, so, wie visuelle Muster in der Natur Erklärungen in der Chaostheorie und anderen mathematischen Darstellungen fanden, so würde dies auch für die Audiovibrationen von Walgesängen gelten, davon war er überzeugt. Adam hatte es mit eigenen Ohren gehört und mit eigenen Augen gesehen. Die Wände seines Büros waren mit Diagrammen bedeckt – Schaubilder, Tabellen, Grafiken. Wann immer er ein neues aufhängte, dachte er an da Vincis *Vitruvianischen Menschen*, jene perfekte Darstellung menschlicher Proportionen innerhalb eines Kreises und eines Quadrats. Mit dieser einfachen Zeichnung hatte da Vinci gezeigt, dass die menschliche Gestalt auf eine Reihe von goldenen Schnitten heruntergebrochen werden konnte. Und das Gleiche hatte Adam mit den Walgesängen vor: goldene Schnitte zu entdecken, die seiner Meinung nach sogar Hinweise auf die Ursprünge des Universums liefern könnten.

Aber zuerst einmal musste er zur Ruhe kommen. Er hatte inzwischen nachgerechnet, dass er tatsächlich seit ganzen zweiundsiebzig Stunden wach war. Ohne Schlaf würde er dieses Maß an Konzentration unmöglich beibehalten können, außerdem musste er sich unbedingt so weit herunterpegeln, dass seine Kinder beim Abendessen am Freitag keinen Verdacht schöpften. Daher nahm er die erste komplette Dosis seines medizinischen Cocktails seit über drei Wochen zu sich und spülte sie mit den Resten des kalten Cappuccinos herunter, wobei er an Bettys bezauberndes Lächeln dachte.

Auch wenn Adam schneller auf Lithium reagierte als die meisten, war eine Wirkung bis Freitag unwahrscheinlich. Er brauchte ergänzende Mittel. Also schaute er nach, was in seinem Medizinschrank zu finden war: Dramamine, Benadryl, ein bisschen abgelaufenes Clonazepam, Advil, drei Muskelrelaxantien (ebenfalls abgelaufen), Seroquel (die ultimative Beruhigung), Ambien und NyQuil. Eine wahre Schatzkiste. Adam warf drei Pillen ein – eine Seroquel, eine Clonazepam und ein Muskelrelaxans –, mit einem Schuss Benadryl. Das sollte erst mal reichen. Er schloss den Medizinschrank und bemerkte am Spiegel weiße Zahnpastapünktchen in Form eines Wals. Er war so nah dran.

Er holte einen Notizblock, zog einen schwarzen Filzstift aus der Maxwell-House-Kaffeedose auf seinem Schreibtisch, stellte die Musik ab und tapste nach draußen, die Fliegengittertür knallte hinter ihm zu. Dort ließ er sich auf seinen Adirondack-Sessel nieder und schaute auf den Teich, dessen Oberfläche immer noch spiegelglatt war. Ein einsames Kardinalsweibchen mit graubraunen Federn und orangem Schnabel verscheuchte drei Meisen, die am Futterspender pickten. Als die verlangsamende Wirkung der Pillen sich bemerkbar machte, bereute Adam, sie genommen zu haben. Seine Theorie der Walsprache versank im Dunkel wie die Überreste eines havarierten Schiffs. *Ergaben seine genialen Grafiken und Tabellen überhaupt einen Sinn? Kommunizieren Wale wirklich in ganzen Sätzen?*, fragte er sich, während er langsam einnickte.

Adam hatte sich in den späten 1960ern in die Wellfleet Woods verliebt, als sein Mentor, ein liberal denkender älterer Wissenschaftler namens Davison, ihn zu einer Party in ebendieses Haus eingeladen hatte. Adam und Emily, damals frisch verheiratet, waren mit einem zur Vase umfunktionierten Einmachglas voller Margeriten und einer Flasche billigen Burgunders gekommen und hatten sich unter der versammelten intellektuellen Boheme – Künstler, Schriftsteller, Wissenschaftler, von denen viele ebenfalls in diesem Wald lebten – sofort heimisch gefühlt. Nach einem Abend, an dem Gitarre gespielt wurde, Joints die Runde machten und sie Austern aus Schalen schlürften, hatten er und Emily sich ausgezogen und waren für ein mitternächtliches Bad zum Teich gelaufen. Seine Frau war eine wahre Erscheinung gewesen, er sah noch vor sich, wie ihr erdbeerblondes Haar kurz auf der Wasseroberfläche trieb, bevor sie in die Dunkelheit abtauchte. Später sagten sie im Spaß, dass sie die Party eigentlich nie verlassen hatten. Adam lebte jetzt seit über vierzig Jahren hier.

Das flache Haus, ein moderner Klassiker aus der Mitte des letzten Jahrhunderts, entworfen von einem der immigrierten Architekten der Nachkriegszeit, bestand aus mehreren Rechtecken und Glas, ergänzt von einer großen Veranda auf Stelzen. Emily, selbst Architektin, hatte die Verwendung der alten Materialien bewundert, die besondere Lage, die offenen Räume und vor allem den nahtlosen Übergang von innen und außen. Sie liebten alles hier, das minimalistische Gebäude, den Teich, sogar die fleißigen Rossameisen, die über Arbeitsflächen und Böden krabbelten. Als Davison im Jahr darauf einen schweren Schlaganfall erlitt, kauften Adam und Emily das Haus und das dazugehörige Grundstück, knapp drei Hektar Land mit Teich, Wald und Dünen. Wenig später machte Emily eine kleine Erbschaft, kaufte noch ein Stück Land in den Dünen von North Truro und baute sich dort ein Atelier. Ein Zimmer für sich allein, sagte sie immer zu Adam, wie es jede Frau braucht. Ein Stück Himmel auf Erden; sie nannte es Arcadia.

Nach Stunden des Schlummerns wurde Adam vom Stakkatoklopfen eines Spechts geweckt. Er ließ die Augen geschlossen und gab sich der Geräuschkulisse des aus Pechkiefern und Buscheichen bestehenden Waldes und seiner Bewohner hin. Er hörte raschelnde Frühlingsblätter, das leise, rhythmische Pfeifen der Flügel vorbeifliegender Raben und Waldgeschöpfe, die im Unterholz herumhuschten und Zweige knacken ließen. Als Wissenschaftler verstand Adam Klang nicht als flüchtiges Phänomen, das verschwand, sobald es gehört wurde, sondern als Wellen, die Luft, Wasser und solide Gegenstände durchdringen konnten. Er wusste, wenn er ein Geräusch hörte, berührte es ihn physisch – es war in sein Ohr eingedrungen und schlug gegen die Trommel. Mit geschlossenen Augen zog er den Reißverschluss seiner Jacke auf und genoss das Orchester: Laubfrösche begannen ihren Abendgesang, Ochsenfrösche sprangen platschend in den Teich, Vögel riefen. Dann richtete er seine Aufmerksamkeit auf das nachlassende Licht, das durch seine geschlossenen Augenlider drang. Der Einfallwinkel der Sonne, die schräg durch die Bäume schien, zeigte an, dass später Nachmittag war. Er hatte länger geschlafen als gedacht. Als er endlich blinzelnd die Augen öffnete, erblickte er eine Kreatur, die auf kräftigen Beinen um den Teich herumkrabbelte. Wie es aussah, wog sein einstiges Haustier inzwischen über zwanzig Pfund, der Panzer war von Algen und Schlamm bedeckt.

«Charon», flüsterte Adam, beglückt, dass diese *Testudinae*-Linie seinen Teich, einen Toteiskessel, wahrscheinlich seit etwa dreizehntausend Jahre besiedelte, als sich riesige Eisbrocken von den wandernden Gletschern gelöst und im sandigen Boden Vertiefungen gebildet hatten. «Sei gegrüßt, alter Freund.»

Vor fast vierzig Jahren hatten er und Kenny, der damals fast vier gewesen war, die Schildkröte im Gras unter der Veranda entdeckt. Sie war so groß wie eine Halb-Dollar-Münze gewesen und hatte aus Beinen und Schwanz und Hals bestanden. An der Unterseite des Panzers hingen Fetzen des Dottersacks und der Nabelschnur, kümmerliche Überreste der Brutpflege der Mutter für ihren Nachwuchs. Der Anblick des gelblichen Flecks war zu viel gewesen für Adam, der das hilflose Geschöpf unweigerlich mit seinem Jungen verglich: Beiden war so wenig von ihren Müttern geblieben. Emily war erst drei Wochen zuvor gestorben, ihre Asche erst kürzlich in den Teich vor ihnen gestreut worden.

«Können wir ihn behalten?», hatte Kenny gefragt und die winzigen Stacheln auf dem Rücken der Schildkröte gestreichelt, die aussahen wie ein Archipel. «Bitte.»

«Warum nicht?», sagte Adam, obwohl das Einsperren eines wilden Tieres seinen Überzeugungen völlig widersprach. Emersons Worte, «Sei zuerst ein gutes Tier», kamen ihm in den Sinn. Aber dieser Junge, sein Sohn, brauchte etwas, das er lieben konnte.

Adam hielt die Babyschildkröte zwischen Daumen und Zeigefinger und drehte sie hin und her, damit Kenny sie von allen Seiten betrachten konnte. Dabei erläuterte er die einzelnen Teile: *Carapax* (der obere Panzer), *Plastron* (die Bauchschale), den Kopf, die Arme, Beine und den Schwanz. Er drückte seinen kleinen Finger gegen einen winzigen Fuß, Schwimmhäute und scharfe Krallen wurden sichtbar.

«Warum, glaubst du, nennt man sie Schnappschildkröten?», fragte er.

«Weil sie beißen?»

«Kluger Junge», sagte Adam und wuschelte Kenny durchs Haar.

Adam zeigte seinem Sohn, dass der Schlüpfling in der Schale kaum genug Platz für seine Extremitäten hatte, eine morphologische Eigenheit, die das reizbare Wesen der Schnappschildkröten erklärte.

«Wie sollen wir ihn nennen, Dad?», fragte Kenny.

«Wie wäre es mit Charon?», erwiderte Adam und stellte sich die Schildkröte als Fährmann vor, der die Asche seiner verstorbenen Frau auf den Grund des Teichs beförderte. Dann, wie so oft in jenen ersten Wochen und Monaten der Trauer, fühlte er sich plötzlich zurückversetzt in das Krankenzimmer, zu jenem Moment, als Emily vor seinen Augen zusammengebrochen war. Eben noch hatte sie aufrecht vor ihm gestanden, plötzlich lag sie verkrümmt auf dem Boden, ein Thrombus war in Sekundenschnelle aus dem Bein in die Lunge gewandert. Adam verlor sich in dem altbekannten Irrgarten aus nutzlosen Szenarien, was er hätte anders machen können, um den Ausgang abzuwenden.

«Aber Sharon ist ein Mädchenname», sagte Kenny.

«Nicht wenn er mit C anfängt.»

Als das winzige Reptil seinen überraschend langen Hals drehte und nach Adams Daumen schnappte, zuckten sie beide zusammen und lachten. Adam umarmte seinen Sohn.

«Schnappi passt besser», sagte Kenny.

Aber der Name Charon blieb hängen. Die Pflege der Schildkröte wurde für die nächsten zehn Jahre zur Hauptbeschäftigung der Gardners. Sie wohnte in einem großen Aquarium und wurde täglich mit Würmern, Insekten oder kleinen Bällchen aus rohem Gehacktem gefüttert. Die Kinder sahen begeistert zu, wenn sie sich dem Fleisch näherte und es attackierte, als würde sie mit einem unsichtbaren Habicht oder Barsch darum streiten.

Ken und Abby liebten Charon, reinigten das Aquarium, ohne dass man sie darum bitten musste, wuschen pflichtbewusst den Schleim von jedem Stein und Ast und bestückten das Habitat ständig neu – mit Holzbooten, Steinpyramiden, Labyrinthen und mehr. Seine Kinder bauten und bastelten gerne, das hatten sie von ihrer Mutter geerbt.

Als Ken und Abby Anfang des Jahres vorschlugen, zu seinem siebzigsten Geburtstag/seiner Pensionierung eine große Party zu veranstalten, hatte Adam abgewunken.

«Warum etwas an die große Glocke hängen, das ich dank meiner Gene gut verbergen kann?», hatte er gescherzt. Es stand außer Frage, dass Adam mindestens zehn Jahre jünger aussah, er war voller Energie und geistig mehr als auf der Höhe. Aber hinter seinem Widerwillen, sich feiern zu lassen, lag eine nagende Angst. Der Gedanke an seine Pensionierung, die Vorstellung, bedeutungslos zu werden, versetzte ihn in Panik.

In letzter Zeit jedoch hatte er begonnen, sich mit der Idee anzufreunden. Ein Fest zu seinen Ehren – und die damit einhergehenden Lobhudeleien vor einer sorgfältig ausgesuchten Gästeschar – konnte ihm dienlich sein. Er stellte sich gefühlvolle Reden von Freunden, Familie und Kollegen vor, die seine Leistungen ins rechte Licht rückten. Und dann, unter dem Deckmantel bescheidener Danksagungen, könnte er seine jetzt unmittelbar bevorstehende Entdeckung verkünden, das brillante letzte Kapitel seines Lebens. In der Welt der Meeresbiologie war Relevanz alles, man zählte immer nur so viel wie die letzte Entdeckung. Das Fest wäre die PR-Gelegenheit seines Lebens.

Adam klopfte mit dem Stift auf den gelben Schreibblock auf seinem Schoß. Natürlich würde er nicht so weit gehen, seinen Kindern ihre Reden vorzuschreiben, aber Ken und Abby würden einige Fakten, die sie einfließen lassen konnten, sicher zu schätzen wissen. Später könnten sie sie dann für seinen Nachruf nutzen.

- *geb. 18. August 1946, Watertown, MA*
- *Dartmouth, BA*
- *Boston University, Ph. D., Meeresbiologie*
- *Ehefrau Nr. 1: Emily Reid. Heirat 1972*

Emily. Sein Herz. Mutter seiner Kinder. Liebe seines Lebens. Adam dachte jeden Tag an sie. Emily war seit fast vierzig Jahren nicht mehr da, länger tot, als sie gelebt hatte. Was für ein Gedanke. Adam wusste, dass es Zeit brauchte, um über den Verlust geliebter Menschen hinwegzukommen, aber über Emily würde er niemals hinwegkommen. Es überraschte ihn immer noch, wie ihn irgendeine unerwartete Kleinigkeit aus heiterem Himmel bis ins Mark erschüttern konnte – zuletzt das schimmernde Innere einer Muschelschale, dieser zarte Hauch von Blaulila, Emilys Lieblingsfarbe. Dass diese tief in ihm verborgenen Gefühle nur auf eine Gelegenheit warteten, an die Oberfläche zu kommen, machte ihm Angst.

- *Ehefrau Nr. 2: Elizabeth Swan. Heirat 1979, geschieden 1980*

Musste Beth mit aufgezählt werden? Die Ehe hatte eine Lücke füllen sollen, sozusagen, und nur wenige Monate lang bestanden. Adam hatte getrauert. Und Beth, süß und jung, war bereit gewesen, das Baby Abby zu bemuttern, und hatte zu Kenny bereits eine Bindung gehabt, dem sie als seine Kindergärtnerin durch die ersten schrecklichen Monate nach dem Verlust seiner Mutter geholfen hatte. Abby wusste vermutlich nicht einmal von der Existenz ihrer ersten Stiefmutter. Und falls Ken sich an Beth erinnerte, so hatte er seit dem Tag, an dem sie gegangen war, nicht mehr von ihr gesprochen, für ihn die zweite Mutter, die verschwunden war. Adam strich den Namen durch. Diese Ehe brauchte nicht für die Nachwelt erhalten zu bleiben.

- *Ehefrau Nr. 3: Gretchen Wingfield. Verbunden 1983, getrennt 1990*

Technisch gesehen galt auch diese Ehe nicht. Sie hatten eine «Vereinigungszeremonie» abgehalten, keine legitime Hochzeit. Er nahm sich vor, Abby anzuweisen, dagegen anzugehen, sollte der Nachrufschreiber der *New York Times* den Begriff «eheähnliche Partnerschaft» verwenden. Aber wie auch immer man Gretchen bezeichnen wollte – als Ehefrau, Partnerin, Freundin –, ihre Existenz ließ sich nicht leugnen. Eigensinnig. Willensstark. Eine Granate im Bett. Das Zusammenleben ein Albtraum. Sie liebte die Konfrontation, und ihre Auseinandersetzungen waren legendär. Gretchen war eine Karrierefrau, was Adam zunächst attraktiv gefunden hatte. Außerdem war er davon ausgegangen, dass sich das legen würde, wenn sie sich erst ihm und seinen Kindern widmete. Von wegen. Sie hatte kein Interesse an Kindererziehung gehabt, und wie sich herausstellte, waren zwei Wissenschaftler unter einem Dach eine zu viel. Als Gretchen nach einem ausgeuferten Streit nach sieben durchzankten Jahren gegangen war – und Adam Vernachlässigung und Schlimmeres vorwarf –, hatte Adam dem Konzept der Ehe (in jeglicher Form) abgeschworen, ein für alle Mal. Seitdem war er Junggeselle.

- *Vaterschaft*

Obwohl es ihm nicht gelungen war, seinen Kindern eine Ersatzmutter zu besorgen, war Adam sicher, ein hervorragender Vater gewesen zu sein. Natürlich beschwerten sich Ken und Abby über dieses und jenes – welche Kinder taten das nicht? –, aber Adam hatte ihnen eine exzellente Ausbildung, viele Freiheiten und ein idyllisches Zuhause im Grünen geboten. Außerdem, anders als heutige Eltern, hatte er nicht zugelassen, dass ihre Hirne vor dem Bildschirm verkümmerten. Sie hatten sich gut gemacht.

Doch sosehr er seine Kinder auch liebte, Adam musste unumwunden zugeben, dass er sie nicht verstand. Wieso waren sie so anders als er? Ken setzte alles daran, ein konventionelles Leben als Teil des Establishments von New England zu führen. Er trug Polohemden, spielte Golf, buchte All-inclusive-Urlaube und – vielleicht das Sinnloseste von allem – kaufte sich jedes Jahr ein neues Auto. Wenigstens hatte sein Sohn mit seiner Schwiegertochter Jenny, deren Mutter Mitglied der Daughters of the American Revolution gewesen war, eine gute Partie gemacht. Jenny hatte ihre Stellung als

Fondsmanagerin im Familiengeschäft bereitwillig aufgegeben, um Hausfrau und Mutter zu werden, nebenbei saß sie in den Vorständen diverser renommierter Wohltätigkeitsorganisationen. Ken war pflichtbewusst, das musste Adam ihm lassen, aber sein Sohn behandelte ihn wie ein archäologisches Relikt.

Was Abby anging – wann würde das Mädchen endlich sein Leben auf die Reihe kriegen? Kein Mann. Geringes Einkommen. Talentiert, ganz sicher, aber zu zufrieden damit, in künstlerischer Unbekanntheit vor sich hin zu wursteln. Adam fragte sich, ob seine Tochter Kinder wollte. Sie wurde nicht jünger. Sie hatte den Kopf in den Wolken, konnte sich auf nichts festlegen, nicht einmal auf eine Kunstform. Erst baute sie Skulpturen aus Meeresmüll. Eine Nachbildung eines Wals, zusammengehalten von Tamponapplikatoren. Herrje! Man musste nicht Freud sein, um darin den Vaterkomplex zu erkennen. Wenigstens nutzte sie ihr Talent jetzt endlich für richtige Gemälde – eine große Verbesserung. Ihre Themen allerdings ließen zu wünschen übrig. Seiner Meinung nach maß Abby dem Inhalt viel zu viel Bedeutung bei, oft auf Kosten der Ästhetik. Nicht dass Adam keinen kultivierten Kunstgeschmack besessen hätte, aber wenn es um die Darstellung des weiblichen Körpers ging, zählte allein Schönheit. Und, ja, er wusste, dass er das Abby nicht sagen durfte. Er hatte mehr über den männlichen Blick gehört, als er wissen wollte.

Eins war sicher: Er konnte sich nicht darauf verlassen, dass seine Kinder die Fakten seines Lebens, vor allem die beruflichen Details, angemessen darstellen würden, daher wandte er sich wieder dem Schreibblock auf seinen Knien zu und begann, seine beeindruckenden wissenschaftlichen Leistungen aufzulisten.

Abby

Abby ließ den Wagen ein paar Meilen vor ihrem Elternhaus stehen, um vor dem Abendessen noch Pilze zu sammeln. Ihr Vater hatte am Morgen drei Blaubarsche gefangen, die er auf den Grill legen wollte, und Ken hatte versprochen, bei seiner Lieblingsbäckerei in Chatham eine opulente Tarte zu besorgen. Abby würde die Pilze als Beilage zum Fisch mitbringen. Der Moschusgeruch der feuchten Erde machte ihr Hoffnung. Es war noch früh im Jahr, aber nach dem Regen der vergangenen Woche waren die Bedingungen gut.

Ihr Familienessen, jahrelang ein monatliches Ritual, fand immer seltener statt. Eine Zeit lang hatte Abby dies auf praktische Gründe geschoben: Alle waren beruflich eingespannt, und seit die Zwillinge fast Teenager waren, galt es, auch ihre Aktivitäten zu jonglieren. Aber noch andere Faktoren spielten eine Rolle. Abby konnte keinen genauen Zeitpunkt nennen, aber im Lauf der letzten Jahre war der Abstand zwischen ihnen dreien immer greifbarer geworden, etwas Flüssiges hatte sich verfestigt. Ken hegte alten Groll, ihr Vater wurde immer cholerischer, und Abby spürte, dass sie sich von beiden zurückzog. Jetzt gerade – Frida trollte neben ihr her, Zweige knackten unter ihren Füßen, Vögel flatterten davon – überlegte sie, mit welcher Notlüge sie die Frage beantworten sollte, warum sie zum Essen keinen Wein trank: *Ich kriege gerade eine Erkältung. Ich habe gestern zu viel getrunken. Ich muss morgen früh aufstehen und einer Schülerin helfen.*

Abby hatte die ersten drei Monate hinter sich, ein Abgang war nicht mehr zu befürchten, aber sie fühlte sich nicht bereit, ihrer Familie die Schwangerschaft zu verkünden. Ebenso wenig wollte sie von der geplanten Ausstellung und dem Porträt im *Art Observer* erzählen. Warum, wusste sie nicht genau; unterbewusst spürte sie, dass ihr Erfolg die Männer in ihrem Leben aus der Bahn werfen könnte, schließlich waren sie daran gewöhnt, den Löwenanteil der Aufmerksamkeit für sich zu beanspruchen. Und sie hatte keine Lust, sich um die Egos der beiden zu kümmern. Auch bei Jenny könnten Abbys Zukunftsaussichten etwas auslösen und sie an die künstlerische Karriere erinnern, die sie aufgegeben hatte. Die Familiendynamik war fragil, das wusste Abby, und sie gab acht, die etablierte Ordnung nicht zu stören. Vor allem bei Ken. Sie wusste nie, was ihn triggern würde.

Abby wanderte durch den vertrauten Wald, Sonnenflecken leuchteten auf Wegen, die das Labyrinth ihrer Kindheit gewesen waren – Trampelpfade von den Sommerhäusern an den Strand, ausgetretene Wege zu ehemaligen Rettungsschwimmerstationen und Abkürzungen zu beliebten Blaubeerfeldern. Kleine Vögel flatterten in den unteren Ästen der Bäume oder flitzten vor ihr über den Pfad. Eine halbe Meile von ihrem Elternhaus entfernt lag eine Lichtung im Wald, die sie als Kind zufällig entdeckt hatte, eine kleine offene Fläche, von der Sonne beschienen. Hier hatte Abby gemerkt, dass sie die Welt auf besondere Weise sah: wie das Sonnenlicht durch Blätter fiel, dass knorrige Baumknoten helle Flecken hatten und Moos aus tausend Farben bestand. Es war Abbys geheimes Versteck, in dem sie nur von unsichtbaren Vögeln und Waldgeschöpfen – und vielleicht von ihrer Mutter – beobachtet wurde. Hier blieb die Zeit stehen, nicht metaphorisch, sondern tatsächlich. Als Kind war sie so lange auf der Lichtung geblieben, wie sie wollte, und wenn sie sie verließ, war keine Zeit vergangen. Unerklärlich, aber wahr.

Der Mai war zu früh für Röhrlinge, aber Abby wusste, wo sie Morcheln finden würde. Sie hatte einen sechsten Sinn für Pilze und nahm ihre unterirdische Präsenz wahr, bevor sie die Fruchtkörper sah. Oft spürte sie auf ihren Spaziergängen plötzlich ein Kribbeln am Haaransatz, das ihr ein riesiges Netzwerk aus Millionen Organismen, weder Pflanze noch Tier, unter dem Waldboden anzeigte. Dann blieb sie stehen, schärfte den Blick, und plötzlich tauchte die Frucht dieses wundersamen Ökosystems auf, unter einem Teppich aus Kiefernnadeln hervorlugend, an verrottenden Stämmen blühend, in Gruppen aus dem feuchten Boden wachsend. So war es immer und heute nicht anders. Abby kniete sich hin, wischte die Erde beiseite, untersuchte wabenartige Kopfteile und schwammähnliche Unterseiten und legte Pilz um Pilz in ihren Weidenkorb.

Gefolgt von Frida trat Abby aus dem Wald heraus auf die Lichtung ihres Elternhauses, das aus der Entfernung aussah wie getarnt, als wäre es Teil der Natur. Ihr Vater, mit nacktem Oberkörper, legte gerade einen großen Fisch auf eine Sperrholzplatte, die er eigens für diesen Zweck zugeschnitten hatte. Seit ihrem letzten Treffen vor einigen Wochen schien er abgenommen zu haben, und zwar ziemlich viel.

«Hallo», rief sie, um ihn nicht mit dem Messer in der Hand zu erschrecken.

«Abigail», rief ihr Vater zurück. «Du hättest heute das Meer sehen sollen. Sanfte Wellen. Keine Algen. Die Blaubarsche sind durchgedreht, haben das Wasser aufgewühlt und die Köderfische nach oben gejagt.» Mit dem sonnengebräunten Arm schob er den Mützenschirm hoch, sodass sie seine Augen sehen konnte. «Genau meine Art von Chaos: tauchende Vögel, springende Fische.» Er hielt den Blaubarsch hinter der Brustflosse fest, stach das Filetiermesser in den weichen Bauch und zog es bis zu den Kiemen hoch. Seidige Innereien und die rosa Bauchtasche rutschten heraus. «Wie war dein Spaziergang?»

Frida rannte zu Adam und drückte ihre warme, ledrige Nase in seine Fischhand.

«Wunderschön. Friedlich», sagte sie.

Adam klopfte den Hund. «Gutes Mädchen.»

«Südlich der alten Feuerschneise habe ich ein tolles Morchelfeld gefunden.» Abby hob den Korb hoch, um ihm ihre Ausbeute zu zeigen.

Ihr Vater hatte einst ihr Interesse für Pilze geweckt, als sie ihn als Kind auf langen Spaziergängen begleitet und er ihr das metabolische Zauberwerk der Verwesung erklärt hatte. Pilze konnten alles verarbeiten, Holz, Steine, bis hin zu Chemikalien, sagte er. «Es ist ganz einfach: Gärtner setzen, Pilze *zer*setzen. Ohne Pilze gäbe es uns nicht.» Sie erinnerte sich, dass ihr Vater auf einen Holzstamm getreten war und sie beobachtet hatte, wie er zu Erdreich zerfiel. Der Prozess hatte sie fasziniert.

«Ich kenne eine noch bessere Stelle», sagte Adam. Seine Augen leuchteten auf wie Laternen, die im Wind flackerten.

Natürlich. Ihr Vater kannte immer eine noch bessere Stelle. Als Abby zum Haus ging, wurde der Lärm aus dem Teich immer lauter. «Wow, die Laubfrösche sind aber aktiv», sagte sie.

«Sie haben letzte Woche angefangen. Bald erreichen sie ihr Crescendo, und dann» – Adam schnippte mit den Fingern – «ist alles vorbei.»

Sie wandten sich dem Teich zu und lauschten dem ansteigenden Trillern.

«Man muss ihre Effizienz in Sachen Romantik bewundern», fügte er lächelnd hinzu. «Sie tun ihr Begehren kund, schreiten zur Tat und bringen das Ganze schnell zum Abschluss.»

«Der Traum eines jeden Bindungsängstlers», sagte Abby.

«Das sagt die Richtige», gab er zurück.

«Zugegeben», gestand sie ein.

Adam machte sich wieder an dem Blaubarsch zu schaffen. Mit geübten Handgriffen schnitt er sechs perfekte Filets zurecht, wischte sich die Hände an den Shorts sauber und nahm Abby den Korb vom Arm. «Du rätst nie, wer heute Nachmittag aufgetaucht ist.»

«Wer?»

Aber Adam begutachtete die Morcheln, sah sich jede

einzelne genau an und war abgelenkt. «Ich will nur sichergehen, dass du mich nicht aus Versehen umbringst.»

«Bring mich nicht auf Ideen», sagte Abby. «Wer?», fragte sie erneut. Auf den verständnislosen Blick ihres Vaters hin lenkte sie ihn auf das zuvor von ihm angesprochene Thema zurück. «Wer ist aufgetaucht?»

Daraufhin ließ Adam den Korb fallen, griff nach Abbys Hand und zog sie zum Teich. «Genau da!», sagte er, auf eine Stelle am Ufer zeigend. «Er war genau da.»

«Wer?»

«Charon», sagte er, als wäre Abby schwer von Begriff. «Der alte Knabe hatte die Frechheit, bei meinem Anblick überrascht auszusehen.»

Charon? Abby suchte mit den Augen das Schilf am Rand des Teichs ab und hoffte, einen Blick auf ihren alten Freund zu erhaschen. April und Mai waren die Monate, in denen Schnappschildkröten aus ihrem langen Schlaf erwachten, also war es durchaus möglich, dass ihr Vater ihn gesehen hatte. Charon. In der Mitte des Teichs spritzte Wasser hoch, Wellen liefen zum Rand. Sie hatte ihn seit Jahren nicht mehr zu Gesicht bekommen. Sie zog die Schuhe aus, rollte die Jeans hoch und steckte die Zehen in das kalte Wasser. Aus den Augenwinkeln sah sie eine schwarze Wasserschlange s-förmig über die bleigraue Oberfläche gleiten und sprang instinktiv zurück. Die Schlange stellte sich als Zweig heraus, und sie musste das Kichern ihres Vaters über sich ergehen lassen.

Charon war kaum zwei Zentimeter groß gewesen, als ihr Vater und ihr Bruder ihn gefunden und zum Haustier erklärt hatten. Als er auf fünfundzwanzig Zentimeter herangewachsen war, entschied ihr Dad, ihn wieder im Teich auszusetzen. Sie und Ken hatten protestiert, vergeblich. Adam war fest entschlossen gewesen.

«Unser Charon? Bist du sicher, dass er es war?», fragte Abby.

«Tja, ich bin ja kein renommierter Biologe oder so», sagte ihr Vater. «Natürlich bin ich sicher. Hundert Prozent.»

Sie wartete, beobachtete das Wasser, ganz aufgeregt, dass Charon in der Nähe sein könnte.

«Das Mistvieh denkt, es würde mich überleben, aber dem werde ich's zeigen», sagte Adam und schüttelte die Faust. Dass ihr Vater leidenschaftlich fluchte, war nicht ungewöhnlich, aber die frenetischen Gesten machten Abby stutzig. Vielleicht wirkte er aber auch nur im Vergleich zu ihr so energetisch, denn sie fühlte sich völlig lethargisch. Heute Vormittag wäre sie während des Porträtunterrichts in ihrer Oberstufenklasse fast eingeschlafen.

«Hast du gehört, Charon?», rief ihr Vater über den Teich, in seinen Mundwinkeln sammelte sich Speichel.

Okay, hier stimmte etwas nicht. Abbys Brust wurde eng. «Du scheinst abgenommen zu haben, Dad», sagte sie, ein Versuch, das Gespräch zu lenken. «Isst du genug?»

Adam spannte die Muskeln an und schlug sich mit der flachen Hand auf den Bauch. «Und wie ich abgenommen habe. Sieht gut aus, oder? Ich kann mich der Damenwelt kaum erwehren.» Er zwinkerte Abby zu. «Sie können die Hände nicht von mir lassen.»

«Igitt», sagte sie und verdrehte die Augen.

«Ach, bitte, sag nicht, ich hätte eine prüde Jungfer großgezogen.»

Abby wechselte das Thema. «Wie wäre es, wenn ich die Pilze vorbereite und einen Salat mache, und du» – sie schnüffelte – «gehst unter die Dusche?»

«Subtil wie eine Flutwelle, mein Kind», sagte ihr Vater.

Etwa zwanzig Minuten später fuhr Ken in einem neuen Wagen vor, metallicsilbern und schnittig. Zu Abbys Überraschung und Freude saß Jenny auf dem Beifahrersitz. Heute Abend würden die Männer mal nicht in der Überzahl sein. Jenny war schon eine ganze Weile nicht mehr zu diesen Abendessen mitgekommen. Kenny stieg zuerst aus dem Wagen, die Kuchenschachtel in der Hand. Er trug ein blaues Polohemd, eine Kakihose und einen Vineyard-Vines-Gürtel mit Walmotiv, die Uniform des Chatham Prepsters.

Ihr Bruder war im Wettkampf um die elterliche DNA als Sieger hervorgegangen. Beide kamen nach ihrer erdbeerblonden, braunäugigen Mutter – und wer sie sah, erkannte sofort, dass sie Geschwister waren –, aber Ken hatte die bessere Version der einzelnen Merkmale abbekommen. Abby, mager und flachbrüstig mit kleinen dunklen Augen, war nicht unattraktiv, nur einfach leicht zu übersehen, was ihr recht war. Seit sie und David sich vor Jahren getrennt hatten, machte sie sich nichts mehr aus männlicher Aufmerksamkeit. Ken dagegen sah so gut aus, dass man kaum wegschauen konnte.

Ihr Bruder war nicht immer der Alphamann gewesen, der er heute war. Je älter und mächtiger er wurde, desto öfter dachte Abby zurück an den dicklichen, pickligen Ken von früher – schiefe Zähne, störrisches Haar und pummelig (um es freundlich auszudrücken). Ein Wachstumsschub mit achtzehn hatte das Größe/Gewicht-Dilemma gelöst und der damit einhergehende Hormonstoß die Akne austrocknen lassen. Heutzutage hielt ihr Bruder seine Figur durch tägliche Fitnesseinheiten mit einem Personal Trainer in Form, von dem Jungen mit dem Schwabbelbauch war nichts mehr zu sehen.

Die Beifahrertür ging auf, Jenny sprang heraus, in einem einfachen sandfarbenen Sommerkleid, aufgepeppt mit einer klobigen türkisen Halskette, die ihre blauen Augen zur Geltung brachte. Jenny sah immer frisch und sonnenverwöhnt aus, wie nach einem Tag am Strand ohne Wind – die langen Arme gebräunt und fit, jedes Haar am Platz. Abby lächelte und winkte ihrer Freundin durchs Küchenfenster zu. Das Mädchen, mit dem sich Abby ein Jahr lang ein Zimmer geteilt hatte, war in der Jenny von heute nicht wiederzufinden. Damals hatte Jenny einen auf Rebellin gemacht: dreckige Haare, zerrissene Jeans, Kokain für zweihundert Dollar die Woche. Sie war das Enfant terrible der RISD gewesen, und Abby hatte sie vergöttert. Sie blieben auch dann unzertrennlich, als Jennys Mutter erkrankte und wenige Monate später starb und Jenny sich und ihr Leben komplett umkrempelte. Sie verließ die Kunstschule, studierte stattdessen Wirtschaft an der NYU und erschuf sich neu als das verantwortungsbewusste erstgeborene Kind, das sich ihre Eltern immer gewünscht hatten. Nach dem Abschluss fing sie im Familienunternehmen an.

Als Jenny sich einige Jahre später Hals über Kopf in Ken verliebte und ans Cape zog, war Abby sicher gewesen, dass ihre alte Freundin wieder zum Vorschein kommen würde. Aber auf der Hochzeit hielt Jenny eine sentimentale Rede und dankte ihrer Mutter posthum, das beste Vorbild gewesen zu sein, das eine Tochter sich wünschen könnte. Champagnerbläschen waren Abby unangenehm in die Nase gestiegen. Vielleicht war die alte Jenny wirklich ein für alle Mal verschwunden. Auf der Kunstschule war Isabel Lowell noch Jennys Antimuse gewesen, sie hatte für alles gestanden, das Jenny an der Rolle der Frau in der Gesellschaft hasste. Weder Jenny noch Abby hatten vorhergesehen, wie diese neue Verwandtschaft ihre Freundschaft verkomplizieren würde, wie sie Grenzen und Regeln erforderlich machte. Abby wusste, dass sie Ken nichts von den wildesten Teilen der wilden Jugend seiner Frau erzählen durfte, und Ken stellte klar, dass seine Vergangenheit kein Gesprächsthema für Abby und Jenny zu sein hatte. Ihr Bruder hatte hart gearbeitet, um der eindrucksvolle, erfolgreiche Mann zu werden, in den Jenny sich verliebt hatte. Seine Frau sollte nie erfahren, dass er früher ganz anders ausgesehen hatte.

Als Abby auf die Veranda trat, schoss Frida an ihr vorbei und begrüßte die Neuankömmlinge mit ungezügelter Begeisterung. Sie schob ihren Kopf unter Jennys Hand, die den Hund höflich tätschelte, sich aber bemühte, ihn auf Armeslänge Abstand von ihrem Kleid zu halten.

«Sitz, Frida! Bei Fuß. Entschuldige, Jenny», sagte Abby. «Es ist so schön, dich zu sehen. Du siehst toll aus, die Halskette ist wunderbar.»

Jennys Blick landete auf Abbys zerfranstem Trägershirt, und Abby verschränkte instinktiv die Arme vor der Brust.

«Wo sind Frannie und Tessa?», fragte sie. «Ich habe sie lange nicht gesehen.»

«Wir auch nicht», sagte Jenny mit weicher Stimme, wie immer, wenn sie von ihren Töchtern sprach. «Sie sind auf einem Geburtstag. Ich kann dir sagen, ihr Sozialleben läuft langsam aus dem Ruder.» Jenny bückte sich, hob eine tiffanyblaue Eierschale vom Rasen auf und gab sie Abby. «Hübsch. Das wäre eine gute Farbe für dich. Pink macht dich blass.»

Die Eierschale lag gewichtslos in Abbys Hand. Sie bemühte sich, nicht gekränkt zu sein. Jenny war einfach nur Jenny, immer versuchte sie, Abby zu ihren Modespielchen herauszufordern.

«Wie läuft die Kunst?», fragte Jenny.

«Sehr gut. Wirklich sehr gut», sagte Abby. «Ich arbeite an etwas Neuem und gehe völlig darin auf. Schaffst du es vielleicht, vorbeizukommen und einen Blick darauf zu werfen? Ich könnte deine Hilfe gebrauchen. Das Bild ist ... na ja, du wirst schon sehen. Es ist anders.» Sie gab die Eierschale zurück.

«Würde ich gern. Aber im Moment ist ziemlich viel los», sagte Jenny. «Ich versuche es, ja?»

Abby schaute zu Boden, Jenny sollte nicht sehen, dass sie verletzt war. Wahrscheinlich lag es an den Hormonen.

«Für dich», sagte Ken und gab Abby die Kuchenschachtel.

«Danke, Kenny.» Abby küsste ihren Bruder auf die Wange.

«Ist das wirklich so schwer?», fragte er.

Ken hasste es, *Kenny* genannt zu werden. Er drückte auf den Autoschlüssel, der Wagen verriegelte sich mit einem Piepen und einem Aufblitzen der Scheinwerfer.

«Tut mir leid. Entschuldige», sagte Abby. «Alte Gewohnheit.» Sie wechselte das Thema. «Ist der neu? Sieht ein bisschen zu umweltfreundlich aus für einen Republikaner.»

«Das ist ein Tesla Model S. Über vierhundert Meilen mit einer einzigen Ladung.» Ken lächelte schmallippig. «Und falls du es noch nicht weißt, wir sind eine umweltfreundliche Partei.»

«Oh, wirklich? Sag das mal eurem mutmaßlichen Kandidaten», erwiderte Abby fröhlich.

Über ihnen trat ein Habicht den Sinkflug an und belauerte etwas auf dem Boden.

«Bitte, Leute, bitte, heute Abend keine Politik», ging Jenny dazwischen. Sie schaute Ken an und stellte mit ihrem Blick eine Frage, die er mit einem Nicken beantwortete. «Abby, ich wollte mit dir über die Geburtstagsfeier deines Dads reden. Wir würden sie gern bei uns zu Hause ausrichten. Natürlich nur, wenn du nichts dagegen hast ...» Jenny hielt inne.

Ein Angebot aus Mitleid, keine Frage, aber Abby war erleichtert. «Oh mein Gott, das wäre großartig. Seid ihr sicher?», fragte sie.

Jenny nickte.

Der Gedanke, die Feier zum siebzigsten Geburtstag ihres Vaters planen zu müssen, hatte Abby mit Grauen erfüllt – all die Vorbereitungen, all das Saubermachen. Jenny konnte so etwas im Schlaf, sie hatte von klein auf gelernt, wie man Sitzordnungen austüftelte und mit Caterern verhandelte, und es schien ihr Spaß zu machen, Blumen auf Tischdecken und Kerzen abzustimmen. Außerdem war ihr perfekt eingerichtetes Haus in Chatham wie gemacht dafür, Gäste zu empfangen; manchmal schien sie drei Partys die Woche zu veranstalten. Gut, Adam wäre es vielleicht lieber, sich hier in seinem eigenen Zuhause feiern zu lassen, und ganz sicher würde er am weiß-blauen Meeresdekor und den umständlich gereichten Horsd'œuvres seiner Schwiegertochter etwas zu meckern haben. Aber die Entscheidung fiel Abby trotzdem leicht.

«Tja, wenn ihr beide sicher seid, dass es euch nichts ausmacht?», sagte sie sichtlich erleichtert. «Ich wäre überglücklich. Danke.»

«Natürlich», sagte Jenny. «Es ist uns eine Freude.»

Als im Haus die Dusche abgestellt wurde, wusste Abby, dass ihnen nur noch wenige Minuten blieben, bis ihr Vater sich zu ihnen gesellte. «Da ist noch was», sagte sie leise. «Ich mache mir ein bisschen Sorgen um Dad. Er ist ziemlich» – sie hielt inne, suchte das richtige Wort – «energiegeladen.»

«Abby, es geht ihm gut. Du bist immer so dramatisch», sagte Ken herablassend. «Ich habe gestern mit ihm gesprochen. Er steckt einfach mitten in irgendeiner neuen Walrecherche.»

Adam

Energiegeladen? Hatte Adam seine Tochter richtig gehört? Er trocknete sich vor dem offenen Badezimmerfenster ab und spitzte die Ohren, um mehr von dem Gespräch mitzubekommen. Das musste man sich mal vorstellen, seine Kinder besaßen die Frechheit, über ihn in der dritten Person zu sprechen. Auf seiner eigenen Veranda. Auf Brettern, die er eigenhändig festgenagelt hatte. Klar war er energiegeladen. Er brannte geradezu. Wenn Ken und Abby ahnen würden, an welcher Schwelle er stand, wie großartig seine bevorstehende Entdeckung war, wären sie von Stolz erfüllt. Stattdessen verschworen sie sich, um ihn auszubremsen. *Schärfer als Schlangenzähne, die beiden.*

Ein plötzlicher Schwindel zwang Adam, sich am Waschbecken festzuhalten und langsam auf den geschlossenen Toilettendeckel sinken zu lassen. Er beugte sich vornüber und hielt den Kopf zwischen den Knien, in den Schläfen pochte sein Puls. Das Geräusch in seinem Kopf erinnerte ihn an einen Tiefseetauchgang, bei dem er einem bestimmt fünfzehn Meter langen und weit über fünfundzwanzigtausend Kilo schweren Buckelwal begegnet war. Er und der Wal waren voreinander im Wasser getrieben, hatten einander, ohne zu blinzeln, angestarrt und schienen den gleichen

Gedanken gehabt zu haben: *Bitte tu mir nichts, Mitlebewesen, das im riesigen Ozean dümpelt.* Nur dass der Wal die Erkundung einen Schritt weitertrieb und eine Echoortungswelle aussendete, die wie ein MRT-Scanner durch Adams Körper lief und ein Kribbeln auslöste, das in seinen Knochen vibrierte und in seinem Schädel widerhallte.

Adam erhob sich zitternd von der Toilette und lugte aus dem Badezimmerfenster. Die Stimmen seiner Kinder hatten sich entfernt, die Veranda war leer. *Zu einer bipolaren Störung gehört auch Paranoia*, rief er sich ins Gedächtnis. Es wäre das Beste, dieses Gefühl zu verdrängen und seinen Kindern keine bösen Absichten zu unterstellen. Adam hängte das Handtuch auf, steckte seine Füße durch die Boxershorts, zerrte seine Jeans hoch und zog ein ausgeblichenes Hawaiihemd an. Er warf einen Blick in den Spiegel und strich sich die Haare glatt. Er sah gut aus.

Trotz aller Bemühungen wurde Adam das Gefühl nicht los, dass Ken und Abby sich gegen ihn verschworen hatten. Kleine Monster, in der Tat! Adam dachte an jeden kleinen Splitter, den er mühevoll aus ihren Füßen gezogen hatte. Er überschlug die Summe der Mahlzeiten, die er ihnen in ihrer Kindheit vorgesetzt hatte: drei am Tag, sieben Tage die Woche, zweiundfünfzig Wochen im Jahr, achtzehn Jahre lang. Ungefähr zwanzigtausend Mahlzeiten, Pi mal Daumen. An die unzähligen Meilen, die er sie von A nach B gefahren hatte, wollte er gar nicht denken. Und was war mit den Albträumen, nach denen er sie beruhigt hatte? Oder dieses idyllische Elternhaus, das er ihnen bereitet hatte? An einem Teich mit Fischreihern und blauen Libellen. Wusste auch nur eins seiner Kinder die Opfer, die er gebracht hatte, zu schätzen?

Adam schlich auf Zehenspitzen in die Küche, wo die gebratenen Morcheln nach Erde und Butter dufteten. Das Schneidebrett und das Messer standen im Abtropfgestell, die Pilzstiele lagen im Komposteimer, die Arbeitsfläche war abgewischt. Alles schien an seinem Platz zu sein – Eisenpfannen hingen von einer Stange herab, Pfannenwender und Holzlöffel standen in einem Terrakottatopf neben dem Herd –, aber irgendetwas stimmte nicht. Das spürte er.

Er trat auf die Veranda hinaus und sah Ken, Jenny und Abby am Teich stehen, zweifellos wollten sie ungestört über ihn reden. Wie sie dastanden. Wie sie die Hände rangen. Wie sie ihre großen Köpfe zusammensteckten. Auf die Entfernung wirkten seine Kinder winzig. Dann kam es ihm plötzlich so vor, als wäre in Raum und Zeit ein Riss entstanden, und er sah Ken und Abby, wie sie früher gewesen waren, als sie auf flinken Füßen durch die Wellfleet Woods rannten. Seine süßen, unbändigen kleinen Monster. Damals war Adam ihr König gewesen, Herrscher über alles, was sie sehen konnten. Gott, seine Kinder hatten ihn angebetet.

Ungebeten tauchte eine Erinnerung auf. Ken und Abby rauften hinter einem Kanu im Bootsschuppen. Was für ein Spiel war das? Damals hatte er sein ungutes Bauchgefühl unterdrückt. *Kinder sind Kinder*, hatte er gedacht, als er zurückgetreten war und die Schuppentür geschlossen hatte. Er hatte immer eine Laisser-faire-Erziehungsmethode vertreten und seine Kinder ihre Streitigkeiten selbst regeln lassen. Jetzt fragte er sich, ob er öfter hätte einschreiten sollen. Das Bild seiner kleinen Kinder verschwamm, und Adam konnte es nicht zurückholen.

Tief atmen. Ein. Aus. Mit fünf Atemzügen zwang er sich in die Gegenwart zurück, schüttelte den Kopf und betrachtete seine erwachsenen Kinder. Sie waren gut geraten. Er war ein hervorragender Vater gewesen, erinnerte er sich, egal, was Gretchen an seiner Erziehungskompetenz auszusetzen gehabt hatte. Gott, die Frau war boshaft gewesen. Er betrachtete den Teich. Seinen Teich. An dessen schlammigem Grund irgendwo Charon lauerte. Ochsenfrösche bliesen auf Seerosenblättern ihre Backen auf. Schwärme von Wasserläufern huschten über die Oberfläche. Alles war gut. Mit *ihm* war alles gut. Jetzt musste er nur noch seine Kinder davon überzeugen.

Abendessen. Das Abendessen würde etwa zwei Stunden dauern. Er musste nur diese eine Mahlzeit hinter sich bringen, ohne zu überschwänglich zu klingen – nicht leicht, wenn man unmittelbar vor dem größten Durchbruch in der Geschichte der Meeresbiologie stand. Er wollte außerdem Anweisungen für die bevorstehende Geburtstagsfeier geben. Sie musste einer gut vorbereiteten Dramaturgie folgen, damit die Glückwunschreden aufeinander aufbauten und auf das große Finale hinleiteten, wenn er, der Mann der Stunde, die Bühne betrat und etwas verkündete, dass die Vorstellung vom Tierreich ein für alle Mal verändern würde.

Größenwahn, das wusste er, war ein typisches Merkmal von Manie und das, auf das seine Tochter ganz besonders achtete. Adam musste sich daran erinnern, dass er seine Kinder schon seit Jahrzehnten überlistete. Er atmete noch fünfmal tief durch. Es gab keinen Anlass zur Sorge. Er würde sich heute Abend bescheiden und ruhig geben und alle Themen vermeiden, die ihn aufregten, vor allem Politik und die schleimigen jungen Wissenschaftler am CCIO, die es auf sein Eckbüro abgesehen hatten. Heute Abend kam es einzig darauf an, alle von seinen Geburtstagsplänen zu überzeugen. Und das Gegenteil von «energiegeladen» zu sein. Seine heutige Superkraft war die Entspanntheit.

Während Adam seine Kinder beobachtete, die am Teich Intrigen spannen, pulte er Wachsreste von Weinflaschen und drückte neue Kerzen hinein. *Teile und herrsche*, dachte er, als er vier Sets auf den Tisch legte und sie umdrehte, um nachzusehen, welche Seite weniger Flecke hatte. Abby war diejenige, die Öl ins Feuer goss und den ganzen Schaden mit ihrem «energiegeladen» überhaupt anrichtete. Also würde er Ken zur Seite nehmen und die Dinge klarstellen, von Mann zu Mann. Ein Augenrollen. Ein Schulterklopfen. Es würde nicht schwer sein, seinen Sohn von seiner Sichtweise zu überzeugen. Gabeln links, Messer rechts, Servietten unter die Gabeln. Sie wusste beide, dass Frauen zu Dramatik neigten. Abby reagierte über. So einfach war das. Eine Bauchvase mit drei Margeriten. *Nimm das, Martha Stewart.* Mit diesem Plan im Kopf beschwor Adam eine souveräne und abgeklärte Ruhe in sich herauf. Er öffnete die Fliegentür und ließ sie wieder los. Als sie laut quietschend zufiel, fuhren drei Köpfe hoch und sahen ihn an.

«Seid gegrüßt, Familie», sagte Adam, hob eine Hand und lächelte gütig. Ein Kinderspiel. «Es wärmt mir das Herz, dass ihr heute Abend hier seid. Genießt die Sinfonie der Natur. In fünfzehn Minuten ist das Essen fertig.»

Ken

«Guten Morgen, George», sagte Ken, nahm wie üblich den Platz in der Mitte des Sofas ein und breitete die Arme auf der Rückenlehne aus. «Ich habe lange nachgedacht, und» – er machte eine bedeutungsvolle Pause – «ich glaube, die Therapie bringt mir nichts.» Er fand es gut, das gleich zu Anfang klarzustellen. Er war keiner von diesen Patienten, die sich das Wichtigste für die letzten fünf Minuten aufsparten.

Ihm schräg gegenüber auf einem Sessel saß Dr. George Kunar, sein zerzaust aussehender Therapeut. Kens Ankündigung rief ein leichtes Zucken in Georges Mundwinkel hervor, dann wechselte er die Position seiner Beine und legte den rechten Knöchel auf das linke Knie.

«So, wie ich das sehe, komme ich jetzt seit was? Fast drei Monaten?» Ken räusperte sich, ihm fiel auf, dass er diesen Monolog auf der gesamten Fahrt von Chatham nach Boston geprobt hatte. «Ich habe mich geöffnet. Ich habe mein Bestes getan, ‹verletzlich›» – Anführungsstriche mit den Fingern – «zu sein. Ich bete meine Probleme herunter. Aber Tatsache ist, Reden ändert nicht viel. Ich plane meine Woche um unsere Sitzungen herum. Und wissen Sie was? An den meisten Dienstagnachmittagen verlasse ich diesen Raum mit dem Gefühl, eine Hot-Stone-Massage würde mehr bewirken und nur ein Drittel kosten.»

Das Gesicht des Therapeuten wurde weich, er lächelte. «Dagegen lässt sich wenig sagen, Ken. Eine Hot-Stone-Massage bringt auf jeden Fall etwas», sagte George. «Aber auch bei einer Massage geht es darum, in die tieferen Schichten vorzudringen, stimmt's? Es tut weh, die Knoten durchzukneten, aber danach fühlt man sich besser.»

George konnte anscheinend alles in eine Metapher verwandeln. *Nein, heute beiße ich nicht an, Freundchen.* Ken versank tiefer in den Kissen und sah sich in Georges absichtlich neutral gehaltenem Büro um. Der Raum war ein einfaches Rechteck, hier stand Georges Sessel, dort Kens Sofa, sie waren Teil einer beigen Garnitur und weder antik noch modern. Ein paar Paisleykissen. Das Sofa war bequem, das musste er George lassen. An der Wand gegenüber stand ein niedriges Bücherregal aus Walnussholz, das keine Überraschungen bot: Jung, Freud und andere Therapieklassiker neben einigen zeitgenössischen Analytikern. Durch drei große Fenster fielen Lichtsäulen herein, in denen der Staub tanzte. Was noch? Ein Couchtisch, ein Beistelltisch (auf beiden die üblichen Schachteln mit Taschentüchern) und ein paar nicht weiter bemerkenswerte Glaslampen.

Das einzig Private im Raum waren sechs primitive Masken an der Wand über Georges Sessel. Sie waren irritierend, fast verstörend sogar. Ken vermied es, sie anzusehen, und konzentrierte sich stattdessen auf diesen zerzausten Hippie von Seelenklempner. Dr. Kunar mochte als bester Psychoanalytiker von Boston gelten, aber Ken sah vor allem, dass er einen Haarschnitt brauchte. In mehr als einer Sitzung hatte der unterste Knopf an Georges Hemd offen gestanden und einen glänzenden weißen Bauch mit schwarzen Haaren enthüllt. Ken war sich nie sicher, ob George der Richtige für ihn war. Vor allem, wenn er während der Sitzung Algen knabberte.

«Was haben die Masken zu bedeuten, George?», fragte Ken. «Und fragen Sie mich um Gottes willen jetzt nicht, was ich glaube, was sie bedeuten.»

«Okay, Ken, ich verstehe.» George hob beschwichtigend die Hände. Er riss eine Zellophanverpackung auf, zog ein Noriblatt heraus und dachte über seinen nächsten Zug nach.

Der Typ war so beta. Wie sollte Ken Ratschläge zu seinem Leben von einem algenfutternden Pazifisten annehmen?

«Wie wäre es damit?», fragte George und blies beim Ausatmen die Backen auf wie ein Frosch.

Warum immer diese Pause zwischen Fragen und Antworten?

«Wenn ich verspreche, Ihnen von den Masken zu erzählen, dann sagen Sie mir, warum Sie plötzlich die Therapie beenden wollen?»

En garde, dachte Ken. «Gar nicht plötzlich. Ich sehe einfach keinen großen Fortschritt. Ich bin zielorientiert, George, und ich zahle Ihnen ein Vermögen. Wofür, weiß ich eigentlich nicht. Meine Ehe hat sich nicht messbar verbessert. Jenny beißt sich immer noch an dem» – er suchte nach dem richtigen Wort – «Zwischenfall fest.

Und mit meiner Schwester oder meinem Vater hat sich auch nichts geändert.» Ken musste Tacheles reden. Er lehnte sich vor und klopfte auf den Couchtisch. «Es ist ganz einfach, George: Das geht mir alles nicht schnell genug. Ich brauche einen Plan und ein Ende in Sicht. Dieses ‹Vertrau dem Prozess›-Gelaber ist nichts für mich.» Ken sah George in die Augen, ohne zu blinzeln. «Erklären Sie den Prozess, bitte.»

George hob die Hände. «Den therapeutischen Prozess?»

«Was denn sonst?», sagte Ken. «Ich habe meinen Teil getan. Ich komme, ich lade alles ab, ich gehe. Und ich behaupte nicht, dass Sie nie Verbindungen aufgezeigt oder interessante Einsichten geboten hätten. Das haben Sie. Aber die Uhr tickt. Ich stehe vor dem Wahlkampf für den Kongress. Ich kann mir keine Risse in meiner Ehe leisten. Ich muss meine Familie auf Linie haben.»

«Ken, Sie wissen, dass sich eine Therapie nur auf das eigene Innere auswirkt», sagte George. «Ziel ist, sich besser zu verstehen. Da gibt es keine Abkürzung. So funktioniert das nicht.»

«Kommen Sie, George. Wollen Sie sagen, es ist nicht möglich, das schneller voranzutreiben? Im Geschäftsleben setze ich mir Ziele – für den Tag, die Woche, das Jahr. Einen Fuß vor den anderen. Ich verstehe ja, dass Therapie eher wischiwaschi ist, aber bestimmt lässt sie sich effizienter gestalten.»

George nahm die Brille ab und wischte sie mit seinem Hemdzipfel ab. Da, der Bauch. «Die Arbeit läuft in drei Phasen ab», sagte er und setzte die Brille wieder auf. «Phase eins, Sie sagen mir, warum Sie glauben, hier zu sein, und ich spiegele Ihnen die Geschichte zurück und helfe Ihnen damit, die spezifischen Umstände Ihrer Erfahrungen zu begreifen. Und natürlich bin ich auf Ihrer Seite.»

«Also, Phase eins ... Haken dran?»

«Nicht so schnell. Die Phasen sind fortlaufend. Bei jeder Sitzung geht es darum, tiefer zu graben», sagte George. «Aber das setzt Vertrauen voraus, und Vertrauen braucht Zeit. Würden Sie sagen, dass Sie immer noch ein bisschen zurückhaltend sind?»

Ken ignorierte die Frage. «Okay, Phase eins bekommt ein halbes Häkchen. Phase zwei?»

«Im nächsten Schritt zeige ich Ihnen die zugrunde liegenden Muster, damit wir gemeinsam das Puzzle Ihres Lebens zusammensetzen können. Dabei versuche ich wieder, Ihnen den Spiegel vorzuhalten, damit Sie sehen, wie sich Ihr Verhalten auf Sie selbst auswirkt. Und ich bin immer noch auf Ihrer Seite.»

«Was soll das heißen?», sagte Ken. «Ich bin kein Kind auf dem Fußballplatz. Ich brauche keinen Cheerleader.»

«Das heißt, ich möchte, dass Sie Erfolg haben. Phase zwei ist eine Art liebevolle Konfrontation.» George hielt inne. «Und es ist die schwierigste Phase der Therapie. In der es völlig normal ist, dass Sie aussteigen wollen. Sie wären nicht der Erste.»

Ken gefiel die Andeutung nicht, dass sein Verhalten den Erwartungen entsprach, dass er wie alle anderen Patienten war. Aber er wollte aussteigen, das war die Wahrheit. Am liebsten wäre er sofort aus der Tür gerannt. Warum zum Teufel war er noch hergekommen, um sich zu erklären, wenn er auch einfach nicht hätte zum Termin erscheinen können?

«Noch mal, es würde helfen zu wissen, wobei Jenny Sie überrascht hat. Nur deswegen sind Sie ja hergekommen.»

«Ich habe Ihnen in der ersten Sitzung gesagt, warum ich hier bin», sagte Ken. Er wollte nicht daran denken, was Jenny an jenem Tag vielleicht gesehen und gehört hatte, als sie in die Kommandozentrale geplatzt war. Wieso hatte er Noise-cancelling-Kopfhörer für eine gute Idee gehalten?

«Versuchen Sie's noch mal», sagte George.

Ken verschränkte die Arme. «Es ist nicht, wie Sie denken.» Er hatte keinen Grund, sich schuldig zu fühlen. «Ich habe seit meiner Heirat nie eine andere Frau angefasst.» Das stimmte, und er war stolz darauf. Für all die nicht wahrgenommenen Gelegenheiten in sechzehn Jahren Ehe hätte er einen Orden verdient.

«Also, was suchen Sie online, das Sie zu Hause nicht bekommen?», fragte George.

Das geht Sie gar nichts an. Ken seufzte. Sein Seelenklempner brauchte nicht alles zu wissen. Er beugte sich vor, redete von Mann zu Mann. «George, können wir uns nicht einfach darauf einigen, dass es keine Frau gibt, die jedes Bedürfnis ihres Mannes erfüllen kann, und daran auch jahrelange Therapie nichts ändern wird?»

«Hmm.»

Ken schlug die Hände über dem Kopf zusammen. Für einsilbiges Grunzen blätterte er dreihundertfünfzig Dollar die Stunde hin? «Herrgott noch mal, George, ich will die Therapie nicht beenden, weil sie schwierig ist, ich will sie beenden, weil sie nirgendwohin führt. Wir passen einfach nicht zusammen. Ich brauche mehr Reaktion.»

«Okay.» George nickte. «Hier kommt eine Reaktion: Vor drei Monaten sind Sie hier durch die Tür gekommen, weil Jenny Ihnen ein Ultimatum gestellt hatte und Sie Ihre Ehe retten wollten. Aber Sie haben mir immer noch nicht anvertraut, was genau Jenny so verstört hat. Wenn die Therapie ein Erfolg werden soll, liegt der Ball in Ihrem Feld.»

Touché, dachte Ken. «Ich habe es Ihnen bereits gesagt. Jenny hat mich bei einem Rollenspiel in einem Chatroom überrascht. Das kann ich nicht ungeschehen machen.» Ken rutschte unruhig hin und her. Er sah Leuten einfach gern beim Kuscheln zu und hatte nicht vor, das George gegenüber zuzugeben. «Das sind alberne Fragen», sagte er und stand auf, als wollte er gehen. «Ich habe die Nase voll davon, gefühlt an allem schuld zu sein. Warum ist das nur mein Problem?»

«Das ist nicht allein Ihr Problem. Bitte setzen Sie sich. Bitte bleiben Sie. Diese Gefühle sind schwierig und gehören dazu», sagte George. «Eine Ehe ist ein Tanz zwischen zwei Menschen, aber Sie und ich können nur an Ihren Schritten arbeiten. Jenny ist ebenfalls in Therapie. Wir müssen darauf vertrauen, dass sie an ihren Problemen arbeitet.»

Ken setzte sich widerwillig wieder hin. Das lief nicht wie geplant. Ein neuer Anlauf war erforderlich. «Okay, George, ich gebe zu, dass ich mich unbedacht verhalten habe. Aber können Sie mir zugestehen, dass das Ganze ein bisschen zu sehr aufgebauscht wurde?»

Georges Miene war ausdruckslos. «Das Ziel ist, Ihre Intimitätsprobleme zu lösen.»

Ken ließ den Kopf nach hinten auf die Kissen fallen und folgte mit dem Blick einem Riss an der Decke, der durch den gesamten Raum lief. «Bin ich wirklich so ein mieser Kerl?», fragte er. «Ich gehe sonntags zur Kirche. Meistens bin ich rechtzeitig zum Abendessen mit der Familie zu Hause. Ich habe mich hochgearbeitet. Meine Mutter starb, als ich ein Kind war. Mein Vater hatte Dutzende Freundinnen, die kamen und gingen und mit denen ich umgehen musste.» Es gefiel Ken, Gretchen, seine Stiefmutter, auf den Haufen namenloser Frauen zu werfen, mit denen sein Vater im Lauf der Jahre verkehrt hatte. Er hob den Kopf und ruckte das Kinn zur Seite, dass sein Hals knackte. «Soweit ich zurückdenken kann, ist mein Vater auf einer Art monomanischer Walmission unterwegs. Sie haben keine Ahnung, wie sehr jemand einem die Luft zum Atmen nehmen kann. Und meine Schwester ...» Warum fiel es ihm immer so schwer, Abby zu beschreiben? Als Kinder waren sie beste Freunde gewesen, jetzt redeten sie kaum noch miteinander. Sie war Malerin, spezialisiert auf schräge, quasi abstrakte Porträts. Vor zehn Jahre hatte sie einen kurzen Moment des Ruhms gehabt, aber kein Kapital aus dem Erfolg schlagen können. Seitdem unterstützte er sie. Was andere Leute an ihr für Schüchternheit hielten, war in Wahrheit ihr Gefühl moralischer Überlegenheit, wie er wusste. Und dann die Art, wie sie die Geheimnisse ihrer Kindheit gegen ihn verwendete – wie eine Schlinge um seinen Hals. «Sagen wir so: Meine Schwester hält sich für den einzigen Menschen auf der Welt, der richtig Müll trennt», sagte er und wusste, dass er albern klang. Er dachte daran, wie Abby sich mit etwa zwölf abrupt von ihm zurückgezogen hatte, und empfand bei dieser Erinnerung immer noch Scham. Damit hatte er auch seine beste Freundin verloren. Noch mehr Scham. «Abby hat nie etwas Bemerkenswertes zustande gebracht, trotzdem denken alle, sie könnte über Wasser laufen. Vor allem mein Vater. Die offensichtliche Bevorzugung hat früher wehgetan, jetzt bin ich taub dafür.»

«Reden wir über Ihren Vater und das Taubsein», sagte George.

Was seinen Vater anging, machte Ken eher das Hier und Jetzt Sorgen. Siebzig war zu alt, um allein in einem zugigen Haus mitten im Wald zu leben, fünfzehn Meilen vom nächsten Supermarkt entfernt. Ken musste dafür sorgen, dass sein Vater in sicherere Lebensumstände umzog. Er schüttelte den Kopf. Wieder hatte George für dreihundertfünfzig Dollar die Stunde das Wesentliche nicht begriffen.

«Kinder erleben Einsamkeit als Scham, was Ihr Taubsein erklären könnte», schwafelte George weiter.

So genau wollte Ken es gar nicht wissen. «Herrgott, George, das ist genau das Problem: Sie wollen in jedes Kaninchenloch kriechen. Phase drei, bitte.»

Während George weitersprach, starrte Ken aus dem Fenster in die Baumkronen und den Himmel, ließ seinen Blick weicher werden und verschwimmen, eine Technik, sich wegzubeamen, die er vor langer Zeit perfektioniert hatte. Sie trieb Abby in den Wahnsinn.

«In Phase drei beginnen Sie, aktuelle Gefühle und Reaktionen in Bezug zu Ihrer Vergangenheit zu setzen und zu verstehen, wie sie zusammenhängen. Wenn Jenny beispielsweise auf Abstand geht, erleben Sie das vielleicht als Verlassenwerden, was Ihnen vertraut ist. Womöglich erinnert es Sie an den Tod Ihrer Mutter. Oder an den Moment, als Ihre Stiefmutter ging. Oder als Abby sich zurückgezogen hat. Das sind unangenehme Gefühle, die Sie unbewusst vermeiden oder vor denen Sie fliehen wollen.»

Ken war zu weit weg, um die Worte aufzunehmen.

«Und darin liegt die Heilung. Wenn Sie verstehen, wie Sie auf Stressoren reagieren und was in Ihnen vor sich geht, dann können Sie andere Entscheidungen treffen. Hoffentlich solche, die Sie zu Ihrer Frau zurückbringen. Ergibt das Sinn?»

Das Sonnenlicht schien gelblich-rosa hinter Kens geschlossenen Lidern, er verlor sich in Mustern aus Licht und Schatten. Dann war er mit seiner Mutter an Bord der *Francesca*, ihrer zehn Meter langen Hinckley Pilot Yawl. Segeln war ihre Lieblingsbeschäftigung. Er fühlte die Erinnerung im ganzen Körper. Wie seine Mutter dicht hinter ihm am Steuer stand und wie er sich an ihren warmen Körper schmiegte. Sie hatte ihm eine Kiste gebaut, auf der er stehen und über das Steuer hinwegsehen konnte. Ihre Hände lagen auf seinen, halfen ihm steuern, sie beide von der Gischt durchnässt. «Eines Tages bist du ein großer Kapitän», sagte sie. Die Stimme seiner Mutter, so voller Musik und Liebe.

«Aber je länger Sie sich sperren, desto länger dauert es», fuhr George fort, körperlose Worte im Raum.

Jetzt las ihm seine Mutter eine Gutenachtgeschichte vor, ihre Haare hingen neben seinem Gesicht herab.

Eine Erinnerung floss in die nächste über. Aber waren es wirklich Erinnerungen? Erinnerte sich Ken an seine Mutter? Oder hatte er sich eine mentale Montage aus Fotos und nostalgischen Geschichten zusammengebaut? Er war so jung gewesen, als sie starb. Das Einzige, an das er sich mit Sicherheit erinnerte, war der Tag, als sein Vater Abby, in eine rosablaue Krankenhausdecke gewickelt, mit nach Hause gebracht hatte.

«Wo ist Momma?», hatte Ken gefragt. Und obwohl er zu klein gewesen war, um den Tod zu verstehen, hatte sein Hirn eine permanente Furche geformt, die die Ankunft seiner Schwester mit dem Sterben seiner Mutter verband.

Als Ken mitbekam, dass George nicht mehr sprach und im Raum Stille herrschte, wusste er nicht, wie lange er in seinen Gedanken verloren gewesen war. Sekunden oder Minuten? Er befürchtete, nach seiner Mutter gerufen zu haben. Oder, schlimmer, nach Abby. Hatte er ihren Namen ausgesprochen? Möglicherweise. Ja, er war sich recht sicher. Er verstand nicht, wieso diese bittersüßen Erinnerungen plötzlich an die Oberfläche kamen. Achtunddreißig Jahre und bloß ein Fingerschnippen von der Trauer entfernt. Als Ken blinzelnd die Augen öffnete, waren seine Wangen nass, und George saß nach vorne gebeugt da und sah ihn voller Mitgefühl an.

«Schon gut», sagte George. «Bleiben Sie da drin, Ken. Das *ist* der Prozess. Ihr Taubsein ist nicht die Abwesenheit von Gefühlen, sondern das Gegenteil. Sie werden von Ihren Gefühlen überwältigt.»

Ken wünschte sich, George würde den Mund halten. Hatte Selbsterkenntnis das Ziel, dass man den Schmerz noch deutlicher erlebte? Er spürte einen ansteigenden Druck im Bauch, so stark, dass er fürchtete, sich übergeben zu müssen. Er versuchte, den Speichel herunterzuschlucken, der sich in seinem Mund ansammelte, aber das Gefühl nahm immer weiter zu. Er zog ein Sofakissen auf seinen Schoß und drückte sein Gesicht hinein. Dann brach es aus ihm heraus, ein Klagelaut, so laut und lang, dass es klang, als würde in ihm ein Tier getötet werden.

Ken nahm den langen Weg nach Hause, er musste Abstand gewinnen zu der Sitzung mit George. Seine Reifen fraßen Meile um Meile, er fuhr durch die malerischen Küstenorte des nordöstlichen Teils des neunten Kongresswahlbezirks: Humarock, Ocean Bluff und Green Harbor. Im Lauf des letzten Jahres hatte er in jedem Diner Kaffee getrunken, mit den Kellnerinnen geflirtet, von denen er viele mit Namen kannte, an jedem Baumarkt gehalten und Männer angesprochen, die in den Regalen nach Schrauben oder Bohreinsätzen suchten. Es war früh für diese Art von Graswurzelkampagne, das war ihm klar. Sein Manager ermahnte ihn gern, sich im Moment lieber an die «Grasspitzen» zu halten, womit Influencer und einflussreiche Mitglieder aus Partei und Gesellschaft gemeint waren. Ken tat auch das, aber vor allem machte es ihm Spaß, Durchschnittsbürger für sich zu gewinnen. Er lebte auf, wenn er sah, wie ihre Mienen sich veränderten, wenn sich Misstrauen oder Zweifel in Vertrauen verwandelte und ihr Blick sagte: *Was für ein toller Typ*. Dann ließ Ken ein kennedyhaftes Lächeln aufblitzen und wusste, dass seine Arbeit getan war.

In Plymouth hatte er bereits ein kleines Wahlkampagnenbüro eröffnet. Auch damit war er früh dran – seine Kandidatur war erst in zwei Jahren geplant –, aber wenn Ken eins war, dann vorbereitet. Er hatte sich bei der FEC, der Federal Election Commission, registriert, hatte einen Manager eingestellt und bereits beträchtliche Spenden eingesammelt. Auch wenn der neunte Wahlbezirk seit fünfzig Jahren in demokratischen Händen war – man hatte bei beiden Wahlen für Obama gestimmt und würde sich im November mit größter Wahrscheinlichkeit hinter Hillary stellen –, so war er doch der hellblauste Fleck in Massachusetts, und das würde Ken zu seinem Vorteil nutzen. Die Wähler in seinem Bezirk waren keine Demokraten im Stil von Elizabeth Warren. Es waren wohlhabende Individualisten, die hart für ihren Reichtum gearbeitet hatten und ihre semisozialistischen Ideale nicht teilten. Ken sah sich selbst als eher linken Republikaner, finanzwirtschaftlich konservativ und gesellschaftlich progressiv – genau das, was der neunte Bezirk brauchte.

Der aktuelle Amtsinhaber war nicht zu beanstanden, aber farblos. Er war Mitte sechzig und hatte sein Leben in der Politik verbracht, ihm fehlten frische Ideen und Energie. Ken wusste, dass er das hochtourige Gegenteil darstellte. Er war mit gutem Aussehen gesegnet, einem scharfen Verstand, Reichtum und politischem Killerinstinkt. Ein weiteres Plus waren die drei wunderschönen Frauen in seinem Leben: Jenny und ihre beiden feurigen grünäugigen Zwillingstöchter Frannie und Tessa. Sie waren erst zwölf, hielten sich aber für zwanzig.

Ein paar Meilen vor der Sagamore Bridge, wo Möwen

auf unsichtbaren Luftströmungen segelten, fiel Ken ein, dass George die Frage nach den Masken nicht beantwortet hatte. *Ein Deal ist ein Deal*, dachte er und fragte sich dann, was um alles in der Welt ihm da drin heute widerfahren war. Er ließ die Fenster herunter und atmete die salzige Luft ein. Therapie. So ein Schwindel. Ken wühlte nicht gern in seinem Unterbewusstsein herum und brachte sich in Erinnerung, dass er nicht wieder hingehen musste. Aber wenn und falls er es tat, würde er ganz sicher diesen hässlichen Masken auf den Grund gehen.

Chatham, die Stadt, in die Ken und Jenny gezogen waren, als klar wurde, dass auf längere Sicht eine Kongresskandidatur auf dem Plan stand, war zivilisierter als der Ort, an dem er aufgewachsen war. Am Ellbogen des langen Arms von Cape Cod gelegen, bot Chatham die perfekte Mischung aus malerischem Charme – Kletterrosen an Gartenzäunen, mit Zedernholzschindeln verkleidete Häuser, Strandpflaumenbüsche, dahinter sanfte bewaldete Hügel – und rauer Wildnis – Barriereinseln, Häfen, Meeresarme und Salz- und Frischwasserteiche. Außerdem wartete die Stadt mit mehr Luxus auf als die meisten anderen Orte am Cape: exzellente Restaurants, private Golfplätze, Jachthäfen, sogar ein Flughafen. Jenny fehlte das Großstadtleben manchmal, und sie sorgte sich um die Ausbildung der Mädchen an der staatlichen Schule vor Ort, aber Ken teilte ihre Befürchtungen nicht.

Anders als in den gesetzlosen Wellfleet Woods seiner Kindheit, wo die Leute sich nichts dabei dachten, über fremde Grundstücke zu laufen, um von einem Teich zum nächsten zu gelangen, und Dinnerpartys quer durch alle Häuser mäanderten, wurde Privateigentum in Chatham respektiert. Nach Kens Meinung lief am äußeren Cape alles viel zu ungesittet ab, er brauchte nur daran zu denken, wie wenig er als Kind unter der Aufsicht Erwachsener gestanden hatte – Nächte am Lagerfeuer mit älteren Kindern, tagelange Abenteuerausflüge in den Wald oder an den Strand, wo er und Abby mit wild rudernden Armen die riesigen Dünen hinuntergelaufen waren und unten das Meer an die Küste donnerte. Wenn ihr Vater mal wieder verschwunden war, was Adam von Zeit zu Zeit getan hatte, waren sie unzertrennlich gewesen und hatten Zuflucht in Kens Zimmer gesucht, wo sie sich sicher fühlten.

Im weichen Licht des frühen Abends erreichte Ken Stage Island und fuhr auf seine weiße Muschelschalenkieseinfahrt, die an einem handgemalten Schild mit der Aufschrift *The Gardners* endete. Die Rasensprenger berieselten sein sattgrünes Gras und warfen kleine Regenbögen.

Zu dieser Jahreszeit war das Grundstück wirklich bezaubernd, überall blühte es, das alljährlich wiederkehrende Wunder von neuem Wuchs und Farben hauchte dem Land neues Leben ein. Hartriegel und Kirschbäume standen in voller Blüte, ebenso die Forsythien und der Flieder, frische Düfte hießen ihn zu Hause willkommen. Von den Heckenkirschen entlang der Einfahrt bis zu den Tulpen und Narzissen, die den mit Blausteinplatten gepflasterten Weg zur Haustür säumten, und den einfachen Margeriten, die im Gras neben ihrem Strandpfad sprossen – all das war Jennys Reich. Als sie sich kennengelernt hatten, war sie Gesellschafterin des Familienunternehmens gewesen, aber seit der Hochzeit widmete sie ihre grenzenlose Energie eher häuslichen Dingen. Sie ließ alles mühelos erscheinen, organisierte Partys, kümmerte sich um die Ausbildung und außerschulischen Aktivitäten ihrer Töchter und hielt das Grundstück tipptopp. Vor langer Zeit hatte Jenny Künstlerin werden wollen, jetzt schien der Garten dieses Bedürfnis zu befriedigen. Sie war besessen von Farben und Formen und deren Veränderung im Lauf der Zeit; ihre Blüten und Blumen nannte sie die Malfarben der Natur.

In der Ferne waren Hummerfänger und Fischer damit beschäftigt, ihre Boote für die Saison vorzubereiten. Ken brannte darauf, die *Francesca* aus dem Trockendock zu holen und in Stage Harbor zu Wasser zu lassen. Er sehnte sich danach, auf dem offenen Meer zu sein und mit Jenny und den Mädchen nach Vineyard oder Nantucket zu segeln. Er liebte das Geräusch der Ankerkette, die bei wechselndem Wind über das Deck ratterte, und die Bewegung des Steuers in seiner Hand. Natürlich würde er sich neu mit dem Hafen vertraut machen müssen. Jeden Winter verschoben Stürme den Sand, veränderten den Kanal und schufen eine neue Durchfahrt in den Nantucket Sound. Auch unabhängig von der globalen Erwärmung und dem daraus folgenden Anstieg des Meeresspiegels war eine Erosion auf der Gletschernehrung von Cape Cod unabwendbar, der lose Sand konnte dem Ansturm der Wellen nicht standhalten. In ein paar Tausend Jahren würde der ganze fünfundsechzig Meilen lange Arm zu ein paar flachen

Inseln zusammengeschrumpft sein, die am Ende vom Meer verschluckt wurden.

Ken nahm die Erosion persönlich und führte einen epischen Kampf gegen die Naturgewalten, den er, wie er wusste, nur verlieren konnte. Aber er würde nicht aufgeben. Jedes Jahr klaute ihm der Atlantik Sand von seinem Strand und sog Kiesel und Steine aus der Felsmauer, die sein Eigentum beschützte. Er hatte sich dazu hinreißen lassen, seinen Töchtern und ihren Freundinnen zwanzig Dollar die Stunde dafür zu zahlen, dass sie Steine sammelten und in die Löcher stopften. Außerdem maß er ständig seinen Landverlust nach. Jenny sagte im Scherz, er wäre wie jemand, der von seinem Gewicht besessen war. Aber das hielt Ken nicht davon ab, einen Fuß, genau dreißig Komma vier acht Zentimeter lang, vor den anderen zu setzen und jeden Weg – vom Haupthaus, der Kommandozentrale, dem Geräteschuppen – bis zum Ufer abzumessen, wobei er die Ergebnisse in eine Tabelle eintrug. Normalerweise musste er pro Jahr drei, vier Zentimeter Verlust verbuchen, aber in den ersten fünf Monaten 2016 waren es bereits fünf gewesen. Nicht hinnehmbar.

Sein Schwiegervater hatte ihnen dieses wunderschöne Fleckchen Erde zur Hochzeit geschenkt, und sie hatten sofort beschlossen, hier ihren Hauptwohnsitz zu errichten. Nachdem die Pläne gemacht waren, dauerte die Fertigstellung drei Jahre – sechs Monate, um das Grundstück zu erschließen, das Fundament zu legen und die ganzen Rohre und Kabel in die Erde zu bringen, ein ganzes Jahr für den Bau und weitere achtzehn Monate für den Innenausbau und die Gartengestaltung.

Das Haus hatte sechs Schlafzimmer, Marmorbadezimmer, Gewölbedecken, eine Küche, die jeden Spitzenkoch begeistert hätte, eine frei stehende Garage und ein ebenfalls frei stehendes Büro, einen Infinitypool und einen Jacuzzi – alles vom Allerfeinsten.

Als er eintrat, fand er das Haus verlassen vor, eine Seltenheit, die er zu genießen gedachte. Jenny und die Mädchen waren vermutlich spazieren gegangen. Er schenkte sich einen Bourbon ein, setzte sich auf der überdachten Veranda in seinen Lieblingssessel und betrachtete das auf dem Wasser glitzernde Sonnenlicht. Die Luft war weich und warm. Bald würde die *Francesca* wieder an ihrer Anlegestelle liegen, ein Gedanke, der ihn entzückte. Er sah sich am polierten Mahagonisteuer stehen, die Flagge am Heck wehen – ein perfektes Motiv für ein Wahlkampffoto.

Ken hörte seine Töchter lachen, bevor er sie sah. Gleich würde sich seine Familie um den Tisch versammeln und aufgeregt lossprudeln. Er schloss die Augen. Der Bourbon war gut. Das Licht war wunderbar. Er hatte all dies erschaffen. Und das war erst der Anfang.

Steph

Einem Baby einen Namen zu geben, sollte eigentlich nicht so schwer sein, und vor allem sollte es keinen Monat dauern, dachte Steph, während sie ausgestreckt auf dem Sofa lag. Ihr Kopf ruhte in Tonis Schoß, mit dem Fuß stupste sie sanft die Korbwiege an, in der ihr Sohn schlief. Sie steckten in einer Sackgasse: Toni weigerte sich, unkonventionelle Namen in Betracht zu ziehen, mit dem Argument, ihr Sohn könnte auf dem Spielplatz deswegen gemobbt werden.

«Mit zwei Müttern hat er es schon schwer genug», wandte sie ein.

Und Steph hatte jeden stinknormalen katholischen Namen abgelehnt, den Toni vorgeschlagen hatte.

«Also, wo ist der Kompromiss?», fragte Toni und ließ ihre Finger durch Stephs langes schwarzes Haar gleiten.

«Wir sind nah dran», sagte Steph. Ihre Kopfhaut kribbelte behaglich. «Solange es einfach und stark ist, komme ich mit was Biblischem klar. Aber es muss ein Name sein, der ihn besonders macht. Die Welt braucht nicht noch einen Michael, nichts gegen meinen Dad.»

«Und keine Welt hat je einen Regis oder Finley gebraucht.»

So drehte sich die Diskussion endlos im Kreis, wie

ein durchgedrehter Spirograph. Eine von ihnen würde bald klein beigeben, und sei es nur, um den Überdruss zu beenden. Sie hatten sich den ganzen Tag lang kaum vom Sofa wegbewegt.

Der Nachmittagshimmel war makrelengrau, es roch nach Regen. Ein Blitz riss die Düsternis auf, der Auftakt für einen Regenguss, der die Vorhänge wehen ließ. Toni stand auf, ersetzte ihren Schoß unter Stephs Kopf durch ein Kissen und rannte los, um oben die Fenster zu schließen. Steph blieb auf dem Sofa zurück und dachte über ihr Dilemma nach. Ein Donnerschlag krachte und löste einen Gedanken aus: *Gott ist wütend.* Wie peinlich, dass ihr das bei Gewitter immer noch in den Sinn kam. So hatte ihr Vater es ihr als Kind erklärt. «Gott ist wütend», hatte er gesagt und den Kopf geschüttelt. «Nicht speziell auf dich», hatte er immer beruhigend hinzugefügt und sie fest in den Arm genommen. «Nur wegen all des Blödsinns, den die Menschen verzapfen.»

Steph fragte sich, wie ihr biologischer Vater als Wissenschaftler seinen Kindern meteorologische Ereignisse erklärt hatte. Vermutlich war von überhitzter Luft und elektrischen Entladungen die Rede gewesen. Aber dieses andere Leben würde sie nie kennen. Ihre Eltern hatten nicht studiert, und sie war ohne Geschwister aufgewachsen. Wie anders wäre ihr Leben mit einer Schwester und einem Bruder gewesen? Ganz zu schweigen von einem berühmten Vater. Wie sich gezeigt hatte, übten Stephs neue Verwandte Berufe aus, nicht bloß Jobs – ein Wissenschaftler, eine Künstlerin und ein Immobilienmogul mit politischen Ambitionen. Es waren Menschen, die ihren Träumen folgten. Und die sich wahrscheinlich keine Sorgen um einen sicheren Job oder Uniformzulagen machten. Was hätten sie ihr geraten, als sie auf die Kochschule hatte gehen wollen? Vielleicht wäre sie jetzt eine weltberühmte Köchin.

Steph schob das Kissen unter ihrem Kopf zurecht, getröstet durch die vertrauten Geräusche von Tonis Schritten über ihr. Sie griff zu ihrem iPad. Sie hatte ihre Halbgeschwister gegoogelt wie ein promivernarrter Teenager, um herauszufinden, wie die Gene, die sie geformt hatten, sich in den anderen beiden bemerkbar machten. Ken und Abigail waren so exotisch wie Seepferdchen. Steph konnte nicht sagen, wie oft sie sich Kens Facebook-Video angesehen hatte, in dem er seine Kandidatur für den Kongress bekannt gab und mit seidiger Stimme versprach, in Washington für seine Wähler zu kämpfen. Oder wie oft sie Abbys seltsame Gemälde betrachtet hatte, die, selbst wenn man sie auf einem kleinen Bildschirm ansah, merkwürdige Gefühle auslösten. Zwei Extreme auf einem Kontinuum beruflicher Möglichkeiten, die Steph nie in den Sinn gekommen wären. Dass sie ihren Traum, Köchin zu werden, so schnell aufgegeben hatte, war bezeichnend für ihre beschränkte Weltsicht und das Aufwachsen in einer Arbeiterfamilie, wie sie jetzt fand.

Aber etwas war seltsam: Beim Betrachten all der Gardner-Fotos holte Steph ein starkes Déjà-vu-Gefühl ein. Als Kind hatte sie Fantasien gehabt, die von der Realität nicht weit entfernt gewesen waren: dass sie nach der Geburt adoptiert oder vertauscht worden wäre. Dachten alle Kinder so was?

Steph scrollte durch die Fotos ihres Bruders und ihrer Schwester, Screenshots von Facebook, Webseiten und Zeitungen. Eins zeigte Ken beim Golfspielen. Goldene Haut, kurz geschnittene rotblonde Haare, in der Sommersonne zusammengekniffene braune Augen. Der Golfschläger, den er mit beiden Händen hielt, war über die linke Schulter erhoben, sein Körper nach dem Abschlag gedreht – ein Abschlag, der, seinem zufriedenen Gesichtsausdruck nach, gut gelandet war. Steph hatte die Lässigkeit, mit der sich Männer wie Ken bewegten, immer bewundert. Sie zog Daumen und Zeigefinger über den Bildschirm und vergrößerte das Bild. Die Entschlossenheit in seinem Gesicht war verstörend.

Sie wischte zum nächsten Foto, auch dies der sorgfältig bestückten Facebook-Seite seiner Frau Jenny entnommen, eine wahre Goldmine an Informationen über die Familie Gardner. Auf diesem saß Ken wie ein König auf einem Wingback-Sessel, flankiert von seinen Töchtern, hinter ihm stand seine Frau, deren manikürte Hand, beschwert von einem klobigen Diamantring, auf seiner Schulter ruhte. Jenny hatte das angenehm-attraktive Gesicht einer Moderatorin vom Frühstücksfernsehen, so hübsch wie nichtssagend. Ihre Haare – blond, geföhnt und zu einer steifen kinnlangen Haube gesprayt – sagten etwas anderes. Nämlich: *Legt euch bloß nicht mit mir an.*

Die Mädchen, Frannie und Tessa, waren außergewöhnlich. Sogar in ihren braven Ferienkleidern posierend, hatten sie etwas Elektrisierendes an sich. Diese Mädchen würden es ihren Eltern nicht leicht machen, daran bestand kein Zweifel. Steph musste lächeln. Sie schienen etwa zwölf oder dreizehn zu sein, das Alter, in dem die Hormone anfingen, alles zu verändern. Kaum zu glauben, Steph war Tante. Tante *dieser* Mädchen. Ihr neugeborener Sohn hatte Cousinen.

Steph wischte weiter, bis sie auf einem Bild von Abby landete. Fotos ihrer Halbschwester waren rarer. Zwar hatte sie ein Facebook-Profil, nutzte es aber nicht aktiv, und ihr digitaler Fußabdruck war klein. Dieses Foto hatte Steph auf Abbys Webseite gefunden. Es war im Fünfundvierzig-Grad-Winkel aufgenommen, ihre Schwester saß auf einer verwitterten Veranda, blinzelte in die Nachmittagssonne, einen schmalen Arm um einen Golden Retriever geschlungen. Sie trug Jeans und ein ausgeblichenes rosa T-Shirt, hatte Sommersprossen, schulterlanges erdbeerblondes Haar und braune Augen, dunkler und kleiner als die ihres Bruders. Abigail sah Ken ähnlich, vor allem der Mund und der Teint, doch sie war nicht so attraktiv wie er. Ihre Zähne waren etwas zu groß, was Kinn und Kiefer optisch verkleinerte und sie nervös, verletzlich und – wenn Steph ehrlich war – ein bisschen frettchenhaft wirken ließ.

Sich selbst erkannte Steph kaum in ihren Halbgeschwistern wieder. Auch nicht den gemeinsamen Vater. Ken und Abigail mussten nach ihrer Mutter kommen, aber von ihr hatte Steph keine Fotos finden können. Laut einem Nachruf in der *Cape Cod Times* war Emily Gardner 1978 gestorben, das Jahr, in dem sowohl Steph als auch Abigail geboren wurden. Wie ironisch, dass ausgerechnet Steph, das uneheliche Kind, am meisten von ihrem Vater abbekommen hatte.

Tatsächlich sah sie Adam Gardner so ähnlich, dass

sie fürchtete, ihr Gesicht könnte die Pläne, ihre neuen Verwandten kennenzulernen, vereiteln. Sie hatte beschlossen, sich heimlich in das Leben der Gardners einzuschleichen. Seit über zehn Jahren mieteten sie und Toni immer dasselbe Sommerhaus im West End von Provincetown, und in diesem Jahr – mit Mutterschutz und aufgesparten Urlaubstagen – hatten sie drei Monate Urlaub zusammensammeln können und würden von Juni bis August dort sein. Toni fand, Steph solle den Gardners von Anfang an reinen Wein einschenken. Aber fünfzehn Jahre im Polizeidienst hatten Steph gelehrt, dass es besser war, die Fäden in der Hand zu behalten und das Überraschungsmoment zu nutzen. Wer konnte wissen, ob diese glamourösen Verwandten nicht auf sie herabschauen und denken würden, sie wäre nur hinter ihrem Geld her. Oder vielleicht waren sie homophob. Auf jeden Fall würde Stephs Existenz ein Schock für sie sein. Bestenfalls stand Adam Gardner als Ehebrecher da – was nicht schön war. Zu erfahren, dass es eine uneheliche Halbschwester beziehungsweise Tochter gab, war keine freudige Nachricht. Steph musste die Familie erst abklopfen, bevor sie ihr Leben sprengte.

Beginnen würde sie mit Abby, die in ihrem Atelier einmal im Monat einen Tag der offenen Tür veranstaltete, fast zu gut, um wahr zu sein: eine Einladung, durch die privaten Räume ihrer Schwester zu streifen und inkognito Fragen zu stellen. Der Traum jeder Polizistin.

Ihr Sohn regte sich, und Steph stand auf und hob ihn aus seiner Wiege. Da er unmöglich schon wieder hungrig sein konnte, schnüffelte sie an seinem Hinterteil. Das war es auch nicht. Er roch nach Babypuder und saurer Milch. Sie drückte ihn an ihre Brust, legte seinen Kopf unter ihr Kinn, wiegte ihn und klopfte ihm sanft auf den Rücken. Als Toni schließlich ins Wohnzimmer zurückkehrte, hielt sie ein Tablett in den Händen: Limettenscheiben, zwei Tumbler, eine Schüssel Eis und eine Flasche Tequila. «Überraschung!»

«Deine Mutter ist eine Göttin», sagte Steph zu dem Baby, dessen Hand wie ein rosa Seestern auf ihrer Brust lag.

«Eine Göttin mit einer brillanten Idee», erwiderte Toni. «Im Kühlschrank ist jede Menge abgepumpte Milch. Lass uns die Namensgebung dieses Kindes keinen Moment länger hinauszögern. Wie wäre es, wenn wir uns einen Schwips antrinken und einfach entscheiden? Dann können wir morgen unbeschwert nach Cape Cod aufbrechen.»

«Deswegen habe ich dich geheiratet», sagte Steph, deren Körper sich schon in Vorfreude auf den ersten Schluck entspannte. Sie hatte seit Monaten keinen Alkohol getrunken. Als sie sich wieder aufs Sofa setzte, kribbelte ihre Narbe bei der Bewegung, ein kurzes Brennen, gefolgt von Juckreiz. «Keine Sorge, mein Kleiner», sagte sie zum Baby. «Wenn deine Mutter glaubt, mit ein bisschen Tequila intus würde ich ‹Tom› oder ‹Tim› durchwinken, hat sie sich geschnitten.»

«Du Kleingläubige», sagte Toni und füllte die Gläser: zwei Eiswürfel und zwei, drei, vier Fingerbreit Gold.

Während der Tequila das Eis auflöste, schob Steph das Baby zurecht, das an ihrer Schulter eingeschlafen war. Toni hatte recht: Es gab keine bessere Zeit als das Hier und Jetzt.

Sie hoben die Gläser und stießen mit leichtem Klirren an.

«Auf unsere Familie», sagte Toni.

«Auf uns», sagte Steph.

«Ich habe mich vorbereitet.» Toni zog eine Liste aus der hinteren Hosentasche. «Biblische Namen mit Schmiss.» Als Erstes las sie Silas vor. «In der Apostelgeschichte wurde Silas auserwählt, nach Antiochia zu reisen. Was meinst du?»

Steph verzog das Gesicht.

«Okay, was ist mit Solomon? Abgekürzt Solly.»

Nein.

«Enos?», schlug Toni vor. «Son des Set, Enkel von Adam und Eva.»

Steph wiegte unschlüssig den Kopf hin und her und dachte darüber nach. Mit Enos konnte sie vielleicht leben, der Name war besonders.

«Oder Noah? Berühmt durch Noahs Arche?»

In der Schule hatte es einen nervigen Noah gegeben, das würde immer mitschwingen.

«Okay, was ist mit» – Toni machte eine dramatische Pause – «Jonah?»

«Jonah», wiederholte Steph. «Jonah.» Kannte sie irgendwelche Jonahs? Ihr fiel keiner ein. «Jonah», sagte sie wieder.

«Ich *wusste*, der würde dir gefallen», sagte Toni und hielt Steph die Liste hin. «Siehst du?»

Alle genannten Namen standen dort in kleiner, ordentlicher schwarzer Schrift. Alle außer Jonah. Jonah war in großen geschwungenen Buchstaben geschrieben, die wie Wellen über die ganze Seite flossen. Mittendrin schwamm ein Junge über dem offenen Maul eines Wals, der von unten auftauchte, um ihn zu verschlingen.

Steph wartete ab. Toni würde ganz sicher etwas über Vertrauen ins Universum sagen. Steph mochte Fakten, sie glaubte an Dinge, die überprüfbar waren. Toni verarbeitete die Welt anders, vertraute ihrem Bauchgefühl und ihrer Intuition. Auch wenn Steph sie dafür aufzog, konnte sie nicht leugnen, dass Toni über ungewöhnliche Fähigkeiten verfügte. Toni hatte ihr so oft das Handy gereicht, kurz bevor es klingelte, dass sie irgendwann verstanden hatte, dass Toni Dinge einfach spürte.

«Okay, ich beiße an», sagte Steph tequilamild. «Woher wusstest du, dass mir Jonah gefallen würde?»

«Du bist Fisch.» Toni gab noch einen Schuss in die beiden Gläser. «Dein Herrscher ist Neptun, dein Element Wasser, dein Geburtsstein ist der Aquamarin, deine Farbe ist Türkis ... Muss ich weitermachen?»

Vielleicht war Astrologie doch kein völliger Blödsinn.

«Jonah», flüsterte Steph, ihre Lippen berührten das seidige Ohr ihres Sohns. «Jonah.»

Abby

Memorial Day. Der Duft von frisch gemähtem Gras und Heckenkirsche. Eine amerikanische Flagge flatterte vor dem saphirblauen Himmel. Möwen schwebten im Wind auf und ab, traten Luft. Die Sonne reflektierte hell auf der weißen Muschelkieseinfahrt, wurde schwächer, wenn Wolken vorbeitrieben, denen aufgeblähte Schatten folgten. Ken und Jenny hatten bei ihrer jährlichen Sommeranfangsparty nichts ausgelassen: Aus einer Margarita-Maschine quollen Drinks, auf den Bänken vor dem Verandageländer standen Schüsseln mit Chips, Salsa und Guacamole, auf dem Grill knisterte Carne asada und würzte den klaren Tag mit scharfen Aromen. Jennys sorgfältig durchdachte Blütenpracht bildete den Rahmen für das Ganze, Hingucker der Woche waren die Azaleen mit ihren trompetenförmigen, rüschigen Blüten. Ken war überall zugleich – winkte Autos an seinem Erdbeerbeet vorbei, spießte Fleisch mit einer Grillzange auf, führte seine Drohne vor und machte unablässig Small Talk: Peyton Mannings Pensionierung, der Verkehr auf der Sagamore Bridge, die leichte Zunahme weißer Haie und natürlich, dass ein Reality-TV-Star genug Abgeordnete für sich gewinnen konnte, um republikanischer Präsidentschaftskandidat zu werden. Niemand wusste, was davon zu halten war.

Abby bewunderte die Leichtigkeit, mit der ihr Bruder von einem Thema und Gespräch zum nächsten sprang. Ihr lag Small Talk überhaupt nicht, Unterhaltungen über das Wetter und den Immobilienmarkt verwirrten sie, von Sport und Popkultur hatte sie keine Ahnung. Sie hätte gern eine Frozen Margarita getrunken, nur einen Schluck, um lockerer zu werden, lehnte aber ab, als Jenny ihr das Tablett hinhielt, und nahm stattdessen einen Eistee, auf dessen Oberfläche ein hübscher Minzezweig trieb.

«Was ist los mit dir?», fragte Jenny.

«Ach nichts», sagte Abby befangen. «Ich trinke tagsüber fast nie mehr.»

«Ich meinte, warum du ein Kleid trägst», sagte Jenny lachend. «Du siehst toll aus. Und sehe ich da etwa Rot auf den Wangen?»

Abby betastete ihr Gesicht. Nicht zum ersten Mal fiel jemandem auf, dass sie leuchtete. Was das Kleid anging – ein Hosenbund war inzwischen zu unbequem. Sie hatte ein schlechtes Gewissen, weil sie Jenny die Schwangerschaft verschwieg.

«Hey, ist zwischen uns alles okay?», fragte sie vorsichtig. «Irgendwie scheint in letzter Zeit irgendwas, na ja, komisch zu sein. Ich wollte es nur mal sagen.»

Jenny setzte das Tablett auf der Theke ab und sah Abby lange an. «Du hast recht. Da ist was. Und, ja, wir müssen reden.» Sie schien sich unwohl zu fühlen. Gäste trieben an ihnen vorbei. «Aber jetzt ist nicht der Moment dafür. Können wir das für später aufheben?»

«Sicher. Kein Problem. Wie wäre es mit Mittagessen nächste Woche?», fragte Abby, erleichtert, dass, was immer es war, ausgesprochen wurde. «Du könntest ins Atelier kommen.»

«Das klappt. Nächste Woche ist gut», sagte Jenny.

Dann würde Abby ihr von der Schwangerschaft erzählen. «Übrigens, wer sind all diese Leute? Die Hälfte kenne ich nicht.» Die Person, die sie sehen wollte, war David.

«Ich auch nicht», sagte Jenny. «Aber Ken sagt, die sind alle extrem wichtig. Du weißt schon, Typ reicher Geldgeber. Also sei so charmant wie nur möglich. In den nächsten zwei Jahren dreht sich jede Party nur noch um Kens Wahlkampf.»

«Puh», stöhnte Abby.

«Du wirst mir noch dankbar sein, wenn ich eine echte Abigail Gardner in der Rotunde des Kapitols enthülle», sagte Jenny.

«Was? Nicht im Weißen Haus?», konterte Abby.

«Eins nach dem anderen, meine Liebe, eins nach dem anderen», sagte Jenny und schwebte mit hocherhobenem Tablett von dannen.

In dem Moment hörte Abby die Stimme, auf die sie gewartet hatte. «Hey, Abs.»

Sie schaute auf und lächelte. Da kam David, der wunderbare David. Sie hatten sich seit ihrem spontanen Abendessen in D.C. im März nicht mehr gesehen. Als sie daran dachte, wurde sie ein wenig atemlos. Sie waren danach getrennter Wege gegangen und hatten sich geschworen, dass es nie wieder passieren würde. Wie das Mal davor. Und das Mal davor.

«Hallo, du.» Abby umarmte ihn und schaute ihm über die Schulter. Als sie Rebecca nirgendwo sah, hielt sie ihn einen Augenblick länger fest und spürte seine warme Brust an ihrer. «Ich habe dich vermisst.»

«Ich dich auch», flüsterte er. Dann ließ er sie los und betrachtete sie. «Du siehst wunderbar aus.»

Jeden Sommer verließen David, seine Frau Rebecca und die gemeinsame Tochter D. C. und zogen in sein Elternhaus, das neben Adams Grundstück in den Wellfleet Woods lag. David und Rebecca waren Journalisten und konnten flexibel von überall arbeiten.

Und jeden Sommer stand die Zeit still, und die Beziehung von David und Abby ging da weiter, wo sie aufgehört hatte. Sie waren seit ihrer Kindheit beste Freunde und hatten sich als Teenager ineinander verliebt.

«Wie läuft die Arbeit?», fragte Abby, um ihnen Zeit zu geben, sich zu sammeln.

Davis grinste, wie immer, wenn er über seine Arbeit sprechen konnte. «Der Nachrichtenzirkus dreht gerade durch, und diese Wahl» – David berichtete für die Tageszeitung *Politico* über Hillary Clintons Wahlkampf – «ist anders als alles, was ich je gesehen habe.»

Abby freute sich für ihn. Schon seit seiner Jugend träumte er davon, über eine Präsidentschaftswahl zu berichten. «Erzählst du mir bald den ganzen Hintergrundklatsch?»

«Ja, es läuft alles gut», sagte David. «Der einzige Nachteil ist, es bleibt weniger Cape-Zeit für mich diesen Sommer. Ich werde vermutlich jede zweite Woche nach D. C. fahren.»

Abby bemühte sich, ihre Enttäuschung nicht zu zeigen.

«Freust du dich auf die Schulferien?», fragte David.

«Na ja, ich werde die Kinder natürlich vermissen, aber ich bin froh über die Pause», sagte Abby. In zwölf Tagen gab es Zeugnisse, danach hatte sie zweieinhalb Monate Zeit, um nur zu malen.

David betrachtete einen Moment lang die rauschenden Wellen von Stage Harbor. «Wo ist Frida?»

«Hunde waren nicht erwünscht», sagte Abby und verdrehte die Augen. Frida hatte vor einigen Wochen einen Riesenhaufen auf Kens makellosem Rasen hinterlassen und war seitdem verbannt. Ihr Bruder hatte Hunde und den Dreck, den sie drinnen und draußen machten, noch nie gemocht. Frannie und Tessa setzten sich für Frida ein, bisher ohne Erfolg.

David drückte Abbys Hand. «Ich besuche dich bald im Atelier. Ich muss dir was Wichtiges sagen.» Zwischen ihren Treffen schrieben oder telefonierten sie nur selten. Abby musste sich zusammenreißen, um nicht nachzufragen, aber dies war nicht der richtige Ort. «Und jetzt du», sagte David. «Was gibt es bei dir Neues?»

Abbys Neuigkeiten? Nur dass sie in Kürze eine Ausstellung haben würde, in einem der führenden Kunstmagazine porträtiert wurde und seit fünfzehn Wochen schwanger war mit einem Jungen, was vor Kurzem bei einer Ultraschalluntersuchung bestätigt worden war. Davids Baby. Sie hatten sich immer alles anvertraut, aber in diesem Fall war Abby noch nicht bereit, diese Neuigkeit mit anderen zu teilen.

Sie hatte nie Davids Anruf vor all den Jahren vergessen, als er ihr gesagt hatte, dass er endlich abschließen und nach vorne schauen würde. Abby erinnerte sich an jedes Wort, der Moment war in ihrem Kopf schockgefroren, auch das *Pfff*-Geräusch des Sofakissens, als sie sich darauf hatte fallen lassen. *Ich habe jemanden kennengelernt, und es ist was Ernstes.* Abby hatte ihr T-Shirt über die Knie gezogen. Sie hatte gewusst, dass es so kommen konnte. Wer außer Abby würde David nicht heiraten wollen? Er hatte alles: Intelligenz, Humor und streberhaft gutes Aussehen. Tief im Inneren hatte Abby immer geglaubt, er würde ein Einsehen haben und sich auf eine unkonventionelle Beziehung mit ihr einlassen. Das Leben der Boheme: eine Künstlerin und ein Journalist. Auf jeden Fall hatte sie nicht gedacht, dass er sich von ihrer Trennung so schnell erholen würde. Und auch nicht, dass es so wehtun würde.

Aber all das war Vergangenheit. Abby war eine erwachsene Frau, achtunddreißig Jahre alt, und hatte sich nie besser gefühlt, sie strotzte vor Energie, berauscht von dem Gefühl, neues Leben in sich zu tragen und über sich hinauszuwachsen. Außerdem war sie kreativ wie nie zuvor – auf der Leinwand, in ihrem Körper, die Grenze zwischen Kunst und Leben verschwamm.

Seltsamerweise wollte sie David jetzt, als er vor ihr stand, vor allem sagen, dass sie Heißhunger hatte, vielleicht zum ersten Mal in ihrem Leben. David liebte es zu kochen und hatte immer – vergeblich – versucht, sie zu genussvollem Essen zu verführen. Dieser Tage kam ihr eine einfache Schüssel Linguine mit gehackten Tomaten, Basilikum und Parmesanraspeln wie eine göttliche Offenbarung vor. Endlich verstand Abby, wovon alle redeten. Aber bevor diese Gedanken sich in Worte verwandeln konnten, schob sich eine junge Frau neben David.

Abby brauchte einen Moment, um Davids fünfzehnjährige Tochter zu erkennen. «Peony! Heiliger Bimbam.»

«Tä-taä!» Peony vollführte eine Drehung, die ihren kurzen Rock schwingen ließ. Sie trug ein goldoranges bauchfreies Oberteil mit Flügelärmeln und tiefem Ausschnitt. Schmale blaue BH-Riemchen lugten darunter hervor, und es war unmöglich – wirklich unmöglich –, die so zur Schau gestellten Brüste nicht zu bemerken. Brüste, die es vor einem Jahr noch nicht gegeben hatte.

Abby sah David mit hochgezogenen Augenbrauen an: *Siehst du, was ich sehe?*

«Na komm, Abby, das musste früher oder später passieren», sagte Peony und kicherte.

Abby dachte an ihre eigene flache Brust. «Nicht unbedingt», sagte sie und zog ihre Quasinichte in die Arme. «Ich habe dich vermisst, Süße.» Sie schob Peony von sich, um sie zu betrachten. Auf den Wangen war noch ein Hauch von Babyspeck zu sehen, weiche Arme, kräftige Beine, honigbraune Haarsträhnen rutschten aus einem losen Dutt. Abby legte die Hand auf ihren eigenen Kopf und zog eine Linie bis zu Peonys Stirn. Das Mädchen war mindestens vier Zentimeter größer als sie. «Du hättest mich warnen können.»

Peony zuckte die Achseln. «Wo sind Frannie und Tessa?»

«Unten am Wasser, glaube ich», sagte Abby.

Und Peony rannte davon.

Die Feier am Memorial Day war alljährliche Tradition. Seit Abby, David und Ken Teenager gewesen waren, leitete sie den Sommer ein. Früher hatte ein großes Feuer am Longnook Beach dazugehört und so viel Gras und Alkohol, wie ihre achtköpfige Clique besorgen konnte, die aus Einheimischen und Sommergästen bestand. Erstere wohnten an der Buchtseite der Route 6 in und um den Ort Wellfleet herum, Letztere hatten Sommerhäuser in einer Enklave auf der Meeresseite. Abby und Ken bildeten die Ausnahme, sie wohnten das ganze Jahr über am Meer, in den Wellfleet Woods.

Solange Abby zurückdenken konnte, war David Teil ihres Lebens gewesen. Seine Eltern, tolerante, wohlhabende New Yorker Analysten, hatten den Nachbarskindern eine kleine Flotte an Kajaks und Kanus und eine Sunfish-Jolle zur Verfügung gestellt. David war ein Jahr älter als Abby, zwei Jahre jünger als Ken, und immer nur im August auf dem Cape gewesen, was seine Anwesenheit zu etwas Besonderem machte.

Als Abby acht und David neun war, waren sie echte Freunde geworden. Sie hatten im Wald zwischen ihren Elternhäusern Taschenlampen-Ticker gespielt, und Ken war dran. Auf der Flucht vor Kens Lichtstrahl waren Abby und David tief in den Wald hineingerannt und hatten sich nach kurzer Zeit verlaufen. Als sie versuchten, ihre Schritte zurückzuverfolgen, waren sie immer nur im Kreis gegangen. Abby hatte laut nach ihrem Bruder gerufen, doch der war bereits nach Hause gelaufen, wahrscheinlich wütend darüber, dass seine Spielkameraden sich gegen ihn verbündet hatten. Die bei Tageslicht so vertrauten Pechkiefern wirkten in der Dunkelheit bedrohlich, schroff und verkrümmt. Abby setzte sich irgendwohin, in der Hoffnung, wenn sie an einem Ort blieben, würden die Erwachsenen sie finden.

Doch schon in diesem Alter wusste sie es besser – die abendliche Verwandlung der Erwachsenen hatte eingesetzt, bevor sie ihr Ticker-Spiel überhaupt begonnen hatten. Ihr Vater lag wahrscheinlich schlafend auf dem Sofa, das Weinglas auf dem Bauch balancierend, die Lippen gruselig rot verfärbt.

«Schon okay», hatte David gesagt und ihre Hand genommen. «Wenn wir den Strand finden, weiß ich den Weg zurück. Wir müssen nur dem Geräusch des Wassers nachgehen.»

Abby hielt seine Hand fest umklammert, sie wanderten auf den fauchenden Atem des Ozeans zu. Ein fingernagelbreiter Mond erschien, und nachdem sie eine gefühlte Ewigkeit gelaufen waren, erreichten sie eine ihnen vertraute Biegung am Ufer, wo der Pfad zu ihren Elternhäusern begann. David schlang einen Arm um Abby und brachte eine zerdrückte Packung Feigenkekse zum Vorschein. «Jetzt wird alles gut», sagte er, und sie setzten sich in den Schutz der Düne und kauten die sandigen Kekse. So aneinandergeschmiegt verflog die Angst, und ihre Bindung festigte sich. Sie hatten sich als fast noch halbe Kinder ineinander verliebt und waren jahrelang immer wieder zusammen und getrennt gewesen; eine gemeinsame Vergangenheit, die Davids Frau keine Ruhe ließ.

Inzwischen waren alle in der Clique Ende dreißig, Anfang vierzig. Die Zeit, Chancen und Vermögen hatten die Unterschiede verschärft. Ken, einst das hässliche Entlein der Gruppe, besaß jetzt das größte Haus, die tollsten Autos und die attraktivste Familie. Sogar die Zwillinge sprachen dafür, dass ihm doppelt so viel in der Hälfte der Zeit gelang. Abby war die Einzige in der Clique, die nie geheiratet und keine Kinder hatte. *Noch nicht*, dachte sie und legte die Hand auf die kleine Beule unter ihrem Kleid.

David und Abby gingen zum Steg, um sich die *Francesca* anzusehen, Kens elegantes Vollblut von einem Boot. Ein Stück weiter spielten Frannie und Tessa mit drei kleineren Kindern am Strand, zusammengekauert saßen sie da und buddelten im Sand, die Rückenwirbel wie Wellen unter der Haut.

«Hallo, Kinder», rief David.

Die fünf schauten kurz auf, winkten David zu und gruben sofort weiter, in ein Spiel versunken, in dem es darum ging, soeben gefangene kleine Fische, Einsiedlerkrebse, Seesterne und Strandschnecken vor unsichtbaren Gefahren – Strandvögeln, größeren Krabben, der einlaufenden Flut – zu «retten» und sie in einem selbst gebauten Labyrinth aus Bächen und Pfützen «sicher» zu verwahren. Abby war fasziniert davon, wie die Zwillinge zwischen Kindheit und Erwachsensein hin und her sprangen. Eben noch spielten sie völlig zufrieden mit viel kleineren Kindern, im nächsten Moment diskutierten sie mit Erwachsenen über den beklagenswerten Zustand der Welt. Sie waren zwölfeinhalb, hatten das schwammige Terrain der Pubertät gerade erreicht. Am Ende des Stegs saß Peony neben einem anderen Mädchen, ihre Beine baumelten in der Luft.

«Kannst du mir bitte mal die Hysterie um Hillarys E-Mails erklären?», fragte Abby. «Warum wird da so viel Aufhebens drum gemacht, es haben doch alle private Server.»

«Willst du wirklich über Hillary reden?», fragte David.

Abby kam sich blöd vor. «Nein. Willst du mir deine großen Neuigkeiten erzählen?»

«Unbedingt», flüsterte David und sah sich um. «Aber nicht jetzt, nicht hier.» Sein Lächeln reichte von einem Ohr zum anderen.

Abby schwirrten allerlei Gedanken durch den Kopf. Ging es vielleicht um seine Ehe?

Dann quakte sein Handy. Rebecca. Die Frau hatte einen sechsten Sinn dafür, wann David und Abby allein waren.

«Tut mir leid», sagte David. «Bin gleich wieder da.» Er machte sich auf den Weg zum Haus.

Auch wenn es kleinlich war, freute sich Abby, dass Rebeccas Klingelton ein Quaken war. Doch schnell stellte sich Eifersucht ein: Vielleicht war das Quaken so etwas wie ein Kosewort, und Rebecca war sein süßes Entlein. Dann Scham: Abby schlief schließlich mit Rebeccas Ehemann, wenn auch nur gelegentlich. *Hör auf*, ermahnte sie sich und verdrängte das schlechte Gewissen. David hatte zuerst ihr gehört. Rebecca hatte sich dazwischengedrängelt.

Abby spazierte an Kens gepflegter Grundstücksgrenze entlang auf Peony und ihre Freundin zu. Draußen in der Bucht trocknete ein prähistorischer Kormoran seine Flügel auf einem rutschigen Felsen. Möwen ließen Krabben auf die Ufersteine fallen und sausten nach unten, um das saftige Innere zu verschlingen. Eine Linie aus schwarzen Algen, Hinterlassenschaft der letzten Flut, zog sich über den Strand. Als Abby die Mädchen erreichte, machten sie gerade Fotos voneinander. Das spätnachmittägliche Licht ließ ihre Haut vor den verwitterten Planken des Stegs golden leuchten. Sie zogen alberne Grimassen – herausgestreckte Zungen und aufgerissene Augen – und waren abwechselnd Model und Fotografin. Dazwischen beugten sie die Köpfe über das Handy, betrachteten die Schnappschüsse und lachten laut. Dann veränderten sie die Posen, aus albern wurde künstlerisch und aus künstlerisch geradezu provokant. Sie stellten das neue Kapital ihrer Körper schamlos zur Schau: durchgebogene Rücken, hochgezogene Röcke. Abby lächelte. Ihre Versuche, sexy auszusehen, waren so übertrieben, dass sie komisch wirkten und ihre Unschuld betonten.

Auf dem abfallenden Rasen zwischen Haus und Ufer standen Ken und zwei Gäste – Männer, die Abby nicht kannte – in einem Halbkreis, tranken Bier und starrten die beiden Mädchen auf dem Steg an. Als Abby ihren Blick und ihre Haltung bemerkte, stellten sich ihr die Nackenhaare auf. Sie gab es nicht gern zu, aber Männer machten ihr Angst. Ein Mann allein. Männer in Gruppen. Sie hasste die Macht, die diese Männer hatten, und dachte daran, wie oft Männer sie ungefragt angefasst hatten.

Sie zwang sich, näher heranzugehen, und bekam das Gespräch mit.

«Mal was davon.»

«Heilige Scheiße.»

Und dann: «Knastköder.» Die Stimme ihres Bruders.

Gekicher.

Auf dem Steg stand Peony über ihrer Freundin, die

sich auf die Ellbogen stützte, den Kopf zurückgeworfen, Hals und Brust gehoben.

Abby blinzelte und hätte die Szene am liebsten verdrängt. Während sie erstarrt dastand, rief Ken nach ihr.

«Hey, Abby, komm mal her», sagte er. «Ich würde dich gern ein paar neuen Freunden vorstellen.»

«Hallo», sagte Abby und näherte sich zögernd.

«Matt, Henry, das ist meine Schwester Abby. Abby ist Malerin und unterrichtet an der Nauset High School. Abby, Matt und Henry unterstützen meine Kandidatur.»

Die Männer begrüßten sie, aber schauten immer wieder hinüber zum Steg.

Abby drehte sich in Richtung Wasser um, als würde sie herausfinden wollen, was die Blicke der Männer anzog: die Mädchen. «Meint ihr nicht, dass die ein bisschen zu jung für euch sind?», fragte sie in leichtem Ton.

Ken lachte gezwungen. «Soweit mir bekannt ist, ist gucken nicht verboten.»

«Trotzdem» – Abby fasste Mut – «ist das ziemlich eklig.»

«Was ist ziemlich eklig?», fragte Jenny, die wie aus dem Nichts mit einem Tablett voller Krabben-Quesadillas und Cocktailservietten aufgetaucht war.

Abby hätte sie für ihr perfektes Timing küssen können. «Ach, weißt du, kleine Mädchen anzugaffen», sagte sie, durch die Anwesenheit ihrer Freundin ermutigt.

Aber anstatt ihr beizupflichten, warf Jenny ihr einen eisigen Blick zu, lächelte die Männer an und sagte: «Ihr Jungs seid echt kindisch.»

Ken kniff seiner Frau neckisch in den Po, und Jenny schlenderte mit wiegenden Hüften den Hügel hoch.

«Deine Frau ist toll», sagte einer der Männer.

«Das ist sie», sagte Ken. Er warf Abby einen vernichtenden Blick zu. Zu seinen Freunden sagte er: «Ich möchte wirklich nicht, dass ihr Hunger und Durst leiden müsst. Geht doch schon mal zum Haus zurück, ich komme gleich nach.»

Als Matt und Henry in Richtung Veranda verschwanden, packte Ken Abby am Arm. «Was in drei Teufels Namen denkst du dir eigentlich?», zischte er.

«Spinnst du, Ken? Lass los.» Die Hände ihres Bruders waren groß und kräftig genug, um einen Basketball zu umfassen oder ihren Kopf. «Du tust mir weh.»

«Hast du eine Ahnung, wer diese Männer sind? Hast du? Kriegst du eigentlich irgendwas mit?»

«Tja, die beiden möchte ich lieber nicht mitkriegen», sagte Abby und versuchte, sich zu befreien. «Die sind widerlich. Und du hättest was sagen sollen. Du musst langsam mal an Frannie und Tessa denken.»

Ken sah verwirrt aus. «Was hat das mit Frannie und Tessa zu tun?»

«Machst du Witze? In ein, zwei Jahren sehen sie genauso aus wie die Mädchen da», sagte Abby. Ihr Herz lief in ihrer Brust Galopp. «Wie findest du es dann, wenn vierzigjährige Kerle sie angaffen?»

«Herrgott, Abby.» Ken sprach mit leiser Stimme. «Was stimmt nicht mit dir?»

«Ich war es nicht, die davon gesprochen hat, Teenager zu ficken. Knastköder? Also bitte.»

«Herrgott noch mal, das ist bloß eine Redensart.»

«Das ist wohl kaum *bloß* eine Redensart, Ken.»

Ihr Bruder blieb einen Moment lang stumm, und

Abby meinte, einen Anflug von Reue zu erkennen. Aber dann verhärtete sich sein Gesicht. «Wie wäre es, wenn du deinen moralischen Vortrag den Mädchen hältst, die auf meinem Steg eine Pornoshow abziehen?», sagte er wütend. «Ich habe bloß mit meinen Freunden in meinem Garten gestanden und mich um meinen Kram gekümmert.»

«Ist dir eigentlich klar, dass das Peony ist?»

Ken schaute mit zusammengekniffenen Augen in Richtung Steg. Peony und ihre Freundin hingen kichernd über ihren iPhones und wirkten wieder wie Kinder. Als ihr Bruder sie erkannte, verzog sich sein Gesicht, als hätte er saure Milch getrunken.

«Und jetzt lass mich los», brachte Abby zwischen zusammengebissenen Zähnen heraus. «Reiß dich zusammen.»

Da ertönte über ihnen eine Stimme. «Kenny-Boy!» Es war David, der auf der Veranda stand. Abby gefiel nicht, dass David ihren Bruder inzwischen besser kannte als sie selbst. Und warum durfte David ihn Kenny nennen? «Ich hab dich überall gesucht, Mann!»

Mit einer geschmeidigen Bewegung sprang David über das Verandageländer, schaffte es irgendwie, dabei seine Margarita nicht zu verschütten, und kam mit großen Schritten grinsend auf sie zu. «Tolle Party!», sagte er und hob sein Glas, ohne die Anspannung zwischen Abby und Ken zu bemerken. «Auf den Sommer 2016!»

Abby zog in dem Moment den Arm weg, in dem Ken ihn freigab und nach der ausgestreckten Hand seines Freundes griff, als würde nichts anderes zählen.

Juni

Steph

Steph drehte das Radio laut, um ihre Gedanken zu übertönen, dann wieder leise, um sie hören zu können. Laut, leise. Laut, leise. Die Fahrt von ihrem gemieteten Sommerhaus in Provincetown bis zu Abigail Gardners Atelier in North Truro war kurz. Das musste man sich mal vorstellen, all die Jahre war ihre leibliche Schwester keine zehn Meilen entfernt gewesen. Im Radio lief «Three Little Birds» von Bob Marley. Was würde sie ihrer Halbschwester sagen, wenn sie vor ihr stand? Steph hatte sich keine Taktik zurechtgelegt. Von Kunst verstand sie rein gar nichts. Seit einer Exkursion in der Mittelstufe hatte sie keinen Fuß mehr in irgendein Museum gesetzt und erst recht keine Galerie und kein Künstleratelier besichtigt.

Toni legte ihr beruhigend die Hand auf den Oberschenkel. «Du brauchst keine Angst zu haben. Ich habe mir dein Horoskop angesehen. Die Planeten sind auf deiner Seite.»

Dass Steph Tonis Astrogesabbel nicht sofort unterband, zeigte, wie nervös sie war. Sie nahm jede Unterstützung, die sie kriegen konnte.

«Neptun wird vom Zwillinge-Neumond hell erleuchtet», fuhr Toni fort, deren Kopf im hypnotischen Takt der Wailers mitwippte, «und vier Planetenbahnen kreuzen sich, das sind alles gute Nachrichten für dich. Heute ist der perfekte Tag, um Verbindungen herzustellen.»

«Kein Wort über Astrologie, wenn wir da sind», blaffte Steph. «Ich meine es ernst. Abigail Gardner soll uns auf keinen Fall für Spinner halten.»

«Verstanden», sagte Toni in leichtem Ton. Falls sie gekränkt war, zeigte sie es nicht.

Sie bogen auf eine Holperpiste von Auffahrt ab, von kargen Büschen und einem Dickicht aus Giftsumach gesäumt, und hielten neben einem alten weißen Jeep, der, wie Steph durch ihre Recherche in der Datenbank der Zulassungsstelle wusste, ihrer Halbschwester gehörte. Sie stellte den Motor ab und steckte den Schlüssel in die Tasche. Das Atelier, ein einfaches Gebäude aus Holz und Glas, lag auf einem bewaldeten Hügel und schien aus der Landschaft herauszuwachsen. Ein sowohl geschützter wie auch abgelegener Standort, aber die großen Fenster machten das Haus angreifbar. Steph sah eine Gestalt im Atelier herumgehen, vermutlich Abby. Wie konnte ein Mensch malen – oder sich überhaupt mit irgendwas beschäftigen –, wenn draußen ein Irrer lauern konnte? Steph war darauf trainiert, den Rücken an der Wand und die Augen überall zu haben.

Kaum hatte sie einen Fuß auf den Boden gesetzt, wurde ihr Atem flach, eine Panikattacke bahnte sich an. Wenn sie da reinging, gab es keinen Weg zurück. Sie drehte sich um und sah Jonah an, der in seiner Babyschale festgeschnallt war. Sie tat das alles für ihn. Toni war bei ihr. Sie würde es schaffen.

Toni half Steph, Jonah in die Schlinge vor ihrer Brust zu binden. Die Luft war salzig und dicht, in der Ferne rauschte das Meer – unendliche Musik. Als sie sich der Tür näherten, erhob sich ein Golden Retriever und begrüßte sie mit wedelndem Schwanz. Steph hielt an der Fliegengittertür inne und spähte ins Atelier. Eine Vase mit Hortensien auf einem Stehtisch, herabgefallene Blütenblätter auf den ausgeblichenen Dielen. Zwei Hundeschüsseln aus Metall, eine leer, die andere mit Wasser gefüllt. Eine angeschlagene Tasse. Überall Leinwände in verschiedenen Arbeitsstadien – an den Wänden, in Gestellen, auf Staffeleien. Abby stand vor einem großen Gemälde, die Hüfte zur Seite geschoben, magere Beine schauten aus abgeschnittenen Jeansshorts heraus. Sie trug ein übergroßes Oxford-Hemd und farbbekleckste Arbeitsstiefel, ihr Haar war zu einem unordentlichen Pferdeschwanz gebunden, aus dem in seltsamen Winkeln Strähnen abstanden. In der Haltung lag etwas Vertrautes, in der Muskulatur, in der Art, wie sie sich nach hinten lehnte anstatt nach vorn, um ihre Arbeit zu betrachten.

Steph schob die Tür auf, eine zarte Glocke ertönte.

«Kommen Sie rein», rief Abby über ihre Schulter hinweg. Sie legte den Pinsel beiseite, verschränkte die Finger hinter dem Rücken und zog ihre Arme nach oben. Auch Steph dehnte häufig so ihre Schultermuskeln.

«Hi», sagte Steph vorsichtig, als sie und ihre Familie eintraten und der Retriever sich an ihnen vorbeidrängte.

«Willkommen», sagte Abby und wandte sich um. «Wie ich sehe, sind Sie bereits meinem Wachhund begegnet, Frida. Ich bin Abby.»

«Steph.» Steph hob die Hand und winkte leicht. «Das sind Jonah und Toni.»

«Toni. Jonah. Steph. Freut mich», sagte sie. «Kommen Sie aus Südboston?»

Toni wurde rot, sie hatten gleich einen schlechten Eindruck gemacht. «Ist das so offensichtlich, ja?»

Abby lächelte warm. «Sehen Sie sich um und fühlen Sie sich wie zu Hause. Sagen Sie Bescheid, wenn ich Fragen beantworten soll.» Dann legte sie den Kopf schief und sah Steph an. «Wir sind uns schon mal begegnet, oder?»

Steph hob das Kinn und ließ sich von ihrer Halbschwester mustern. «Ich glaube nicht», sagte sie. «Aber möglich ist alles. Wir kommen seit Jahren nach Cape Cod, nach P-Town.» Sie hielt Jonahs in Socken steckende Füße fest, damit ihre Hände nicht zitterten.

Frida trabte zu ihrer Wasserschüssel und schlabberte ungeschickt.

Abby starrte Steph unverwandt an. «Ich weiß nicht, wo, aber ich bin sicher, dass wir uns schon mal begegnet sind. Es wird mir noch einfallen.» Dann brach sie in ein gehauchtes Lachen aus, bei dem sich ihre Wangen nach oben zogen. «Tut mir leid, ich bin unhöflich. Was bringt Sie ins Arcadia?»

«Steph hat im Netz von Ihnen gelesen und war neugierig», sagte Toni. «Wir wollten uns Ihre Bilder ansehen.»

«Nun, freut mich, dass Sie hergekommen sind.»

«Wir verstehen eigentlich nichts von Kunst», fügte Steph hinzu.

«Kein Problem», sagte Abby. «Stellen Sie mir gerne Fragen.»

Steph ging auf ein großes Bild zu, auf dem ein Gewirr aus Linien – rot, schwarz, hellbraun – über die

Leinwand lief. Als sie genauer hinsah, tauchte plötzlich eine zurückgelehnte Gestalt auf, eine Erscheinung im Chaos. Dann erkannte Steph, dass die Gestalt sich nicht zurücklehnte, sie brach zusammen wie nach einem Schlag. In weiterem Gewirr dahinter materialisierte sich eine weitere Gestalt, und sie erkannte den Täter.

«Was ist hier zu sehen?», fragte Steph.

«Was glauben Sie zu sehen?», fragte Abby.

«Ein Verbrechen», riet Steph.

«Interessant», sagte Abby.

«Inwiefern interessant?», fragte Steph.

«Nun, jeder hat seine eigene Vorstellung», sagte Abby. «Was sehen Sie, Toni?»

«Ein gebrochenes Herz», erwiderte Toni. «Sie hat ihm vertraut, und er hat sie zerstört.»

«Wie ich gesagt habe», sagte Abby.

«Ist das dein Ernst?», fragte Steph Toni ungläubig.

Toni zuckte die Achseln. «Danach sieht es für mich aus.»

«Es geht immer um Perspektive und Interpretation», erklärte Abby. «Im Lauf der Jahre habe ich gelernt, dass das, was ich male, nicht unbedingt das ist, was die Leute sehen. Jeder interpretiert Kunst durch die eigene Brille und erfindet sich eine erklärende Geschichte dazu.»

«Okay, aber was ist es denn nun wirklich?», fragte Steph. «Ein Verbrechen oder Liebe?»

Abby betrachtete das Bild. «Ein bisschen von beidem, denke ich.»

Jonah plärrte und lenkte Steph ab. «Darf ich ihn hier stillen?»

«Natürlich.» Abby zeigte auf ein ausgeblichenes blaues Sofa. «Setzen Sie sich. Machen Sie es sich bequem.»

Steph schnallte Jonah ab und sank auf einen Love Seat gegenüber der Tür, der perfekte Aussichtspunkt, um den Raum zu überblicken. Als sie sich das Baby an die Brust legte, bemerkte sie eine zerfledderte Ausgabe von *Frankenstein*, die aufgeschlagen auf einem Kissen lag. Das Buch sah aus, als wäre es schon tausendmal gelesen worden. Auf dem Beistelltisch stand ein Foto, ein junges Paar am Strand mit seinem Sohn, einem etwa drei Jahre alten Jungen mit einem Eimer in der Hand. Aus den Jacken schloss Steph, dass es zur Nebensaison aufgenommen worden war. Die Frau war sichtbar schwanger und lag im Sand, den Kopf in den Schoß des Mannes gelegt. Endlich, ein Bild von Emily. Der Mann – zweifellos Adam Gardner – schaute seine Frau zärtlich an. Er sah nicht nach einem Sexmonster oder Frauenheld aus und ganz sicher nicht wie der Typ Mann, der ein paar Monate zuvor betrunken auf der Rückbank seines Autos mit einem Teenager Sex gehabt hatte.

«Was für ein schönes Foto. Ihre Eltern?», fragte Steph und musterte die muskulöse Gestalt und dunklen Züge ihres Vaters, die ihren so ähnlich waren.

«Ja. Meine ganze Familie», erwiderte Abby. «Der kleine Junge ist mein großer Bruder Ken, und ich bin im Bauch meiner Mutter. Es ist das einzige Foto, das ich von uns allen habe. Meine Mom ist kurz nach meiner Geburt gestorben.»

«Oh. Das tut mir leid», sagte Steph.

«Muss es nicht. Das ist lange, lange her, und natürlich erinnere ich mich nicht daran», sagte Abby. «Wie alt ist Jonah?»

«Sieben Wochen», sagte Toni.

«Er ist entzückend», sagte Abby. «Und ein wunderschöner Name. Ich suche auch gerade nach Jungennamen. Ich bin in der siebzehnten Woche schwanger.»

Eine überraschende Wendung. Damit hatte Steph nicht gerechnet und ließ ihren Blick hinunter zu Abbys Bauch wandern, der unter dem übergroßen Hemd verborgen war. «Glückwunsch», sagte sie und fragte sich, ob Abby wusste, dass Myotone Dystrophie in der Familie lag.

«Ich weiß, man sieht kaum was», sagte Abby. «War es bei Ihnen nach sechzehn Wochen zu sehen?»

Toni lachte. «Bei Steph war es nach sechzehn Minuten zu sehen.»

«Was soll ich sagen? Jede Ausrede, um zu futtern. Ist es Ihr Erstes?», fragte Steph und kannte die Antwort.

«Ja.» Abby legte die Hände auf ihren fast flachen Bauch. «Es war nicht geplant, und ich bekomme es allein.» Sie senkte die Stimme. «Ist das völlig verrückt?»

«Gar nicht» und «Völlig», antworteten Toni und Steph gleichzeitig.

«Ich halte mich an Sie.» Abby zeigte auf Steph. «Ich weiß, dass es verrückt ist. Aber ich bin achtunddreißig, und wenn nicht jetzt, wann dann? Ich habe beschlossen, es durchzuziehen. Bis das passiert ist, wusste ich nicht mal, dass ich überhaupt Mutter werden wollte.»

«Wann ist der Geburtstermin?», fragte Toni. «Ich mache Ihnen ein Geburtshoroskop.»

Steph räusperte sich, um Toni an ihr Versprechen zu erinnern: kein Wort von Astrologie.

«Das wäre toll!», sagte Abby. «22. November.»

«Hmm. Genau auf der Grenze. Er wird entweder-oder, Skorpion oder Schütze. Auf jeden Fall wird er beides in sich tragen, was gut ist. Feuer und Eis», sagte Toni. «Skorpione sind anstrengend, aber der Schütze in ihm wird den Stachel mildern.»

Jonah rutschte mit schlaffen Lippen müde von Stephs Brust. Sie warf sich ein Spucktuch über die Schulter und tätschelte sanft den Rücken des Babys.

«Was können Sie mir sonst noch sagen?», fragte Abby Toni.

Steph warf ihrer Frau einen Blick zu – war es denn so schwer, nicht über Astrologie zu sprechen? –, da spuckte ihr Jonah auf die Schulter. «So sieht Ihre Zukunft aus», sagte sie zu Abby.

Abby warf *Frankenstein* beiseite und schob sich neben Steph auf den Love Seat. Sie sah Jonah an und berührte seine winzige Hand mit dem Finger.

«Möchten Sie ihn mal halten?», fragte Steph.

Abby nickte.

Beim Anblick ihrer Halbschwester mit Jonah auf dem Arm spürte Steph eine innere Mauer zusammenstürzen. Jonah hatte eine Tante. Sie hatte eine Schwester. Es war alles zu viel. Ihre Augen füllten sich mit Tränen, dabei weinte Steph nie.

Toni nahm Stephs Überforderung intuitiv wahr, hielt ihr eine Hand hin und tauschte die Plätze mit ihr, indem sie sich neben Abby und Jonah aufs Sofa setzte.

Steph nutzte die Gelegenheit, um sich im Atelier umzusehen. Abbys Bilder waren eindrucksvoll, atmosphärisch und beunruhigend. Wenn man sie eine Minute lang anstarrte, tauchten plötzlich Formen darin auf. Wie Stücke von Shakespeare, die erst wie Kauderwelsch klangen, aber wenn man zehn Minuten lang zuhörte, verstand man auf einmal elisabethanisches Englisch. An einer anderen Wand war eine Reihe einsam wirkender weiblicher Gestalten zu sehen, eher mädchenhaft als fraulich, umgeben von weißer Fläche, die Umrisse fragil. Die meisten Figuren waren vollständig, einige aber noch unfertig, sie behaupteten ihren Platz auf der Leinwand nur mit Mühe. Steph fühlte sich bei der Betrachtung der Bilder unbehaglich und verloren, wie in dem Moment, als sie erfahren hatte, dass ihr Dad nicht ihr echter Vater war.

Auf einer Leinwand sah man den Umriss einer Frau, zusammengerollt in einer Badewanne liegend, der Wasserhahn verwandelte sich unter Stephs Blick in einen Penis. Das Bild löste eine alte Erinnerung aus, eine Geschichte, die ihr vor langer Zeit ein Freund erzählt hatte. Er war ein kleiner Junge gewesen, der noch keine Ahnung von Sex hatte. Als sein präpubertäres Gefummel zu einem Orgasmus führte, hielt er das schmierige Zeug, das aus seinem Penis schoss, für Hirnmasse. Trotzdem gab er vor, krank zu sein, und ging tagelang nicht zur Schule, um masturbieren zu können, wobei ihm egal war, dass er vielleicht gerade sein Gehirn verwichste.

«Das da nenne ich Aktive Imagination», sagte Abby und erklärte, dass Jung mit diesem psychologischen Begriff die Lücke zwischen dem Bewussten und dem Unbewussten beschrieben hatte.

Steph erinnerte sich, irgendwo gelesen zu haben, dass Abby gern psychologische Begriffe als Titel wählte. *Aktive Imagination.* Nun, das Bild hatte in der Tat ihre Imagination aktiviert. Steph hatte seit Jahren nicht mehr an ihren Freund und seine Geschichte gedacht.

Sie ging weiter zu dem Gemälde, an dem Abby bei ihrer Ankunft gearbeitet hatte. Eine große Leinwand, vielleicht ein Meter achtzig mal zwei Meter vierzig, gleichzeitig verstörend und voller Hoffnung. Es war von Abbys chaotischen Linien überzogen, die sich immer wieder neu ordneten, sich von etwas Zärtlichem in etwas Brutales und zurück verwandelten und die Betrachterin zwangen, eine Geschichte dazu zu erfinden. Steph musterte zwei sich balgende Gestalten unten rechts, und ein beliebter Spruch von Pater Mulligan kam ihr in den Sinn: «Die Sünde lauert vor der Tür.» Steph schauderte. Im Mittelpunkt der Leinwand bildeten die Linien einen schwangeren Torso, irgendwie beglückend.

«Das da ist sehr beeindruckend», sagte sie. «Wie lautet der Titel?»

«Hmm, ich weiß noch nicht», sagte Abby. «Ich male es als Geschenk für meinen Dad. Zum siebzigsten Geburtstag.»

Steph schnaubte.

«Was ist so lustig?», fragte Abby und schaute auf.

«Tut mir leid», sagte Steph. Aber machte Abby Witze? Unter vielem anderen waren auf der Leinwand nackte Leiber abgebildet.

«Ignorieren Sie sie», sagte Toni. «Steph lacht ständig über unangemessene Dinge.»

«Sagen wir so: Das Persönlichste, was ich meinem Dad je geschenkt habe, war Old Spice», erklärte Steph.

Abby schien darüber nachzudenken. «Es ist wohl wirklich seltsam. So habe ich es noch nicht gesehen. Ich vermute, ein Teil von mir will, dass mein Vater begreift, wer ich wirklich bin, bevor es zu spät ist.» Sie erhob sich vom Sofa, Jonah, der eingeschlafen war, immer noch im Arm, stellte sich neben Steph und sah ihr Bild an.

Es gibt Dinge, die Eltern nicht wissen müssen, dachte Steph.

«Wissen Sie, was Sie malen wollen, bevor Sie es malen?», fragte Toni.

«Ja und nein. Ich hatte nicht vor, dieses spezielle Bild zu malen. Es hat irgendwie verlangt, gemalt zu werden. Meistens fühle ich mich in der Leinwand gefangen, als würde ich mich rauskratzen müssen», sagte Abby. «Oh Gott, ich klinge verrückt. Klinge ich verrückt?»

«Toni glaubt an Geburtshoroskope. Also nein, nicht wirklich», sagte Steph. «Sind Sie bei Fremden immer so offen?»

Jetzt lachte Abby. «Nein, eigentlich überhaupt nicht.» Ihre Wangen röteten sich. «Normalerweise bin ich schüchtern. Ich habe keine Ahnung, warum ich so losplappere. Muss an der Schwangerschaft liegen.»

«Hey», warf Toni ein. «Wir sollten uns besser auf den Weg machen, bevor Du-weißt-schon-wer aufwacht.» Das gehörte zum Plan, den ersten Besuch kurz zu halten. «Ich bin am Verhungern.»

«Wo in P-Town wohnen Sie?», fragte Abby.

«Im West End», sagte Steph. «Wir wohnen seit Jahren immer im selben Cottage. Wir bekommen Prozente.»

«Waren Sie schon mal bei Tzuco's? Tolles Essen. Tolle Aussicht. Zweimal am Tag fließt die Flut unter dem Speisesaal durch, man hat das Gefühl, man würde auf einem Boot essen», sagte Abby. «Mein Vater schwört auf die Calamari.»

Steph wusste, dass Toni ihren Heidenspaß hatte.

Später würde sie wieder zu hören bekommen, dass es keine Zufälle gab. «Sie werden es nicht glauben, wir haben uns bei Tzuco's kennengelernt», sagte sie. «Toni war Kellnerin. Ich habe in der Küche gearbeitet.»

«So war es», meinte Toni mit glänzenden Augen. «Steph war das, was Anthony Bourdain als *Grill Bitch* bezeichnet hat. Sie ist eine erstklassige Köchin.»

«Wirklich?», fragte Abby.

Adam Gardner war also Stammgast bei Tzuco's. «Kleine Welt», sagte Steph.

Abby schob Jonah zurecht und machte sich bereit, ihn seiner Mutter zurückzugeben. «Mein Vater verbringt so viel Zeit dort, dass man seinen Namen auf einen Barhocker gravieren sollte.»

«Tja, danke für die Empfehlung. Ist wohl mal Zeit, an die alte Wirkungsstätte zurückzukehren», sagte Steph mit einem Blick zu Toni, die ihr den Rücken zuwandte und Babyutensilien vom Sofa aufsammelte. «Ich würde gern noch mal vorbeikommen, vielleicht ohne das Baby, damit ich mehr Ruhe für Ihre Bilder habe.»

«Klar. Kommen Sie jederzeit.»

Als Steph die Arme ausstreckte, um Abby Jonah abzunehmen, berührten sich ihre Finger, und Steph spürte es wie einen Stromschlag in ihren Arm. Abby zog die Hand zurück, und Steph fragte sich, ob sie es auch gespürt hatte.

Jenny

Die *Cape Cod Times*. Ein perfekt geschäumter Cappuccino. Ihr Laptop, ein Notizheft, ein Stift. Ein großes Glas kaltes Wasser und ein paar Advil, alles, was Jenny brauchte, um mit Schwung in den Tag zu starten. Dazu noch der ultimative Stimmungsaufheller: der Ausblick von ihrer überdachten Veranda auf den Garten und Stage Harbor. Jenny schloss die Augen und rieb sich die Schläfen. Ihr Mund war pelzig. Wie war aus einem Glas Wein schon wieder eine ganze Flasche geworden? Jenny sah einen Sonnenhut wippen, eine Hummel krabbelte in der Blüte herum, die Hinterbeine mit Pollen bedeckt.

Schon in zwei Wochen begannen für Tessa und Frannie die Ferien. Normalerweise freute sich Jenny auf nichts so sehr wie auf den Sommer und die Aussicht auf unverplante Zeit mit ihren Mädchen – Strandpicknicks, campen im Garten, essen, was sie am liebsten mochten. Aber alles änderte sich, und die Mädchen wollten lieber mit ihren Freunden rumhängen als mit ihrer Mom. Ein Blick auf ihren farblich geordneten Outlook-Kalender – Gelb für die Mädchen, Grün für den Gartenclub und Rot für politische Termine und Fundraiser-Veranstaltungen –, und Jenny wusste, dass sie kaum mit Erholung rechnen konnte. So viel verdammtes Rot!

Jenny schluckte die Tabletten mit einem Schluck Wasser herunter und ermahnte sich, den Preis für all die Mühen nicht zu vergessen: eine Zukunft als Politikergattin, die wirklich etwas bewirken konnte. Nichts gegen Laura Bush, Cindy McCain und die anderen, aber Jenny hatte nicht die Absicht, jubelnd am Rand zu stehen. Ken war auf Macht aus, aber Jenny hatte ein Ziel. Zwar hatte sie ihre eigene Kunst vor Jahren an den Nagel gehängt, aber mit Ken in einem politischen Amt konnte sie Kunst zu ihrer Sache machen. Der Gedanke, dass dieses Ziel in Reichweite zu kommen schien, gab ihr Hoffnung. Wenn sie es nicht vermasselte. Sie rieb sich die Schläfen.

Aber wieso sollte sie? Bald würde ihre Haushälterin zweimal die Woche sauber machen, und ein Babysitter stand bereit, um Frannie und Tessa durch die Gegend zu fahren. Jenny hatte sogar Geld in die Hand genommen und ein Gärtnerteam angeheuert, das Unkraut jäten und welke Blumen entfernen würde, was sie normalerweise selbst tat. Bei dem Gedanken, sich solche Hilfe leisten zu können, ertönte eine hämische Stimme in ihrem Kopf – ihr jüngeres Ich mit einem Kommentar über das, was aus ihr geworden war: eine alberne, überprivilegierte Hausfrau, die andere dafür bezahlte, hinter ihr herzuräumen und ihre Kinder zu erziehen. Genau das, was sie sich geschworen hatte, nie zu werden. Ihre eigene Mutter – bis hin zu der blauen Vene, die sich über ihren Handrücken und den Ringfinger unter den Diamantverlobungsring schlängelte.

Mach dich mal locker, sagte Jenny zu ihrem jüngeren Ich. War sie früher wirklich so ein selbstgerechtes

Arschloch gewesen? Oh ja, mit Sicherheit. Sie wand sich, als sie daran dachte, was sie ihren Eltern zugemutet hatte. Kein Anlass war ihr zu unwichtig gewesen, sie war marschiert, hatte protestiert und gesitzstreikt – was immer nötig war, um verhaftet zu werden. Im zweiten Studienjahr hatte sie das Geld, das ihr Vater ihr für die Studiengebühr überwiesen hatte, verbrannt – ja, verbrannt, buchstäblich ein Streichholz drangehalten. Das Spektakel, eine Installation, die sie «Cash to Ash» genannt hatte, war als Kommentar auf den Kapitalismus gedacht gewesen. Als ihr Vater ihr mitteilte, dass er sie nicht länger unterstützen würde, hatte sie auch daraus Kapital geschlagen. «Enterbt zu werden, war Teil der Vision», hatte sie dem Typen von der Studentenzeitung gesagt, als sie vor der Universitätskasse posierte, in einer Hand einen Blechbecher, in der anderen einen silbernen Löffel.

Es sollte der letzte Triumph ihres früheren Ich gewesen sein. Die alte Jenny – die Draufgängerin, die Rebellin, die Zerstörerin – verschwand kurz darauf. Sie hatte ihren Vater erst wiedergesehen, als sie in einer Entzugsklinik war, zum dritten Mal schon. Theodore Lowell trat ohne das übliche Getöse ins Zimmer. Er hockte sich mit seinen langen Beinen auf einen Stuhl und sagte nur: «Keinen Unsinn mehr, Jenny. Deine Mutter braucht uns.» Dann folgten unter anderem die Worte «metastasiert», «Endstadium», «Palliativpflege». Worte, die kaum bei Jenny ankamen, so sehr war sie auf den Adamsapfel ihres Vaters fixiert, der über dem Knoten seiner Fliege auf und ab hüpfte, blau mit kleinen Schmetterlingen, deren Fröhlichkeit die Realität dessen, was ihr Vater ihr erzählte, in Zweifel zu ziehen schien.

Isabell Lowell lebte noch zwölf brutale Wochen. Jenny wich ihrer Mutter nicht von der Seite, tupfte ihr den Mund mit einem feuchten Waschlappen ab, rieb ihr Vaseline auf die Lippen und verabreichte ihr Morphium. Sie legte jedes Versprechen ab, das ihr einfiel, um ihrer Mutter Frieden zu geben. Sie würde sich bessern. Sie würde auf eine «richtige» Uni gehen. Sie würde sich einen passenden Partner suchen, sich häuslich niederlassen, Kinder bekommen und ein wunderschönes Heim einrichten. Sie würde dem Namen Lowell gerecht werden und in der Welt ein Zeichen setzen. Das alles und mehr würde sie tun, wenn nur ...

Jenny bereute nichts. Oder doch? Ken geheiratet und Kinder bekommen zu haben, bereute sie ganz sicher nicht, aber sie fragte sich, ob es richtig gewesen war, die Kunst aufzugeben. Warum hatte sie nur entweder-oder gesehen? Sie schüttelte den Kopf. Für Was-wäre-wenn war es zu spät. Tatsache war, sie gehörte zu dem einen Prozent – und das schon immer und für ewig. Sie musste mit dem ernüchternden Wissen leben, all das zu besitzen, nach dem die anderen verzweifelt strebten. Sie fragte sich, ob auch ihre Mutter zwischen Gefühlen von Scham und Überlegenheit hin und her gependelt war. Das Unbehagen darüber versuchte Jenny mit Philanthropie, Sancerre und einem makellosen Heim (eine wahre Herausforderung für sie) zu maskieren. Aber dem unangenehmen Gefühl, dieses Leben nicht verdient zu haben, ließ sich schwer entkommen. Sie hoffte, das würde sich ändern, wenn Ken selbst zu einer

Gelddruckmaschine wurde – verdientes Geld müsste sich doch besser anfühlen als geerbtes. Zumindest konnte sie es sich jetzt sparen, das Ego ihres Mannes zu streicheln, wenn es darum ging, dass sie vom Reichtum ihrer Familie lebten. Das war eine Erleichterung. Allerdings ging ihr Kens neue Breitbeinigkeit schon jetzt auf die Nerven. Jenny seufzte, bestürzt über ihre Negativität. Sie freute sich wirklich für ihn. Ken hatte es geschafft, wie er ihr immer versprochen hatte. Sie wünschte sich bloß, ihr eigenes Leben würde sich weniger leer anfühlen.

Sie wandte sich wieder den anstehenden Aufgaben zu. Fürs Erste würde sie ihre Erfüllung als Gastgeberin finden müssen, ihre Superkraft. Zunächst stand die Sommerferienparty der Lehrer-Eltern-Vereinigung PTA für die Familien der Sechstklässler an. Außerdem hatte sie wöchentliche Gartenführungen geplant, gefolgt von Tee- und Cocktail-Stehempfängen, um Kens politische Pläne unters Volk zu bringen – was sie im Schlaf wuppen konnte. Und dann das Großereignis: Adams siebzigster Geburtstag und die Pensionierung waren noch zwei Monate hin, warfen aber ihre Schatten voraus. Das Ganze kostete jetzt schon so viel Energie, als ginge es um eine königliche Hochzeit.

Als Jenny sich bereit erklärt hatte, die Feier auszurichten, hatte sie an eine informelle festliche Cocktailparty gedacht, in lockerer Atmosphäre mit Champagner und reichlich Horsd'œuvres – kleine Hummerrollen, gefüllte Champignons, Tomatencrostini und so weiter. Sie hatte sich eine kleine Gesellschaft aus Adams Familie und engsten Freunden vorgestellt, die zwischen dem großen Wohnzimmer, der Veranda und dem Garten hin und her spazierten und ihre Sektflöten zu spontanen und herzlichen Toasts erhoben. Aber nein! Adam schwebte eine andere Art Party vor, wie er beim Familienessen im letzten Monat verkündet hatte. Er dachte an eine Sitzordnung in geschlossenen Räumen. Im August! Wer wollte im August drinnen sitzen? Er hatte Ken und Abby sogar detaillierte Notizen für ihre Ansprachen mitgegeben. Der Mann erwartete *Reden*. Und zwar nicht nur von seinen Kindern, sondern auch von seinen Freunden und Kollegen. Mit ihrem Vorschlag, etwas mehr Spontaneität zuzulassen, war Jenny abgeblitzt.

«Man wird nicht jeden Tag siebzig, Jenny.» Ihr Schwiegervater hatte jedes Wort auf seine typisch herablassende Art betont. Idiot.

Sie nippte an ihrem Cappuccino. Sie hatte das Ganze schon lange genug vor sich hergeschoben. Bisher hatte sie eine Save-the-date-Mail rausgeschickt, mehr nicht. Die wichtigen Entscheidungen – Thema, Menü, Abfolge – mussten noch getroffen werden, gefolgt von tausend Kleinigkeiten, dem eigentlichen Rückgrat eines jeden Events. Der Kaffee hatte die perfekte Temperatur, Jenny trank ihn aus. Sie würde tun, was sie immer tat: die Herausforderung annehmen und ein wunderschönes Fest veranstalten, über das die Gäste noch wochenlang sprechen und von dessen exquisiten Details sie schwärmen würden – der Hauch von Koriander in der Hummercremesuppe, der Duft der Heckenkirschen im Abendwind, der lange Korkenzieherweidenzweig in der Mitte jedes Tisches. Wenn Adam Gardner Prunk wollte, sollte er Prunk bekommen. Ein Streichquartett? Klar. Ein Podium mit Mikrofon? Kein Problem. Jenny würde genau das liefern, was der Alte wollte, verbunden mit einem Lächeln. Und niemand würde ahnen, wie sehr ihr die Rolle als perfekte Gattin widerstrebte, die das Glück der Männer immer an erste Stelle stellte.

Tut mir leid, Mom, dachte sie.

Ihr Handy vibrierte. Eine Textnachricht von Abby.

Bleibt's heute beim Mittagessen?

Uff. Jenny wusste, dass es irrational war, sauer auf Abby zu sein. Schließlich hatte die seltsame Fantasie ihres Mannes nichts mit ihrer besten Freundin zu tun. Aber Jenny konnte nicht vergessen, was sie zufällig gesehen und gehört hatte: Ken online in einem privaten Chatroom, der zu einer jungen Frau im Schlafanzug sagte, dass er einfach nur «gehalten» werden wollte. Hatte er sie Abby genannt? Jenny hatte sekundenlang hinter ihm gestanden, bevor sie sich durch ein Räuspern bemerkbar machte. Wenn sie bloß in irgendein stinknormales Rollenspiel hineingestolpert wäre. Mit einem katholischen Schulmädchen oder einer Peitsche schwingenden Domina hätte sie umgehen können, aber was sollte sie hiermit anfangen? Dass ihr Ehemann fixiert auf den Bildschirm war, wo ihm irgendeine Frau versprach, ihn nie zu verlassen.

Natürlich!, tippte Jenny. Oder war das Abbys Art, ihr zu sagen, dass sie absagen wollte? Solche Textnachrichten waren schwer zu interpretieren. Sie hatten immer noch nicht über den Zwischenfall auf der Party am Memorial Day gesprochen, und Jenny wusste, dass sie barsch gewesen war. Abby hatte recht gehabt – Ken und seine Freunde hatten sich wie Höhlenbewohner verhalten, als sie die Mädchen auf dem Steg angestarrt hatten. Aber was soll's. Jungs blieben Jungs. *Kein Wort*, warnte Jenny ihre jüngere innere Kritikerin. Musste Abby ihren Unmut dermaßen öffentlich kundtun? Für Ken stand so viel auf dem Spiel. Abby musste die Spielregeln lernen.

Jenny schickte ein Daumen-hoch-Emoji.

Abby antwortete mit dem gleichen Emoji.

Jenny schrieb: ich bringe was zu essen mit. was willst du haben?

fährst du zum plover?, fragte Abby.

ja, tippte Jenny.

tomate basilikum mozarella panino bitte, cranberry muffin, 2 brownies.

Machte Abby Witze? Das war mehr, als Jenny sie je an einem ganzen Tag hatte essen sehen. WTF, antwortete Jenny und setzte ein Emoji mit aufgerissenen Augen dahinter.

Abby antwortete mit einem Schweine-Emoji, dann: sorry, bin am verhungern!

Jenny schob Abbys Tür auf, rief laut Hallo und trat über eine auf dem Boden liegende Jacke hinweg. Abby lag seitlich zusammengerollt auf dem Love Seat, ein Arm hing über die Kante und streichelte Fridas Kopf, die ihre Hinterbeine ausgestreckt hatte wie ein Frosch.

«Hey. Schwer am Arbeiten, wie ich sehe», zog Jenny sie auf.

Abby hörte auf, Fridas Kopf zu kraulen, der Hund warf ihr einen traurigen Blick zu und verzog sich für eine ausgiebige Siesta ins Schlafzimmer, die Krallen klackerten über die Holzdielen. «Nur ein kurzes Nickerchen. Ich habe gestern Nacht um zwei mein Bild beendet.» Sie setzte sich auf, streckte sich und klopfte einladend auf das Kissen.

«Wie, du bist fertig? Der Knoten ist ohne mich geplatzt?», fragte Jenny.

Das Bild stand mit dem Gesicht zur Wand auf einer Staffelei.

«Ja. Ich habe ihn ohne dich zum Platzen gebracht.» Abby klang fast verwundert. «Ich bin gespannt darauf, es dir zu zeigen. Und nervös.»

«Die Kleine wird erwachsen», sagte Jenny. Nicht mal Abby brauchte sie noch. Sie schniefte dramatisch, ließ sich auf den Love Seat plumpsen und umarmte ihre Freundin.

«Aber lass uns erst essen. Ich bin ausgehungert», sagte Abby, griff nach einem mit Lösungsmittel getränkten Lappen und bearbeitete ihre Nägel und die Haut zwischen den Fingern. Dann wusch sie sich sorgfältig die Hände. «Wollen wir hochgehen auf die Terrasse?»

«Nee, da ist es zu hell.» Jenny holte die Sandwiches aus der Plover-Tüte und verdeckte damit geschickt die auf Abbys Tisch eintätowierten Kaffeeringe. «Außerdem habe ich meine Heckenschere nicht mit, und der Anblick deiner Glyzinien wird mich in den Wahnsinn treiben.»

«Du hättest wissen müssen, dass man mir besser keine Pflanze schenkt, die so viel Pflege erfordert», sagte Abby. «Und denk nicht mal dran, sie zu stutzen. Ich liebe das Zottelmonster.»

«Das sagst du nicht mehr, wenn es dein Dach abhebt.»

«Nicht *mein* Dach», betonte Abby und biss von ihrem Sandwich ab.

«Nicht *mein* Problem», schoss Jenny zurück. Sie hasste es, zwischen Ken und Abby zu geraten.

«Was hast du dir mitgebracht?» Abby wechselte das Thema.

«Roastbeef.»

«Ah, dein altes Katerfrühstück!» Abby grinste breit. «Erinnerst du dich noch, als du mal ...»

Jenny hob die Hand. An welche Uni-Eskapade auch immer Abby sie erinnern wollte – betrunken im Shampoo Room des Limelight Club tanzen oder beim Nacktbaden im Pool bei Brown erwischt zu werden –, Jenny wollte nichts davon hören. Eine kleine Übelkeitswelle brandete auf, sie schloss die Augen. Wenn sie bis zu Kens Kandidatur so weitermachte, würde man sie mit Kitty Dukakis oder Betty Ford vergleichen. Sie musste sich in den Griff bekommen. Vor allem brauchte sie Wasser. Sie trank einen Schluck.

«Alles okay?», fragte Abby.

«Ja, ja», sagte Jenny. Dann gab sie zu, verkatert zu sein.

«Ich weiß nicht, wie du das schaffst, Jenny.» Abby klang ehrlich beeindruckt. «Ich könnte nicht jeden Abend auf eine Cocktailparty gehen, geschweige denn eine veranstalten.»

Aber Jenny hatte weder das eine noch das andere getan. Sie war allein gewesen. Oder fast allein. Die Mädchen hatten früh gegessen und dann in ihren Zimmern für die Schule gelernt – oder was auch immer Zwölfjährige in ihren Zimmern machten. Ken war für zwei Tage in Boston, traf Geschäftspartner und hoffentlich seinen Therapeuten. Sie hatte mit einem Lime-Tonic begonnen, aber als das nichts brachte, hatte sie einen Schuss Gin hinzugegeben und auf der Veranda den Sonnenuntergang genossen. Danach war sie so beseelt gewesen, dass sie beschlossen hatte, sich zum Essen eine Flasche Sancerre zu gönnen – nur dass sie sich das Essen gespart und lediglich ein paar Kräcker und etwas Gouda genascht hatte, um die herrliche Stimmung nicht zu stören.

Jetzt saß sie hier, knabberte an ihrem Roastbeef-Sandwich herum und hoffte, es würde drinnen bleiben. «Ja, ich bin toll, nicht wahr?», sagte sie augenrollend.

«Hey, was ist los?» Abby zerknüllte ihr Sandwichpapier und warf es in die Tüte. «Stimmt was nicht?»

Jenny war versucht, Abby alles zu erzählen: dass sie sich sinnlos vorkam, dass sie zu viel trank, dass Ken sich auf seltsamen Webseiten im Internet herumtrieb. *Heul doch.* Selbst ihre Gedanken erschienen ihr jämmerlich. Aber das ging nicht. Sie würde mit Abby niemals ihre Eheprobleme besprechen, das hatte sie Ken versprochen. Ihr Ehemann erwartete Loyalität und war regelrecht eifersüchtig, wenn es um seine Schwester ging. Und Jenny verstand das. Halbwegs. Es war kompliziert. Sie konnte die Grenzen und Kompromisse nachvollziehen, die nötig waren, damit ihr Erwachsenenleben funktionierte. Abby wusste von Jennys wilder Vergangenheit, wusste Dinge, die niemand sonst wusste und die Jenny in der Versenkung belassen wollte. Damals, als sie zusammenwohnten, hatten sie einander alles erzählt. Aber, verdammt, wie hatte Jenny sich geirrt, als sie dachte, durch die Ehe mit Ken Abby nahe bleiben und an der Boheme-Vergangenheit festhalten zu können. Stattdessen war mit der Hochzeit alles in ihrer Freundschaft schwieriger geworden.

«Sprich mit mir», sagte Abby. «Bitte, ich mache mir Sorgen.»

«Ach, Abby», sagte Jenny bedrückt.

«Komm schon! Reden hilft, wirst sehen.»

Jenny bezweifelte das. «Es fällt alles unter die Rubrik ‹Themen, die wir geschworen haben zu vermeiden›.»

Abby legte das Sandwich weg und wischte sich den Mund ab. «Vielleicht sollten wir die Regeln langsam mal ändern», sagte sie. «Wozu hat man eine beste Freundin, wenn nicht als Tresor für die peinlichsten Geheimnisse?»

Jenny lachte kurz auf.

«Hör zu, du bist mit meinem Bruder jetzt seit sechzehn Jahren verheiratet. Du bist nicht in einem Zeugenschutzprogramm. Können wir einander denn noch immer gar nichts erzählen?» Abbys Miene hellte sich auf, ihr kam eine Idee. «Vielleicht können wir das Problem umschiffen. Erinnerst du dich noch an unsere Regel, im Ausland rauchen war okay?»

Jenny nickte.

«Wie wäre es, wenn wir so etwas für unsere Freundschaft aufsetzen? Unsere neue Regel: Was im Arcadia gesagt wird, bleibt im Arcadia. Was wir uns hier erzählen, verlässt diese vier Wände nicht.» Abby aß den letzten Bissen, leckte sich die Finger ab und wickelte einen Brownie aus.

«Hast du irgendwas zu trinken?», fragte Jenny. «Der Kater hat sich festgebissen.»

Abby zeigte auf die Mineralwasserflasche, die vor ihnen auf dem Sofatisch stand.

«Was Stärkeres.» Jenny seufzte ungeduldig.

«Oh.» Abby deutete auf den Barschrank. «Nimm dir, was immer du willst. Ich bleibe bei Wasser.»

Zwei starke Rum mit Orangensaft später war Jenny bereit, sich alles von der Seele zu reden. Wieso bildete Ken sich eigentlich ein, ihr vorschreiben zu können, mit wem sie über was sprach? Sie lebten ja nicht in den Fünfzigern. Abby war schon ihre beste Freundin gewesen, bevor sie ihn überhaupt kennengelernt hatte. Und natürlich müsste dieses Haus eigentlich Abby gehören, aber das war nicht ihr Kampf. Jenny lag in einem der beiden Loungesessel auf der Dachterrasse und zog ihren Schlapphut herunter, um die Haut vor der Mittagssonne zu schützen. Ihre Gedanken dümpelten lose vor sich hin, angetrieben von Alkohol und dem wabernden Duft der Glyzinien. Die vorgeschlagene Regel mit dem Arcadia gefiel ihr immer besser.

«Also, drei Dinge, die die andere nicht weiß, okay?», fragte Jenny.

«Ja», erwiderte Abby.

«Gut, du zuerst», sagte Jenny.

«Okay, aber wir wechseln uns ab», schlug Abby vor. «Und vielleicht warten wir, bis alle drei Dinge raus sind, bevor wir kommentieren.»

«Deal», sagte Jenny. «Und dann ... sofort zurück in den Tresor.» Sie zog zwei Finger über ihren Mund, warf den Schlüssel fort und lachte über ihre gemischte Pantomimenmetapher. Sie war betrunken. Wieder dachte sie an Betty Ford. Vielleicht würde eine nach ihr benannte Klinik ihrem Leben Sinn verleihen.

«Also los», sagte Abby. «Ich war sauer, dass du mir auf der Party vor Ken in den Rücken gefallen bist.»

«Kein Geheimnis», sagte Jenny.

«Kein Kommentar», erinnerte Abby sie.

«Schon gut», sagte Jenny. «Ich war eine Zicke, ich weiß. Tut mir leid. Aber ich war sauer auf dich, weil du vor den Geldgebern eine völlig unnötige Szene gemacht hast. Das hätte man anders handhaben können.» Das lief nicht, wie sie sich erhofft hatte. Würden sie ihre neue Freiheit darauf verschwenden, einen blöden Streit auseinanderzudröseln? «Hast du keine besseren Geheimnisse?»

«Doch, habe ich», sagte Abby.

Jenny wartete.

«Echt? Du weißt es nicht?» Abby wirkte ungläubig.

«Was denn?»

«Ich bin schwanger.»

«Nicht dein Ernst!» Jenny musterte ihre Freundin mit einem langen, eindrücklichen Blick. Dann plötzlich knallten die Eingebungen ineinander wie Autos bei einem Auffahrunfall: Abbys Riesenappetit, der Verzicht auf Alkohol, die locker fallenden Kleider und die Brüste – wie hatte sie die Brüste bloß übersehen können? Das war kein Witz. Abby war schwanger. Jenny verspürte überraschende Wehmut bei dieser Nachricht. Sie hätte mit ihrer besten Freundin über dem Schwangerschaftstest hocken und fieberhaft auf die Striche warten sollen.

«Das Beste zum Schluss, wie?», sagte Jenny und trank ihren Drink aus, wässriger Brei. Sie griff nach Abbys

Hand. «Ich freue mich so für dich», sagte sie, und es stimmte. «Das sind wunderbare Neuigkeiten. Die besten. Die Mädchen werden außer sich vor Freude sein! Und überleg mal, du hast automatisch zwei Babysitter.»

«Danke», sagte Abby. Ihre Augen glänzten. «Es tut mir so leid, dass ich es dir nicht früher gesagt habe. Ich hatte schon ein richtig schlechtes Gewissen. Aber ich musste mich erst mal an den Gedanken gewöhnen und ein paar Wochen lang in mich gehen.»

«Das verstehe ich, wirklich. Ist es von Eddie?» Jenny wurde klar, dass sie keine Ahnung hatte, mit wem Abby im Moment zusammen war. Mit Eddie, einem Hummerfischer aus Provincetown, traf sie sich hin und wieder. Nie stellte sie jemanden der Familie vor.

«Nein», sagte Abby.

«Von wem dann?»

Abby zog an einem Nietnagel. «Schwörst du, es nie im Leben jemandem zu erzählen?»

Jenny zog ein Kreuz über ihr Herz.

«Wirklich, du musst richtig schwören, wie auf einen Stapel Bibeln. *Er* weiß nichts von der Schwangerschaft», flüsterte Abby. «Und ich bin nicht hundert Prozent sicher, dass ich es ihm sagen werde.»

Jenny beugte sich vor.

«David», hauchte Abby.

«David?», wiederholte Jenny. «*Unser* David?» Ihre Kinnlade fiel herunter, was ihren Mund in ein O verwandelte. Unmöglich. Sie hatte Abby vor all den Jahren durch die schmerzliche Trennung hindurchgeholfen – David wollte eine feste Bindung der altmodischen Art, und Abby beharrte darauf, dass die Ehe, als auf Besitz basierende Institution, zum Nachteil der Frauen war und er sie nicht dazu drängen sollte. Danach war monatelang Herzschmerz gefolgt. Jenny hatte damals gedacht, dass Abby einen Fehler machte – wenn ihr klar war, dass sie mit David ihr Leben verbringen wollte, warum trat sie dann nicht einfach mit ihm vor den Altar? Trotz Jennys zur Schau gestellter Radikalität an der RISD, wo sie jeden Tag feministische T-Shirts getragen hatte – *Girl Power, Zerstört das Patriarchat!* –, hatte am Ende Abby ihre gemeinsamen Ideale gelebt. Jenny war zur Verräterin geworden. Sobald Ken ihr einen Diamantring hingehalten hatte, war sie losgezogen und hatte eine traditionelle Hochzeit geplant: mit weißem Brautkleid, vom Vater an den Ehemann übergeben, auf dem Empfang als Mrs. Ken Gardner vorgestellt. Sie hatte sich sogar über die Türschwelle tragen lassen, eine Tradition, die – wie sie von Abby wusste – auf Entführungen und Vergewaltigungen zurückzuführen war.

«Wer weiß sonst noch, dass du schwanger bist?», fragte Jenny.

«Keine Menschenseele», sagte Abby. «Na ja, ich meine, niemand Wichtiges. Mein Frauenarzt natürlich. Oh und dieses Paar, das vor ein paar Tagen zufällig ins Atelier gekommen ist. Zwei Frauen. Sie hatten ein kleines Baby, und aus irgendeinem Grund ist mir da alles rausgerutscht.»

«Abigail Gardner als Mutter.» Jenny schüttelte den Kopf. «Wann ist der Termin?»

«22. November.»

Jenny versuchte auszurechnen, in der wievielten Woche Abby jetzt war, aber für Mathematik war sie zu beschwipst. Auf jeden Fall im zweiten Trimester, so viel wusste sie. «Wann willst du es deinem Vater und Ken sagen?»

Abby seufzte. «Keine Ahnung», sagte sie. «Ich würde auf ihre Meinungen zu dem Thema gern verzichten.»

Jenny nickte mitfühlend. Ken und Adam konnten Klugscheißer sein. Trotzdem, auch wenn Abby es nicht zugeben wollte, sie würde Hilfe benötigen. Dieser Unsinn mit Ken musste aufhören. Abby brauchte die Sicherheit eines eigenen Zuhauses, und Jenny musste irgendwie ihren Mann dazu bringen, das Richtige zu tun und Abby das Arcadia zu überschreiben.

«Du bist dran», forderte Abby sie auf.

«Puh, eine Schwangerschaft lässt sich kaum toppen.»

«Das ist kein Wettbewerb», sagte Abby. «Mehr eine ... Vertrauensübung.»

«Tja, um das Offensichtliche zu sagen», bemerkte Jenny mit einem Grinsen, «ich trinke wieder zu viel.»

«Willst du drüber reden?», fragte Abby.

«Über das Trinken? Nicht wirklich», sagte Jenny. «Jetzt du wieder.»

«Ich habe nichts weiter», sagte Abby und schob ein Kissen zurecht. «Außerdem waren das zwei: Schwangerschaft und Kindsvater.»

«Oh, richtig», sagte Jenny. Was sie Abby am allermeisten anvertrauen wollte, war, dass sie Ken dabei überrascht hatte, wie er zärtlich mit einer Frau im Internet sprach. Aber nein, das konnte sie Abby nicht sagen – das wäre der ultimative Verrat. Vielleicht ein Hinweis? Jenny sagte: «Ich hab noch was: Dein Bruder und ich machen eine Therapie. Wir haben eine Ehekrise.»

«Das tut mir so leid», sagte Abby und kratzte einen Farbklecks von ihrem kleinen Finger, den das Lösungsmittel nicht erreicht hatte. Sie zögerte. «Hilft die Therapie?»

Jenny zuckte die Achseln. «Belassen wir's erst mal lieber dabei.»

Abby verstand. «Wollen wir nach unten gehen, und ich zeige dir mein neues Bild?»

Fünf Minuten später standen sie mit frischem Kaffee in der Hand vor der verhängten Staffelei.

«Du musst versprechen, ehrlich zu sein», sagte Abby.

«Bin ich das nicht immer?»

«Stimmt.»

«Jetzt dreh es schon um», sagte Jenny ungeduldig.

«Mach die Augen zu», sagte Abby, zog das Tuch weg und drehte das Bild um. «Jetzt.»

Das Erste, das Jenny sah, war die Komposition – ein ruhiges Zentrum mit Satellitenszenen, aus denen sich eine flirrende erzählerische Spannung ergab. Ihr Blick wurde von einer Szene zur nächsten gezogen, sie versuchte, das Ganze zu verstehen. Abbys Striche waren selbstsicher, gezielt gezogen und leiteten den Betrachter über die Leinwand.

«Es ist großartig», flüsterte Jenny. Immer neue Szenen kamen zum Vorschein, so viele Geschichten, so viel Bewegung. «Absolut großartig. Ich finde» – wagte sie es, das Wort auszusprechen? –, «es ist ein Meisterwerk.»

Abby ließ sich sichtlich erleichtert aufs Sofa sinken, und Jenny betrachtete weiter das Gemälde. Bei jedem Blinzeln verschwanden Linien, traten neue hervor, entstanden Bilder, die wie Wolken ihre Form veränderten: Ein kleines Wesen keimte in einem Torso, eine irisartige Blende lag über dem Ganzen, zwei Kinder waren seltsam ineinander verknotet.

Ken

Als Ken zu Hause eintraf, war es fast Mitternacht. Jenny lag zusammengerollt auf der Seite, das Gesicht von der Tür abgewandt, und schnarchte zart. Er legte sich vorsichtig zu ihr und schob sich an sie heran. Die Tage in Boston waren produktiv gewesen. Zwischen den Terminen mit Anwälten und Bankern hatte er sogar noch Zeit gefunden, all die Materialien – Balsaholzplatten, Holzdübel, ein Präzisionsmesser – zu besorgen, die er benötigte, um ein perfektes Modell des Seniorenheims zu bauen, das er seinem Vater zum siebzigsten Geburtstag schenken würde. Und zu allem Überfluss war die Reise durch die beste Therapiesitzung abgerundet worden, die er je mit George gehabt hatte. Wie sich herausstellte, hatte sein algenmampfender Therapeut ihm doch zugehört. Endlich sprach George eine Sprache, die Ken verstand, eine Sprache, die aus Begriffen wie *Zielsetzungen*, *Zeitvorgaben*, *Zweckmäßigkeit* und *Verantwortlichkeit* bestand. Am Ende war Ken mit einer To-do-Liste losgezogen, die er mit Freude im Lauf der kommenden Wochen abarbeiten würde:

1. Keine Arbeit am Wochenende – auch keine Mails, Textnachrichten und Anrufe.
2. Sei Jenny gegenüber aufmerksam – geh auf ihre Gefühle ein.

3. Räume sinnstiftende Familienzeit ein.
4. Keine Besuche im Chatroom, egal, wie groß der Stress ist.
5. Nimm dir Zeit zur Selbstreflexion.

Gut, Nummer fünf war ein bisschen dicke, aber damit war zu rechnen gewesen. Schließlich war das eine Therapie. Den Arm um seine Frau gelegt, nahm sich Ken vor, mit Nummer zwei anzufangen. Zählte es als Aufmerksamkeit, wenn sie schlief? *Ja, tut es*, dachte er und erlaubte sich, Jenny noch ein wenig fester einzulöffeln. Er schloss die Augen und atmete die Moleküle aus Schweiß und Salz in ihrem Nacken ein. George hatte vorgeschlagen, er solle versuchen, sich an die Euphorie der ersten Verliebtheit zu erinnern, und Ken dachte zurück an den Moment, in dem er Jenny zum ersten Mal gesehen hatte. Sie war aus Abbys rotem Käfer Cabrio gestiegen, in abgeschnittenen Jeans und Bikinioberteil, ein Strandhandtuch hing ihr über der Schulter, ihre Haare waren windzerzaust und verstrubbelt. Abby, die am Steuer saß, hatte irgendetwas gesagt, das bei Jenny einen Lachanfall ausgelöst hatte, sie war zurück auf den Beifahrersitz geplumpst und in Abbys Arme gefallen. Sie waren so voller Freude gewesen.

Jenny stöhnte und bewegte sich leicht, wodurch sich ihr Gesäß an ihn drückte. Es dauerte keine zwei Sekunden, und er hatte einen Ständer. Sie hatten seit Monaten keinen Sex gehabt. Seit sie ihn an jenem Tag im Chatroom überrascht hatte, durfte er ihr nicht mehr nah kommen, und er wusste immer noch nicht, was sie gesehen oder gehört hatte. Er schob den Gedanken beiseite und strich sanft mit der Fingerspitze über ihren Nippel, der unter dem Nachthemd hart wurde. Die Brust seiner Frau war nur ein kurzes Stück von seinem Mund entfernt, und er beschloss, sich seinen Weg dorthin zu küssen. Aber kaum berührten seine Lippen ihre Schulter, da drehte sich Jenny von ihm weg auf den Bauch und zog die Bettdecke um sich. Ken spürte das alte stechende Gefühl der Zurückweisung, gefolgt von pochendem Ärger.

Mürrisch holte er sich einen runter. Er vermisste das Sexleben, das er mit Jenny genossen hatte, bevor sie Eltern geworden waren. Ihm war nicht klar gewesen, dass ihre Libido damals den Höhepunkt bereits überschritten hatte und auf den Nullpunkt zuging. Dann kam ihm ungebeten George in den Sinn und erinnerte ihn daran, dass er es schon wieder tat, immer gab er Jenny die Schuld. Aber schließlich hatte Jenny sich zurückgezogen. Selbst zwölf Jahre später erinnerte sich Ken daran, wie urplötzlich Jennys Ressourcen, ihre Fürsorge und zärtlichen Gesten allein den Zwillingen gegolten hatten.

«Hopphopp, Leute!», rief Ken, der endlich in den Tag starten wollte. Draußen war es sonnig und hell, der Wind trieb Wolken über den Himmel. Ein perfekter Tag zum Ansegeln. Frannie saß bereits am Frühstückstisch, aber Tessa war noch nicht aus ihrem Zimmer gekommen, und Jenny schien sich wie im Nebel zu bewegen. Seine Frau war kein Morgenmensch. «Die *Francesca* hisst um halb elf die Segel», brüllte er.

«Es ist Samstag.» Tessas Stimme von oben. «Lass uns in Ruhe.»

«Kein Witz, Tessa. Halb elf», rief Ken zurück. Tessa schien in letzter Zeit Spaß daran zu finden, die kleinsten Aufgaben in eine Herausforderung zu verwandeln. Etwas so Harmloses wie die Bitte, ihren Teller abzuräumen, konnte in einen Riesenkrach ausarten. «Jenny, würdest du deiner Tochter bitte klarmachen, dass ich es ernst meine.»

«Komisch, dass sie immer dann *meine* Tochter ist, wenn sie Schwierigkeiten macht», sagte Jenny, die die Treppe herunterkam und den Gürtel ihres Morgenmantels festzog. «Ich hab dich gestern gar nicht nach Hause kommen hören.» Am Fuß der Treppe gab sie ihm einen Kuss auf die Wange. «Wie war's in Boston?»

«Super. Ich habe mit Stefan und Brian den Deal besprochen und Geldgeber für die Wahlkampagne bezirzt. In achtundvierzig Stunden habe ich mehr erledigt, als die meisten Menschen ...»

«... in einem Monat hinbekommen», beendeten Jenny und Frannie seinen Satz.

Er lächelte und überraschte beide damit, dass er Jenny von den Füßen hob und sie einmal im Kreis drehte, bevor er sie wieder absetzte.

«Was in aller Welt ist los mit dir, Ken Gardner?», sagte Jenny und schlug ihm spielerisch gegen die Schulter.

Er wusste es nicht. Er wollte einfach, dass dies ein perfekter Tag wurde. «Wie? Kann ein Mann nicht mal seine Frau rumwirbeln, ohne gleich verhört zu werden?» Ken klatschte in die Hände. «Los, Ladys. Die Sandwiches machen sich nicht von allein.»

«Oh mein Gott, Dad, chill mal. Weißt du nicht, dass das Frühstück die wichtigste Mahlzeit des Tages ist?», sagte Frannie grinsend, während sie die Cornflakes-Schachtel schüttelte. «Holst du bitte mal die Milch?»

Wenigstens diese hier redet noch mit einem, dachte Ken. Er erinnerte sich, wie er früher mit den Mädchen sonntagmorgens Waffeln gebacken hatte. Er hatte am Waffeleisen gestanden, sie hatten das Dekorieren übernommen und nach Herzenslust Schlagsahne, Schokoflocken, Streusel und Sirup darauf verteilt. Sie hatten sich an ihn gehängt, die Arme um sein Bein oder seinen Hals gewickelt, ihm klebrige Finger ins Gesicht gesteckt, und er hatte all das geliebt. Er hätte Frannie gern gefragt, ob sie sich an diese Sonntage erinnerte. Stattdessen sagte er: «Kannst du dir vorstellen, was dein Grandad sagen würde, wenn ich ihn um Milch bitten würde, obwohl ich näher am Kühlschrank sitze?»

«Jawohl, kann ich», sagte Frannie und wackelte theatralisch mit den Augenbrauen. «Als Boomer hätte Grandad dir vorgejammert, dass er früher meilenweit durch den Regen laufen musste, um eine Kuh zu melken. Aber weißt du was?» Das Mädchen hatte einen Lauf. «Du hättest nicht gefragt, weil du ein eigenständiges Generation-X-Schlüsselkind warst.»

«Verdammt richtig.» Ken bewunderte die Chuzpe seiner Tochter.

«Was mich angeht», fuhr Frannie fort, «ich bin bloß ein jämmerliches, verzogenes kleines Z, handysüchtig und daran gewöhnt, Preise für den letzten Platz zu bekommen.»

Jenny zog Frannie in eine Umarmung. «Verlieren ist das neue Gewinnen, Süße!», sagte sie und zwinkerte.

«Solange wir uns alle einig sind», sagte Ken.

«Na los, Daddy.» Frannie zog eine Schnute. «Die Milch, bitte.»

Ken öffnete lächelnd den Kühlschrank. Er würde heute fünfe gerade sein lassen.

Eine Stunde später machten Ken und die Mädchen das Boot fertig, während Jenny das Mittagessen einpackte. Wieder überprüfte er auf dem Handy die Wettervorhersage – der Wind wehte stetig, und die Tide würde sie in beide Richtungen unterstützen. Er steckte das Telefon in die wasserdichte Hülle zurück, ohne auch nur einen Blick auf seine E-Mails zu werfen.

Keine Arbeit am Wochenende? Abgehakt.

Sinnstiftende Familienzeit? Abgehakt.

Keine Onlinechats? Abgehakt.

Ken wuppte die Therapie mit links.

Während Frannie und Tessa die Luken und Schotten öffneten, schwoll Kens Herz voller Stolz. Er mochte keinen Sohn haben, der den Namen Gardner weitertragen würde, aber seine Mädchen kannten sich aus auf der *Francesca.* Sie kletterten hinab in die Kabine, holten Kissen, Winschkurbeln, Ferngläser und Sonnencreme. Sie sorgten dafür, dass die Leinen und Taue ordentlich aufgewickelt waren, schrubbten die Möwenkacke vom Bug und klatschten sich nach jeder erledigten Aufgabe ab. Bei allen Generationswitzen waren seine Töchter erstklassige Bootsleute. Außerdem waren sie ein tolles Team und unterstützten sich gegenseitig. Angesichts seiner eigenen Kindheit erschien es ihm bemerkenswert, dass er irgendwie glückliche und gut geratene Kinder hinbekommen hatte. Vor allem gefiel ihm ihre

Freundschaft. Einst war Abby seine engste Verbündete gewesen, aber irgendwann hatte sie ihn fallen lassen, ohne sich noch einmal umzudrehen.

Ken drehte den Zündschlüssel und prüfte den Motor – Kühlmittel, Öl, Diesel. Alles bereit, es konnte losgehen. Die Mädchen machten abwechselnd Arschbomben vom Bug, er ruderte mit dem Beiboot an die Anlegestelle, um Jenny und die Kühlbox abzuholen. Unvermittelt verspürte er Liebe und Dankbarkeit für alles, das er hatte. Ja, es würde ein perfekter Tag werden.

Als alle an Bord waren, schipperte er die *Francesca* aus Stage Harbor heraus in den Nantucket Sound, wo genug Platz zum Segeln war.

«Schoten los!», kommandierte er. «Hisst die Segel! Mehr fieren!»

Die Mädchen waren auf Zack und beantworteten jeden Befehl mit *Aye, aye, Käpt'n.* Er gab das Kommando, die Segel zu hissen, und sie gehorchten. Hier auf dem Wasser sahen alle ein, dass er der König war.

«Bereit?», fragte er.

«Bereit», lautete die einstimmige Antwort.

Ken stellte den Motor ab und steuerte das Schiff in den Wind. Das war der Moment, in dem die Welt stillstand. Er sah das Muster auf dem Wasser, dunkle Flecken kräuselten sich auf der Oberfläche. Wind. Dann – mit einem *Wuusch* – füllten sich die Segel, und sie rauschten los, von einer unsichtbaren Kraft wie durch Zauberhand vorangetrieben. Ken lauschte dem Gurgeln des Wassers unter dem Boot, sah Algen und Schatten unter ihnen durchhuschen und spürte den Schiffskörper durch den Ozean pflügen, die Spannung in den

Segeln und das leichte Ziehen am Steuerrad. Aber vor allem spürte Ken hier auf dem Wasser die Anwesenheit seiner Mutter, ein Gefühl der Zufriedenheit und eine Verbindung zu etwas, das größer war als er selbst.

Eine Stunde später wehte der Wind sanft und stetig, das Wasser war ruhig, und die Mädchen lagen bäuchlings an Deck und starrten in die Tiefe, in das helle Grün, das sich hob und senkte. Nantucket Sound, ein ökologisch reichhaltiges, flaches Becken mit sich ständig verändernden Sandbänken und Untiefen, wurde von Martha's Vineyard, Nantucket und anderen Inseln südlich von Chatham vor dem offenen Meer geschützt. Es bot vielfältige Entdeckungsmöglichkeiten, natürliche wie auch von Menschen gemachte. Im Lauf der Jahre hatten sie unzählige Fischarten, Haie, Meeressäuger, Wasserschildkröten, Quallen und vieles andere beobachtet. Und dank der verlässlich tückischen Strömung hatten sich im Sound auch Dutzende Wracks angesammelt: Schoner, Schaluppen, Briggs und Lastkähne, obwohl sie Letztere noch nicht gefunden hatten. Die Regel lautete, wenn Tessa und Frannie etwas entdeckten, das der weiteren Untersuchung wert schien, brüllten sie: «Halt!», dann drehte er die *Francesca* in den Wind und warf den Anker, damit sie auf Entdeckungstour gehen konnten.

«Halt», kreischten die Mädchen. «Halt, halt!»

Wahrscheinlich falscher Alarm, aber warum nicht anhalten? Es war Mittagszeit, und zum Schwimmen war die Stelle perfekt. Ken steuerte das Boot in Windrichtung, bis die Segel erschlafften.

«Was habt ihr gesehen?», rief er, während er am Bug den Anker löste.

Frannie und Tessa waren bereits am Heck und warteten darauf, dass die *Francesca* wieder über den geheimnisvollen Schatz glitt.

«Weiß nicht genau.» Frannie schirmte mit der Hand ihre Augen gegen die Sonne ab. «Es sah menschengemacht aus. Und hat komisch herausgeragt.»

«Ich habe was blitzen sehen, vielleicht Gold.» Tessa rannte in die Kabine, um Masken und Flossen zu holen.

Sekunden später warfen sich die beiden Mädchen laut platschend ins Wasser.

«Viel Glück», rief Jenny ihnen zu, während die Mädchen Wasser traten und die Masken zurechtrückten. Dann griff sie zu einem überdimensionierten Sonnenhut.

«Und das Abenteuer beginnt», sagte Ken, setzte sich neben Jenny und legte eine Hand auf ihr schmales Fußgelenk.

«Gut gemacht, Mister. Die beiden haben einen wunderbaren Tag.» Jenny legte den Kopf nach hinten, schloss die Augen und lächelte in die Sonne.

«Und was ist mit dir?», fragte Ken. «Hast du einen wunderbaren Tag?»

«Tja, mal sehen. Kinder überglücklich. Mann arbeitet nicht. Tag auf dem Wasser.» Jenny tat so, als würde sie überlegen. «Ich muss wohl Ja sagen. So weit, so gut.»

Ken verstand, dass er den Tag noch versauen konnte. «Hervorragend. Alles Teil des Masterplans. Bleib genau, wo du bist. Ich bereite das Essen vor.» Er hob die Krempe ihres Huts an und küsste sie auf den Hals.

Jenny riss die Augen auf, ihre Unbeschwertheit war verflogen.

«Hey, tut mir leid. Ich wollte nicht vorschnell sein. Geh bitte zurück ins Zen», sagte Ken und stand auf.

«Ist schon okay», sagte Jenny und berührte die Stelle, an der er sie geküsst hatte. «Ich hatte nur nicht damit gerechnet.»

«Ich hoffe, dass wir wieder an den Punkt kommen, wo du damit rechnest und es vielleicht sogar genießt», sagte Ken lächelnd. «Ich gebe mir Mühe. Ich möchte, dass du das weißt. Ich arbeite daran.»

«Gut. Schön, das zu hören», sagte Jenny und trug Sonnencreme auf.

Ken spürte, dass seiner Frau irgendetwas im Kopf herumgeisterte. Er hatte die Fähigkeit, andere Menschen zu lesen, und wusste in Jennys Fall, dass er nicht lange würde warten müssen, um herauszufinden, was los war.

«Ich muss mit dir über etwas reden», sagte sie. «Nicht unbedingt jetzt gleich, aber bald.»

Ken setzte sich wieder. Er wusste, wenn er schwieg, würde sie die Stille füllen.

«Hör zu, ich weiß, dass ich mich nicht einmischen soll. Und ich werde nie ganz verstehen, was da zwischen dir und Abby ist» – Jenny hob die Hutkrempe an und sah Ken in die Augen –, «aber es muss etwas passieren. Die Arcadia-Situation muss sich ändern. Ich habe mich rausgehalten, aber das heißt nicht, dass ich keine Meinung habe.»

Ken wurde nervös, nickte aber freundlich.

«Es ist nur so, na ja, du musst das Richtige tun, Ken. Alle wissen, dass das Haus eigentlich Abby gehören sollte. So hätte es deine Mutter gewollt.»

Als seine Mutter ins Spiel kam, spürte Ken, wie seine Muskeln verkrampften und seine Hände sich ballten. Wer genau waren denn «alle»? Er starrte seine in seinem Schoß liegenden Fäuste an, entspannte die Finger, atmete tief durch und brachte ein Lächeln zustande. «Wie gesagt, ich bearbeite all das in der Therapie, wie ich dir versprochen habe.»

Jennys Miene wurde weicher, aber in dem Moment wurden sie von aufgeregtem Rufen aus dem Wasser unterbrochen.

«Mom! Dad!», kreischte Tessa. «Das müsst ihr euch ansehen.»

«Was denn?», fragte Jenny und beugte sich über das Heck.

«Ein Teil von einem Steuerrad», sagte Tessa. «Ich konnte nicht so dicht ran, wie ich wollte.»

Frannie war halb die Leiter hoch und sah aus, als wäre sie einem Gespenst begegnet. «Was, wenn da unten Leichen liegen?»

Durch die Strömung hindurch sah Ken den Fund: eine ungleichmäßige Kreisform. Vielleicht Speichen und Griffe? Mit Seepocken besetzt, von Algen bewachsen und vom schwappenden Wasser verzerrt. Er tauchte ohne Maske und Flossen hinunter, paddelte im Schildkrötenstil zum Meeresboden und glich auf dem Weg den Druck in seinen Ohren aus. Er packte den Gegenstand und zog kräftig, aber nichts rührte sich. Herrgott, die Mädchen hatten recht. Das war tatsächlich ein Schiffssteuer, halb unter Sand und Meerestieren begraben, immer noch fest mit irgendetwas verbunden.

Ken und die Mädchen versuchten die nächsten beiden Stunden lang, das Ding zu bergen – tauchen, ziehen, zerren –, aber ohne Erfolg. Trotzdem, was für ein Tag, ein echtes Abenteuer! Und Ken genoss jede Sekunde, schwelgte in der Bewunderung seiner Töchter.

Sechs herrliche Stunden später tuckerten sie wieder in den Stage Harbor hinein, angenehm erschöpft. Es hat kein Gezanke, keine Aufmüpfigkeit, keine Meuterei gegeben, dachte Ken voller Glück, als er seine Familie ans Ufer ruderte. Er stellte sich vor, wie er George Bericht erstatten würde.

«Lasst uns Hummerbrötchen zum Abendessen holen», schlug Frannie vor, als sie über den Anleger schlenderten.

«Oder lieber Sushi», warf Tessa ein. «Das ist ein Tag, der Sushi verdient hat.»

Frannie nickte. «Kreditkarte, Daddy.»

«Wie wäre es mit: ‹Danke für diesen tollen Tag, Dad›?», sagte Ken. Es sollte witzig klingen, kam aber bedürftig rüber. Kein Wunder, dass Tessa ihn für einen Idioten hielt. Ken war zu Coolness nicht fähig – wie Danny McCormick vor Jahrzehnten schon festgestellt hatte. Eine Welle der Einsamkeit schwappte in ihm hoch. Was hatte George noch über Einsamkeit gesagt? Dass Kinder sie als Scham wahrnehmen.

Kaum war Ken vom Anleger getreten, roch er Bratwürste auf dem Grill. Dann hörte er Stimmen. Direkt hinter dem Pfad zu seinem Haus hatte sich eine Familie niedergelassen. Strandstühle, zwei große, drei kleinere, standen im Halbkreis um einen Klapptisch voller Picknickutensilien herum. Die Kinder waren dabei, ein riesiges Loch zu buddeln – und gruben das einheimische Gras aus, das er zur Erosionsabwehr gepflanzt hatte. Die Eltern hockten auf ihren Strandstühlen, tranken Bier und pulten Erdnüsse. Ein offenes Feuer. Kohlebriketts. Der Gestank von Grillanzünder.

«Hey.» Jenny hielt ihn am Handgelenk fest, als könnte sie seine Gedanken lesen. «Ken, warum ignorierst du sie nicht einfach? Der Tag war perfekt. Lass uns reingehen, duschen und ihn mit einem dekadenten Abendessen beenden.»

Jenny hatte recht. Ken sollte auf sie hören. Das wusste er. George hatte ihm geraten, bis zehn zu zählen, bevor er auf Dinge reagierte, und erklärt, dass man in dieser kurzen Zeitspanne die Macht hatte, sich zu entscheiden, wie man handeln wollte. Eins, zwei, drei, vier ... Nein! Er kriegte es nicht hin. Irgendetwas an der Art und Weise, wie der Kerl seine Erdnussschalen wegwarf, über die Schulter hinweg in den Sand, Kens Sand, machte es ihm unmöglich weiterzuzählen. Ken schüttelte Jennys Hand ab und marschierte auf die Familie zu.

Der Kerl schaute auf und hob sein Bier, als Ken auf ihn zukam. «Besser wird's nicht, oder?»

«Ganz sicher nicht», sagte Ken, musterte den Bierflaschenkühler mit dem Spruch «Das Leben ist toll, Bier auch» und das hässliche Strandspielzeug aus Plastik, bestimmt für einen Dollar im Billigladen gekauft und in wenigen Tagen reif für die Müllkippe. Das älteste Kind, ein Mädchen, flocht sein Strandgras zu einer Halskette zusammen – amerikanisches Dünengras, von Ken zum Schutz seines wertvollen Küstenabschnitts eigenhändig gepflanzt. Die weißen Schenkel der Frau zerliefen auf dem Stuhl wie Kuchenteig.

«Tut mir leid, Ihnen das Picknick zu versauen, aber dies ist ein empfindliches Küstenhabitat und Privateigentum», sagte er. «Feuer sind nicht gestattet.»

Das Paar starrte ihn verständnislos an – ob verdutzt oder dämlich, wusste Ken nicht zu sagen.

«Whoa. Tut mir leid, Mann», sagte der Mann und stand auf. «Ich bin Fred. Das ist meine Frau Nancy. Wir haben ein Stück weiter ein Ferienhaus gemietet.» Er zeigte vage auf die andere Seite der Bucht. «Wir sind gerade angekommen. Lange Fahrt. Das ist unser erster Urlaubstag, und die Kinder wollten die Tier- und Pflanzenwelt sehen.» Er streckte eine fleischige Hand aus.

Ken schüttelte sie flüchtig und beobachtete, wie der älteste Junge einen Einsiedlerkrebs aus seiner Schale vertrieb. Sehen oder umbringen war die Frage. Er beschrieb den Eltern den Weg zum Monomoy National Wildlife Refuge, kaum eine Meile entfernt von hier.

«Dad!», kreischte Tessa vom Anleger. «Ich muss sofort mit dir sprechen.»

Ken wandte sich um und sah seine Tochter wild mit den Armen fuchteln, damit er so schnell wie möglich zurückkam.

«Süßes Mädchen», sagte Fred.

Eine leere Würstchenpackung wurde vom Tisch geweht und landete im Wasser. Das reichte. Ken hatte die Nase voll von Touristen – dem Müll, der Erosion, der Rücksichtslosigkeit.

«Tut mir leid, Fred, Sie werden woanders picknicken müssen.»

«Hören Sie, wir haben gerade die Würstchen auf den Grill gelegt», flüsterte der Mann eindringlich. «Lange Fahrt, die Kinder sind hungrig. Wir sind leise.»

Nicht mein Problem, dachte Ken. Aber um Tessas willen würde er einen Kompromiss machen. «Essen Sie die Würstchen, räumen Sie auf und verschwinden Sie.»

«Gehört der Strand nicht allen?», warf die Frau beleidigt ein.

«Dieser nicht», sagte Ken sachlich. «Sie haben zwanzig Minuten, um einzupacken. Und bitte kippen Sie ausreichend Wasser auf die Kohlen da.» Er drehte sich um und ging zum Anleger zurück, wo seine Töchter standen. Jenny hatte sich bereits ins Haus verzogen.

«Was für ein Idiot», murmelte Fred ihm nach.

«Echt jetzt, Dad? Echt jetzt?», sagte Tessa. «Musstest du dich unbedingt wie ein Riesenarschloch aufführen?»

«Lass es gut sein, Tessa», mahnte Frannie. «Dad schützt die Umwelt.»

Dies ist ein Lehrmoment, dachte Ken. Er würde nicht in Wut ausbrechen. «Tessa, damit die Küste allgemein zugänglich bleibt, bedarf es gegenseitigen Respekts.»

Augenrollen. Der Gipfel der Verachtung.

«Ich dachte, du bist Umweltschützerin.» Er versuchte es mit einer neuen Taktik. «Die haben in zehn Minuten mehr Erosion ausgelöst als wir im ganzen Jahr. Sie haben Feuer gemacht. Die Kinder haben Meeresgeschöpfe getötet.»

Augenrollen. Augenrollen. Ken hasste es, wenn das Gesicht seiner Schwester bei einer seiner Töchter auftauchte. Und Tessas Miene war ganz Abby.

«Hast du den Müll nicht gesehen, den sie verursacht haben?»

«Das ist einfach nicht fair», sagte Tessa.

«Was ist nicht fair?» Ken verlor langsam die Geduld.

Tessa verschränkte die Arme vor der Brust. «Dad, hast du je darüber nachgedacht, dass über sechzig Prozent der Erste-Klasse-Passagiere der *Titanic* überlebt haben, aber nicht mal fünfundzwanzig Prozent aus dem Zwischendeck?»

Was hatte das mit dem hier zu tun?

«Liebling ...», hob er zu erklären an, aber Tessa fuhr entrüstet fort.

«Das Land hier gehört dem Wampanoag-Volk», sagte sie. «Ganz Chatham, eigentlich das ganze Cape, wurde gestohlen. *Uns* gehört hier gar nichts.»

Ken wusste, dass er mit einer Antwort riskierte, ein ganzes Feuerwerk pubertärer Rage zu entzünden, das unter der Oberfläche schon in den Startlöchern stand. Er erinnerte sich, dass Tessa noch nicht einmal dreizehn war. Sie musste alles hinterfragen. Aber was zum Henker? Gestohlenes Land? Die Wampanoags? War das die Bildung, für die er Steuern zahlte?

Tessa entkreuzte die Arme und stemmte die Hände in die Hüften. «Ich meine einfach, es ist nicht fair. Das System ist korrupt. Wir leben in einer Protzvilla, während anderswo Menschen verhungern.»

Ja, das Leben war nicht fair. Aber seit wann war man der Buhmann, wenn man gut für seine Familie sorgte? Ken wusste, was er tun *sollte* – er *sollte* seiner Tochter sagen, dass er sie liebte und stolz auf ihre Ideale war –, aber Tessas selbstgerechter Gesichtsausdruck war zu viel für ihn. Wie konnte sie es wagen, ihr wunderschönes Zuhause als Protzvilla zu bezeichnen, als würde hier Reichtum geschmacklos zur Schau gestellt? Er betrachtete sein wunderbares Haus. Es war stilvoll, nicht wahr? Oder war es protzig? *Herrgott, reiß dich zusammen, Gardner.*

«Weißt du was, Tessa?» Ken trat so dicht an sie heran, dass er über ihr zu stehen schien. Dann beugte er sich herunter, sodass sein Gesicht vor ihrem war, und senkte seine Stimme zu einem wütenden Zischen. «Vor zehn Minuten ging es um Hummerbrötchen und Sushi, da hat dich das korrupte System nicht interessiert.»

Als seine Worte ins Schwarze trafen, sah Ken, wie das Gesicht seiner Tochter vor Beschämung verwelkte. Und so landete dieser perfekte Tag im Eimer. Gott, er hasste sich. Und würde sich später noch mehr hassen, die Nachwirkungen seiner Wut fühlten sich immer schlimmer an als die Wut selbst. Warum konnte er nicht der Vater sein, der er sein wollte? Er hatte sich solche Mühe gegeben, das familiäre Chaos zu vermeiden, anders zu sein als sein eigener Vater, dass er einfach einen neuen Fehlerkreislauf aufgemacht hatte, selbst fabriziert. «Liebling, es tut mir leid. Das sollte nicht so hart rüberkommen.» Er wollte es ungeschehen machen. «Wie ist das? Wenn du und Frannie das Grundstück erbt, könnt ihr beide machen, was ihr wollt. Es von mir aus in eine Kommune verwandeln.»

Zu spät. Tessa sah ihm nicht in die Augen. «Ist schon in Arbeit», sagte sie kühl.

Ken sah fragend Frannie an.

«Stimmt irgendwie», sagte Frannie kichernd. «Tante

Abby sagt, dass sie genau das mit dem Arcadia machen will. Eine Künstlerkommune.»

«Ist das so?», sagte Ken. Also steckte wieder einmal Abby dahinter. Dass sie der Grund für diese Meuterei war, sollte ihn eigentlich nicht überraschen. Aber das Arcadia gehörte ihr ja nicht einmal. Eine Künstlerkommune, nur über seine Leiche. Und laut seinem Testament nicht mal dann.

Adam

Auf dem Parkplatz vor dem Tzuco's schluckte Adam trocken ein paar Clonazepam herunter und sah zu, wie die untergehende Sonne den Himmel über dem Hafen von Provincetown rosa färbte. Sein Hirn war den ganzen Tag über entweder auf Hochtouren oder im Leerlauf gerattert. «Rapid Cycling» lautete der medizinische Fachausdruck dafür, und die Hochs und Tiefs, die er durchlebte, ließen ihn das alte Sprichwort *Was hochgeht, muss auch wieder runterkommen* ganz neu begreifen. Sein Herz fühlte sich an wie ein Springteufel in einem Kasten mit kaputtem Deckel – wenn er ihn runterdrückte, sprang er sofort wieder hoch.

Adam betrachtete das Ufer, wo Möwen auf flechtenbewachsenen Felsen hockten und Windstöße das Wasser kräuselten, und wartete ungeduldig darauf, dass die Pillen Wirkung zeigten. Durch das offene Wagenfenster hörte er das leise Kieselgeklacker der ablaufenden Wellen. Er sah aufs Wasser und stellte sich die seltsamen und wunderschönen Geschehnisse unter der bewegten Oberfläche vor: Blaue Hummer durchforsteten mit empfindlichen Fühlern die Seegraswiesen, Seesternen wuchsen Arme nach, Anglerfische ließen ihre biolumineszenten Köder baumeln. Als diese Bilder an den Rand seines Bewusstseins schwappten, schwamm ein Gedicht an Land.

Wieso gibt der Anglerfisch im Dunkeln Licht?
Was macht der fliegende Fisch im Flug?
Fragt den Wal. Fragt den Wal. Der ist klug.

Gern geschehen, dachte Adam, erfreut darüber, dass sich vielleicht ein Dichter unter seine akustischen Halluzinationen verirrt hatte. Wenn sich bloß die Kakofonie der anderen Stimmen abschwächen würde – er hätte gern gehört, was diese zu sagen hatte. Eine seiner Enkelinnen wollte Dichterin werden. Welche war es noch? Tessa, natürlich. Jetzt wusste er, woher ihr Talent kam. Tessa war schwierig. Burschikos, aber so durfte man ein Mädchen nicht mehr nennen. Auch wenn sie sich wie Jungs anzogen, wie Tessa manchmal, musste man so tun, als wäre das völlig normal. Er schloss die Augen und versuchte zuzuhören, wurde aber von den wirbelnden Farben hinter seinen Lidern abgelenkt, durchzogen von farnartigen Venen – wie Eisblumen am Fenster, nur rot. Dann lief eine schnelle Sequenz unangenehmer Bilder vor ihm ab: Emily brach im Krankenhaus zusammen; Ken kam mit einem blauen Auge aus der Schule; Abby schob die Gabel über ihren Teller, wollte nicht essen; Gretchen warf einen Becher nach ihm. Schweiß kribbelte auf seiner Haut wie Ameisenbisse. Adam öffnete die Augen. Er brauchte einen Drink.

«Na, wenn das nicht der Sokrates von Wellfleet ist», sagte Joe, Adams Lieblingsbarmann, zur Begrüßung. Er garnierte ein paar Cocktails und stellte sie auf ein Tablett.

«Herrgott noch mal, Joe, krieg deine Philosophen auf

die Reihe», sagte Adam, insgeheim erfreut über diesen Spitznamen. «Sehe ich aus wie jemand, der damit angeben würde, nichts zu wissen?»

«Mein Fehler», sagte Joe und schlug auf eine Glocke, um die Kellnerin zu rufen. «Was kann ich Ihnen heute Abend bringen?»

«Bourbon on the Rocks.»

Tzuco's Bar hatte die klassische L-Form, die Spiegelwand dahinter sorgte für Trinkerkameraderie und Rundumblick. Von seinem Lieblingshocker am Winkel des Ls hatte Adam den ganzen Raum im Blick. Joe stellte den Drink auf einen Untersetzer. «Wie läuft es denn in Meeresdingen?»

Adam atmete erleichtert auf. Joes Geplauder befreite ihn aus seinem Gedankenkarussell. «Willst du die gute oder die schlechte Nachricht?»

«Natürlich die gute», erwiderte Joe.

«Die Antwort eines jeden Trottels», sagte Adam gütig. «Ich bekomme den Nobelpreis dafür, dass ich dich im Dunkeln lasse.» Er trank einen Schluck. «Hier sind ein paar Fakten, die ich aber nicht weiter ausführen werde: Die Kohlendioxidwerte auf der Erde haben vor Kurzem die Marke von vierhundert *parts per million* überschritten. Dieses Jahr ist das heißeste seit Beginn der Messungen. Das Eis schmilzt. Die Riffe bleichen aus.» Adam blickte zur Decke, als würde er dort weitere Katastrophendaten suchen. «Mehr sage ich nicht. Unwissenheit macht schließlich selig.»

«Danke», sagte Joe.

Adam betrachtete den Jungen: ein netter Dummkopf. Er zeigte auf sein leeres Glas, fühlte sich schon viel besser, Ellbogen auf der Bar, Füße auf der Fußstütze. «Noch mal drei Fingerbreit, bitte.»

Joe schenkte großzügig ein.

«Okay, hier ist die gute Nachricht», sagte Adam. «Die gefährdeten Glattwale sind diesen Frühling wieder in großer Zahl am Cape vertreten. Auf der ganzen Welt sind nur noch etwa fünfhundert Exemplare übrig, und die haben sich hier» – Adam zeigte auf die Bucht – «versammelt, um unsere Ruderfußkrebse zu essen.»

«Cool», sagte Joe. «Das sind die Wale, die Sie erforschen, stimmt's?»

«Dein Trinkgeld ist gerade auf zehn Prozent gesunken», sagte Adam grinsend. Der Junge war klasse. «Buckelwale. Ich erforsche Buckelwale, du Dummkopf. Mach dir mal die Ohren sauber.»

Joe zuckte die Achseln. «Die Speisekarte?»

Adam nahm das ledergebundene Buch entgegen und legte es ungeöffnet auf die Theke. Eine Formalität. Er nahm immer die Calamari.

Langsam wurde es voller, Joe bediente andere Gäste, schüttelte komplizierte Mixturen aus Elixieren, Sirup und Aufgüssen, Mädchencocktails zu achtzehn Dollar das Stück. Offener Straßenraub. Bald war der Sommer da, dann würde Adam um seinen geliebten Eckbarhocker kämpfen müssen. Eigentlich mochte er die Touristen. Leute gucken war sein Lieblingshobby, vor allem in P-Town, wo das Ökosystem eine große Vielfalt anlockte. Adam spielte an der Bar ein Spiel für sich selbst. Er suchte sich jemanden aus und erforschte, beobachtete und belauschte die Person, bis er drei Dinge über sie erraten konnte: den Beruf, den Heimatort und die größte

Angst. Dann begann er ein Gespräch, um seine Vermutungen zu überprüfen. Er war Experte darin, Menschen zu lesen.

Neben ihm stand ein junger Mann mit Kampfstiefeln, schwarzer Lederjacke, Schottenrock und haarigen Beinen. *Logopäde, New York. Später dick zu werden.* Adam war nicht interessiert. Hinter dem Schottenpunk saß ein Paar mittleren Alters auf zwei Hockern, Bildungsreisende aus einer mittelgroßen Stadt in Ohio. Die bunte Strickjacke der Frau ließ Adam auf pensionierte Lehrerin tippen. Ihr Mann, dem aus den letzten aktiven Follikeln am Hinterkopf strubbliger Flaum spross, machte vermutlich in Versicherungen. Wahrscheinlich hatten sie den Tag auf einem Walbeobachtungsboot verbracht. *Gähn.* Weiter. Drei Biotech-Fuzzis – Silicon Valley oder Cambridge, schwer zu sagen – feierten am anderen Ende der Bar einen Deal mit Martinirunden. Die größten Langweiler von allen.

Da niemand seine Fantasie beflügelte, geriet Adam in einen Gedankenstrudel: Wie war es möglich, dass all diese Menschen – bloße Statisten auf der Bühne seines Lebens – glaubten, ihre Erfahrungen und Gefühle wären so reichhaltig und komplex wie seine? Dann begann er, seine Eindrücke von der Realität zu hinterfragen: War sie nichts als eine universelle Halluzination? War seine Manie im Kern nur die Weigerung, den Status quo mitzugehen? Die Idee gefiel ihm auch noch, als sie entfleuchte, und wieder griff er auf der Suche nach etwas, an dem er sich festhalten konnte, ins Leere. Warum zum Teufel merkte er das Clonazepam immer noch nicht?

Er trank einen großen Schluck Bourbon und spürte plötzlich ein Kribbeln im Nacken, ein sicheres Zeichen, dass er beobachtet wurde. Er schaute in den Spiegel und musterte die dort reflektierten Gesichter: das einsame, das betrunkene, das gestresste. Dann fand er die Quelle des Kribbelns: Am anderen Ende der Theke saß eine junge Frau, vor sich ein großes Glas Irgendwas-mit-Soda. Sie trug eine braune Lederjacke über einem hellgrünen Shirt, hatte glänzende dunkle Haare, ein betörendes Kinngrübchen und dicke Augenbrauen, wie er von seinem Platz aus erkennen konnte. Sie sah drahtig und zäh aus, war aber gleichzeitig wunderschön. Vor allem aber wirkte sie intelligent und neugierig. Ein Farbklecks in einem Meer aus Beige, und das wollte in P-Town, wo alle auf Teufel komm raus auffallen wollten, etwas heißen. Adam fing im Spiegel ihren Blick auf, hob sein Glas und lächelte, als wäre sie eine alte Freundin, die er zufällig in der Ferne auf dem Bahnsteig erblickt hatte. *Hallo*, dachte er und erwartete, dass sein Lächeln erwidert würde. Stattdessen verhärtete sich der Blick der Frau wie ein angespannter Muskel.

In dem Moment stellte Joe einen Teller mit gebratenen Calamari vor ihm ab, jeder Ring leicht gewürzt, mit cremiger Chipotle-Soße beträufelt und mit frisch gehackten Korianderblättern bestreut. Das zitronige Aroma schoss durch sein limbisches System. Adam beschloss, zum Wein überzugehen, bestellte einen munteren Chenin Blanc und machte sich über sein Essen her. Die Calamari im Tzuco's waren die besten auf Cape Cod – etwas süß, leicht nussig, niemals fettig. Besonders mochte er die Arme und Tentakel, die auf dem

Teller wie zarte getrocknete Blumen aussahen, aber die kräftigsten Teile des lebendigen Tieres waren, mit denen es durch das Wasser schoss und seine Beute packte und festhielt.

Um seine Calamari mit Konversation zu würzen, beschloss Adam, dem langweiligen Paar aus Ohio eine Chance zu geben. «Wie sind die Muscheln?», erkundigte er sich. Die Eheleute teilten sich einen Teller als Vorspeise, legten die leeren lila Schalen ordentlich aufgereiht in eine zwischen ihnen stehende Schüssel und hatten wahrscheinlich ihr ganzes Leben lang auf eine solch fesselnde Frage gewartet. Die Muscheln waren deliziös. Die Soße ein Traum. Und war das Cape zu dieser Jahreszeit nicht wunderschön? Sie kamen seit dreißig Jahren jeden Sommer hierher und mieteten immer dasselbe Cottage. Die Enkel, drei und sieben, ein Junge, ein Mädchen, würden Samstag eintreffen ... Adam beschlich das schreckliche Gefühl, gleich etwas über ihre Sandburgenbaupläne zu erfahren. Gerettet wurde er von einer schlanken Kellnerin, die die Eheleute informierte, dass ihr Tisch bereit sei. Sayonara, Schwachköpfe.

«Alles in Ordnung?», fragte Joe, als er den Teller des Paares abräumte.

Adam war bereit zu weiterem geistreichem Geplänkel, aber Joe hatte sich schon abgewendet und wischte mit einem Lappen die Bar ab. *Mieser Service*, dachte Adam. Und was für eine blöde Frage: *Alles in Ordnung*? Wie sollte denn je *alles* in Ordnung sein? Nein, es war nicht alles in Ordnung. Adam musste Joes irrtümliche Annahme korrigieren, dass seine Calamari ihn gelassener gemacht hätten. Hatten sie mitnichten.

Adam hob die Hand, um Joe zurückzuwinken, in seinem Kopf nahm bereits eine Standpauke Gestalt an, als er bemerkte, dass die Frau ihn wieder beobachtete. Nur sah sie ihm diesmal mit solcher Eindringlichkeit in die Augen, dass die Luft um sie herum flimmerte, als würde Hitze vom Asphalt aufsteigen. Sie war ganz sicher keine Durchschnittstouristin, die wegen der Lesbenszene oder der Aussicht hierhergekommen war. Sie wirkte entschlossen – als wäre sie aus einem Grund hier. Adam scrollte durch seine Raster: Restaurantkritikerin? Politische Aktivistin? Wissenschaftlerin, eine Kollegin? Er war ratlos. Eins war sicher, er hatte die interessanteste Person im Raum vor sich.

Adam schaute auf seinen leeren Teller und schob ihn beiseite. Als er wieder aufsah, hatte die Frau zu seiner Überraschung ihr Glas ausgetrunken und kam auf ihn zu.

«Darf ich mich zu Ihnen setzen?», fragte sie.

Adam deutete sprachlos auf den leeren Hocker neben sich.

Sie setzte sich und grinste. «Damit Sie mich nicht falsch verstehen, ich will Sie nicht anmachen. Ich sitze nur nicht gern allein in Bars und wäre froh über etwas Gesellschaft. Steph Murphy.» Sie streckte die Hand aus.

Ihr Lächeln war entzückend, ein Zahn stand leicht vor. «Freut mich, Sie kennenzulernen. Darf ich Sie Stephanie nennen, vermutlich ist das Ihr richtiger Name?», sagte er und nahm die Hand. Der schiefe Zahn war höchst charmant. Zahnklammern – das Übel der Menschheit. All diese Standardlächeln.

«O-kay», sagte sie unsicher.

«Ich bin Adam Gardner, Meeresbiologe und» – er hielt einen Moment nachdenklich inne – «Dichter. Darf ich Ihnen einen Drink bestellen?»

«Cranberry und Soda», sagte sie. «Danke.»

Adam winkte Joe herbei. «Also, woher kommen Sie, und was bringt Sie an diesen schönen Flecken unserer Erde?»

«Ich wohne in Jamaica Plain, komme aber schon seit dem College immer wieder nach P-Town», sagte sie und schaute an ihm vorbei in einen Sonnenuntergang, der so orange wie Zigarettenglut war.

«Ich habe viel Zeit in Boston verbracht», sagte Adam. «Was machen Sie dort?»

«Ich bin bei der Polizei», sagte Stephanie.

Adam war sicher, noch nie eine Polizistin getroffen zu haben. «Was hat Sie dazu gebracht?»

«Mein Vater und seine vier Brüder sind alle beim Boston Police Department. Wie schon mein Großvater. Vermutlich könnte man sagen, ich wurde da reingeboren, auch wenn ich die erste Frau in der Familie bin, die die Streifen trägt.»

«Faszinierend», sagte Adam.

«Glauben Sie mir, es ist nicht so glamourös, wie es bei *Law & Order* aussieht. Viel Papierkram.» Dann sah Stephanie ihn mit einem seltsamen Lächeln an. «Ich bin hier, um mir einen Cold Case anzusehen.»

Adam hatte gewusst, dass sie sich als interessant herausstellen würde, aber das war mehr als erwartet. «Ein Mord?»

«Eher ein Vermisstenfall.»

«Spannend», sagte Adam. «Ich hätte Sie in Millionen Jahren nicht für eine Polizistin gehalten.»

«Das höre ich oft», sagte sie. «Ehrlich gesagt sind Sie auch mein erster Dichter-Schrägstrich-Meeresbiologe. Ich wusste nicht, dass das zusammengeht.»

Adam liebte Frauen, die zu plänkeln verstanden. Die hier erinnerte ihn an die schnell redenden Frauen aus den alten Schwarz-Weiß-Filmen. «Dichtung und Wissenschaft? Dieselben Fähigkeiten: Sei aufmerksam, lass dich überraschen, rede darüber», sagte er in Verballhornung von Mary Olivers Zeilen. *Wie lautete das Sprichwort? Gute Autoren borgen, große Autoren stehlen.*

Joe stellte ihre Drinks ab.

«In welchem Dezernat sind Sie?», fragte Adam, der stolz darauf war, ein bisschen Ahnung von allem zu haben. Er las täglich die *New York Times*, den *Boston Globe* und die *Cape Cod Times* von vorne bis hinten, und das schon seit Jahrzehnten. Es gab kein Thema, bei dem er nicht informiert mitreden konnte.

«S.T.O.P.», sagte sie.

Adam versuchte, die Abkürzung zu entschlüsseln.

«Special Tactics and Operations. Sie wissen schon, die guten Fälle: bewaffnete Verdächtige, Geiselnahmen, solche Sachen.»

«Beeindruckend. Erzählen Sie mir was über Ihre vermisste Person», sagte Adam. «Vielleicht kann ich helfen? Ist er auf der Flucht? Verfolgen Sie ihn? Ich nehme an, die Zielperson ist männlich.»

«Ja, ein Mann. Und nein, er hat null Ahnung.»

Adam genoss ihr kleines Spiel. «Was wissen Sie über ihn?»

«Nur die Basics: Name und Adresse», sagte Stephanie. «Ich bin noch am Anfang, sammele Informationen, observiere, diese Dinge.» Als sie ihn anlächelte, vertiefte sich das Grübchen in ihrem Kinn. Was war das mit dem Grübchen? «Ich habe den ganzen Sommer Zeit, um ihn zu finden.»

Adam war erfreut, dass Stephanie den ganzen Sommer über in der Stadt sein würde. Vielleicht würde er sie zu einer privaten Walbeobachtungstour auf sein Boot einladen. «Darf ich fragen, was für ein Verbrechen er begangen hat?»

«Habe ich gesagt, dass er ein Verbrecher ist?», erwiderte sie und verzog den geschlossenen Mund zu einem Lächeln.

Oh, die war wirklich clever! «Haben Sie nicht», gab Adam zu.

«Er könnte natürlich ein Verbrecher sein», sagte sie. Ihr Blick folgte einem dicken Wassertropfen, der an ihrem Glas herunterrollte. «Aber das glaube ich nicht. Ich denke, er ist bloß ein typischer Mann. Einfach jemand, der sich nimmt, was er will, ohne darüber nachzudenken.»

Ah. Eine Feministin. Und forsch noch dazu! Adam dachte an seine Tochter Abby, die er so gern provozierte. Er überlegte, irgendeine Klugscheißerbemerkung über Frauen und ihre Wankelmütigkeit herauszuhauen, ließ es aber sein. Er amüsierte sich mit Stephanie und wollte sie nicht kränken. Wenigstens jetzt noch nicht. Wer wusste schon, ob sie über so etwas lachen konnte? Viele Frauen konnten das nicht, zumindest heutzutage nicht. Er würde ihr irgendwie zeigen, dass er zu den guten Jungs gehörte. Herrgott, er hatte vor, im Herbst für Hillary zu stimmen, das sollte ihm doch wirklich ein paar Punkte einbringen. «Seien Sie nicht zu streng mit uns armen Kerlen. Die Regeln haben sich schnell geändert. Wir tun unser Bestes, um Schritt zu halten.»

Stephanies Handy leuchtete auf. «Mist», sagte sie alarmiert und sprang von ihrem Hocker. «Tut mir leid, Adam. Ich muss los. Ich hatte meiner Frau versprochen, vor zwanzig Minuten wieder da zu sein. Unser Baby, Jonah, muss gefüttert werden. Und ich bin die Milchquelle.»

Frau? Baby? Beides war Adam entgangen. Er bemühte sich, cool zu wirken, wollte aber nicht, dass sie ging. «Wir sollten uns wiedersehen. Ich lebe schon lange auf diesem Sandstreifen», sagte er und gab ihr seine Visitenkarte. «Wenn Sie Hilfe brauchen, um diesen Kerl zu finden, sagen Sie Bescheid. Wenn ich ihn nicht selbst kenne, kenne ich Leute, die ihn kennen.»

«Ganz bestimmt», sagte sie und strich mit dem Finger über die eingravierten Buchstaben auf der dicken Pappe. Sie hielt die Karte an einer Ecke fest und winkte ihm damit zu. «Süß. Alte Schule.»

Adam kam sich uralt und albern vor. «So wissen die Leute, wohin sie ihr Telegramm schicken müssen», sagte er.

Zu seiner Freude kam der Witz an, ein Lachen überzog Stephanies Gesicht. Vielleicht sollte er sie zu seiner Geburtstagsfeier einladen? Eine gute Idee. Junge, schöne Gäste würden seinen Kollegen vielleicht klarmachen, dass er kein Relikt war.

Stephanie nahm sein Handy und tippte ihre Nummer ein. «So machen die Kids das heutzutage. Schicken Sie mir eine Nachricht», sagte sie und verließ die Bar, ohne sich noch einmal umzusehen.

Einige Stunde später rauchte Adam einen Joint – whoa, das Zeug war stärker als früher – und spürte, wie süße Lethargie seinen Körper überkam und ihn unter dem samtenen Himmel in seinen Liegestuhl sinken ließ. Bis zu seinem Geburtstag blieben ihm weniger als zwei Monate, und er war in Bezug auf seine Entdeckung noch nie so unsicher gewesen. Er wusste ja, dass Zweifel wichtiger Bestandteil wissenschaftlicher Forschung waren. Er befand sich sozusagen im Inneren des Wals. Ja – das war die passende Metapher. Er musste einen Weg finden, mit seiner Unsicherheit klarzukommen. Oder vielleicht war er auch einfach nur bekifft. Adam suchte den Nachthimmel nach einem Zeichen ab. Ein bisschen Funkeln, aber nichts Deutliches. Er dachte an die junge Frau, die er kennengelernt hatte – tolles Mädchen –, und daran, wie sie aus der Bar gerannt war, um ihren Sohn zu füttern. Jonah, so hatte sie ihn genannt. Jonah, der aufsässige Prophet. Jonah und der Wal. Das war das Zeichen! *Drei Tage*, dachte er. Der Legende nach würde er nur drei Tage lang im Inneren des Wals bleiben. Und dann ausgespuckt werden auf *terra firma*.

Steph

Stephs Aufwachen wurde von knarrenden Dielen, dem Knirschen einer Kaffeemühle und dem Rauschen der Toilettenspülung begleitet – vertraute Geräusche, die einen neuen Tag ankündigten. Sie öffnete blinzelnd die Augen. Jonah lag leise glucksend in der Wiege neben dem Bett, die Augen weit aufgerissen, offensichtlich fasziniert von den verstaubten Blättern des Deckenventilators.

«Guten Morgen, mein Süßer», sagte sie, stapelte Kissen am Kopfteil des Bettes auf und trank von dem Wasser, das sie gestern Abend auf den Nachttisch gestellt hatte. «Bereit fürs Frühstück?» Jonahs Beine strampelten durch die Luft, Steph nahm ihn hoch und atmete den Duft seines Kopfes mit den Flaumhaaren ein, unter dessen Haut Blut durch ein Netzwerk feinster Äderchen gepumpt wurde. Ein Atemzug reichte, um ihre Brüste zum Kribbeln zu bringen und die Milch einschießen zu lassen, während das Oxytocin ihren Körper mit Wohlbefinden flutete.

Toni erschien mit zwei Kaffeebechern im Türrahmen, kam herein und stellte sie auf den Nachttischen ab. Dann kroch sie wieder zu Steph unter die Decke. «Erzähl mir alles», sagte sie.

Steph wusste nicht, wo sie anfangen sollte. Nach

dem Gespräch mit Adam im Tzuco's hatte sie Toni angerufen, um ihr zu sagen, dass sie nicht rechtzeitig zum Stillen zu Hause sein würde. Toni hatte keine Fragen gestellt und Steph keine Erklärung gegeben. In ihrem Kopf war nichts als Lärm. Sie hatte gerade mit einem Mann gesprochen, mit dem sie dreiundzwanzig Chromosomen teilte. Ein Walforscher. Ein Mann, so anders als ihr Dad (oder als jeder andere Dad, den sie kannte), dass ihr bei dem Versuch, ihr Leben um diese neuen Informationen herum anzuordnen, schwindelig wurde.

Vom Tzuco's aus hatte sie sich in Richtung ihres Sommerhauses aufgemacht. Sie kam an Touristen von den in der Bucht vor Anker liegenden Kreuzfahrtschiffen vorbei, an tätowierten Bikern, Dragqueens und Fischern, an Galerien, Läden und Bungalows mit Winzgärten voller riesiger Blüten – alles beleuchtet von dem Abendlicht, für das Provincetown berühmt war. Als die ersten Sterne am dämmrigen Himmel funkelten, war sie an den Strand abgebogen. Sobald ihre Füße Sand berührten, hielt sie an, zog ihre Jacke aus und legte sich hin.

Sie atmete die Salzluft und spürte, wie sich der Sand unter ihrem Gewicht bewegte. Das Murmeln der Bucht beruhigte sie, ein Geräusch, als würde die Welt mit ihr atmen. Oder hörte sie vielleicht einen Wal atmen, was, wie Adam ihr erzählt hatte, durchaus möglich war. Adam! Ihr leiblicher Vater. Charmant, exzentrisch, anziehend.

Steph schüttelte den Kopf. Warum glorifizierte sie ihn? Sie hatte ihren Samenspender getroffen, mehr nicht. Die salzige Luft legte sich wie eine Decke auf sie, sie lag reglos im Sand, sah vorbeiziehenden Satelliten nach und suchte die wenigen Sternbilder, die sie kannte: den Großen Wagen, den Gürtel des Orion, den Dunst der Milchstraße. Warum war sie hier? Dann fühlte sie sich auf einmal so leicht, dass sie meinte, über dem Sand zu schweben. Mehrere Minuten lang trieb sie auf dieser ruhigen Welle des Bewusstseinsstroms und spürte die Endlosigkeit des Universums. Dann hatten die Mücken sie entdeckt. So viel zu Transzendenz.

«Vielleicht fängst du damit an, wie du das Eis gebrochen hast?», schlug Toni vor.

«So war es nicht», sagte Steph. «Ich habe ihn gesehen ... und bin einfach rübergegangen und habe mich vorgestellt.»

Toni nickte, als hätte sie nichts anderes erwartet. Und in Wahrheit hatte sie alles mehr oder weniger vorhergesehen – nicht nur war sie sicher gewesen, dass Adam Gardner in der Bar saß, sondern auch überzeugt, dass er nach Steph Ausschau hielt, wenn auch unbewusst. Normalerweise sperrte sich Steph gegen Tonis Alles-geschieht-aus-einem-Grund-Glauben, aber ihre flüchtige Transzendenz-Erfahrung gestern Abend war eine Offenbarung gewesen.

«Wie ist er denn so?», fragte Toni.

Der Kaffee, stark und nur mit warmer Milch gesüßt, erdete Steph. Der Mann war schwer zu beschreiben. Das Seltsamste war gewesen, sich selbst in ihm zu sehen. Nicht die offensichtliche äußerliche Ähnlichkeit, sondern das, was sie für winzige DNA-Blitze hielt –

Gesten, die sie beide machten. Zum Beispiel seine Art, Daumen und Zeigefinger aneinanderzureiben, wenn er versuchte, ein Gefühl auszudrücken.

«Charismatisch», sagte sie, es war das erste Wort, das ihr einfiel. «Intensiv. Er ist völlig besessen von Walen.» *Und ein Selbstdarsteller*, dachte sie. Sie war hingerissen gewesen. Ihre jugendliche Mutter musste seinem Charme sofort erlegen sein.

«Was noch?», fragte Toni.

«Möglicherweise leicht neben der Spur», fügte sie hinzu, als sie an Adams große Gesten und schnellfeuergewehrartige Sprechweise dachte. «Keine Ahnung. Ich mochte ihn. Er war witzig.»

«Hm. Wie lange habt ihr geredet?», fragte Toni.

«Weiß nicht, vielleicht eine Dreiviertelstunde?»

«Irgendwelche Überraschungen?»

Die einzig wirkliche Überraschung war, dass Steph Adam hatte verhören wollen und er ihr seinerseits viele Fragen gestellt hatte. «Eigentlich nicht», sagte sie.

«Keine roten Flaggen?»

Steph wusste, worauf Toni hinauswollte. Der Mann hatte ihre Teenagermutter ausgenutzt. Da war es möglich, dass er sich bei attraktiven jungen Damen wie ein Lustmolch aufführte.

«Eigentlich nicht», sagte Steph. «Wir haben Nummern ausgetauscht.» Seine Visitenkarte lag auf ihrem Nachttisch. «Ich bin mir ziemlich sicher, dass er sich meldet. Er hat angeboten, mich zu einem Walschutzgebiet mitzunehmen, wo er forscht.»

«Hmm.» Toni nippte an ihrem Kaffee. Falls sie Vorbehalte hatte, weil Steph allein mit einem Fremden auf einem Boot sein würde, behielt sie sie für sich. «Und wie *fühlst* du dich bei alldem?»

«Verwirrt», gab Steph zu. Sie war die verwirrte Tochter eines neuen Vaters, die verwirrte Halbschwester von zwei fremden Menschen und die verwirrte Mutter des kleinen Kerls in ihren Armen. Sie schaute in Tonis weise blaugraue Augen und strich eine blonde Haarsträhne hinter das Ohr ihrer Frau.

«Ich liebe dich», sagte Steph und lehnte sich ein Stück zur Seite, um Toni zu küssen. «Wahrscheinlich dachte ich, die Begegnung mit Adam Gardner würde irgendeinen Abschluss bringen, aber stattdessen fühle ich mich wie aufgeknackt.»

«Auf gute Weise?», fragte Toni.

«Auf umwälzende Weise», sagte Steph. Jonahs Augen waren halb geschlossen, er drückte im Takt des Saugens die Fäuste zusammen. «Willst du was Cooles über Buckelwale hören?»

«Wer will das nicht?», erwiderte Toni.

«Sie geben rosa Milch!», sagte Steph. Sie hatte keine Ahnung, warum von den vielen faszinierenden Buckelwalfakten, die Adam ihr erzählt hatte – die Giganten legten zwischen Geburtsort und Futterplätzen fünftausend Meilen zurück, ihre Herzen wogen fast zweihundert Kilo, und ihre Lieder waren noch in zwanzig Meilen Entfernung zu hören –, rosa Milch den größten Eindruck hinterlassen hatte. Vielleicht weil sie als ebenfalls laktierendes Säugetier sich allen Müttern verbunden fühlte, auch den *Cetacea* (das Wort hatte sie von Adam gelernt). Steph war an solche Gedanken und Gefühle nicht gewöhnt.

«Das *ist* cool», sagte Toni. «Übrigens haben deine Eltern wieder angerufen.»

Steph stöhnte.

«Sie kommen am Vierten, wie immer. Und übernachten in einem Bed & Breakfast in Wellfleet.»

Steph fühlte sich dem nicht gewachsen. «Ich habe keine Ahnung, wie ich mit ihnen über all das reden soll.»

«Tja, sie auch nicht. Aber es ist an der Zeit. Dein Vater kennt jetzt die Wahrheit, und alle haben die Chance gehabt, sie zu verarbeiten. Früher oder später werdet ihr drei darüber reden müssen», sagte Toni. «Außerdem haben sie Sehnsucht nach ihrem Enkel.»

Jonah hatte losgelassen, und Steph schob ihn so zurecht, dass er mit dem Rücken an ihren Oberschenkeln lehnte und sie ansah. Sie hielt die kleinen Handgelenke umfasst. «Und was haben Mommy und du gestern Abend gemacht, Mister?», fragte sie in dem universellen mütterlichen Singsang.

«Er hat geschlafen», sagte Toni, «und ich habe die Tarotkarten befragt.»

Steph seufzte.

Toni gab ihr ihre Karte, die Zehn der Schwerter – ein Mann auf dem Boden, in dessen Rücken zehn Schwerter steckten.

«Das ist ja nett.»

«Deine Halbgeschwister arbeiten sich durch irgendein Trauma», sagte Toni.

Wer verdammt noch mal nicht? Steph gab ihr die Karte zurück.

«Und es ist kein Null-acht-fünfzehn-Trauma», fuhr Toni fort. Sie steckte die Karte mitten in den Stapel und mischte. «Da geht es um was Großes. Das ganze Deck hat auf Menschen mit Wunden hingedeutet.»

«Ach komm, Toni», sagte Steph.

«Ich meine nur, pass gut auf», sagte Toni. «Wer verletzt ist, verletzt andere.»

Abby

Was vor zwölf Jahren aus Mitleid begonnen hatte – um Ken und Jenny vierundzwanzig Stunden lang eine Pause von ihren sechs Monate alten Zwillingen zu verschaffen –, war zu Abbys Lieblingstag des ganzen Sommers geworden und hatte ihren Ruf als beste Tante aller Zeiten gefestigt. Nicht dass die Konkurrenz groß gewesen wäre – trotz Rebeccas albernen Beharrens darauf, «Tante» genannt zu werden –, denn Abby war ihre einzige richtige Tante. Und jedes Jahr am 30. Juni gab sie alles, damit Frannies und Tessas halber Geburtstag den tatsächlichen übertrumpfte, der zwischen den Jahren oft im Feiertagstrubel unterging. Zu dieser «Halbjahressause», wie sie es nannten, gehörten Geschenke, Abenteuer und eine unantastbare Eis-zum-Mittagessen-Regel. Aber das Beste an diesem Festtag, zur Tradition geworden, seit die Mädchen siebeneinhalb waren, war die Übernachtung in einer der begehrten Strandhütten in Provincetown. Wie genau Abby es schaffte, sich jedes Jahr ein solches Cottage zu sichern, verriet sie nicht. Dann saßen die drei ohne Strom und fließendes Wasser in den Dünen, rösteten Marshmallows, hielten Ausschau nach Sternschnuppen am Nachthimmel und erzählten sich Geheimnisse.

Als Abby gegen zehn Uhr morgens auf die Einfahrt

ihres Bruders fuhr, herrschten bereits siebenundzwanzig Grad, und Stage Harbor war voller Menschen – mit SUPs und Kajaks auf dem Wasser; Strandgänger beluden Boote mit Klappstühlen, Taschen, Handtüchern und Kühlboxen, Hunde sprangen im flachen Wasser Stöcken und Tennisbällen nach. Der kurze, rasante Frühling war schon wieder vorbei, träge Sommertage lagen vor ihnen. Erdbeeren schickten ihre Ausläufer über den Boden des Beets neben der Einfahrt, kleine rote Beeren zogen die Stängel nach unten.

Ken stand vornübergebeugt am anderen Ende seines Gemüsegartens, so in sich versunken, dass er ihre Ankunft nicht mitbekam. Abby konnte nicht erkennen, was er da trieb. In der einen Hand schien er etwas zu halten, mit der anderen etwas zu entwirren, sein konzentrierter Gesichtsausdruck erinnerte Abby an die Sommer ihrer Kindheit, als sie in den Wellfleet Woods Waldtiere, Seevögel und Kaulquappen gerettet hatten. Ken hatte immer ein Herz für Tiere gehabt.

Abby sah, wie Ken sich aufrichtete und schützend etwas mit den Händen umschloss. Als er sie an sein Gesicht hob, ergriff Abby die irrationale Furcht, ihr Bruder würde sich dieses Etwas in den Mund stopfen oder es zerquetschen. Aber nein, seine Lippen bewegten sich. Er sprach mit irgendeinem Lebewesen. Dann lächelte er, warf die Arme hoch und öffnete die Hände. Ein Goldzeisig erhob sich in die Lüfte, flog als gelber Punkt taumelnd über den Rasen und auf den nächsten Baum. Abby hatte Tränen in den Augen. Vor ein paar Tagen hatte sie zum ersten Mal Bewegungen in ihrem Bauch gespürt – und in ihr war eine Liebe aufgebrandet, die so stark war, dass sie alles umwarf, was bisher da gewesen war. Seither rührte sie praktisch alles zu Tränen, vom Tuten eines Nebelhorns bis zu dem treuen Klopfen von Fridas Schwanz. Abby legte die Hand auf ihren Bauch, in dem ein Lebewesen in einem dunklen Ozean schwamm.

Sie stieg aus dem Wagen und rief ihrem Bruder ein Hallo zu, dabei hielt sie zwei weiße Bäckerstüten in die Höhe, die, wie sie beide wussten, seine liebste Leckerei enthielten: *Dirt Bombs*, Zimtdonuts, die aussahen wie Muffins. Ken antwortete mit einem kurzen Winken und widmete sich erneut seinem Gemüsegarten, wo er versuchte, ein Netz wieder an Stäben zu befestigen. Abby ließ die Tüten sinken und beschloss, sich von der ablehnenden Haltung ihres Bruders nicht die gute Laune vermiesen zu lassen. Sie schob mit der Hüfte die Autotür zu, der laute Knall kündigte Frannie und Tessa ihre Ankunft an.

«Tante Abby ist da! Tante Abby ist da!», erscholl es begeistert aus dem Haus.

Die Fliegentür flog auf, und die beiden Mädchen rannten die Steintreppe herunter, quer über den Rasen und warfen sich auf Abby, wie sie es schon als Kleinkinder getan hatten. Jedes Jahr fragte sich Abby, ob dies die letzte Halbjahressause sein würde. Wie lange würden die Zwillinge noch Zeit mit ihrer Tante verbringen wollen? Und im nächsten Jahr hatte sie ein Baby im Haus. Die Mädchen griffen nach den Muffintüten, hakten sich bei Abby unter und zogen sie zum Haus.

«Dad», schrie Frannie in Richtung Gemüsegarten, «es gibt Dirt Bombs.»

«Beeil dich!», befahl Tessa.

«Wartet!», rief Ken und winkte sie zu sich. «Ich brauche hier erst mal Hilfe.»

Spielverderber, dachte Abby.

Die Mädchen sahen sie Hilfe suchend an. Abby entschied sich für Diplomatie. Die Dirt Bombs mussten warten. «Geht und helft eurem Vater», sagte sie und nahm ihnen die Tüten ab. «Ich decke den Tisch, dann geht die Party los.»

Frannie und Tessa trotteten widerwillig zu ihrem Vater.

Von der Veranda, die das ganze Haus umgab, kam man in die Küche: weiße Wände, Terrakottafliesen, große Panoramafenster und ein langer Tresen, der die Küche von einem Esstisch aus Eiche trennte. Jenny hastete umher, einen Korb auf die Hüfte gestützt, und sammelte verstreute Bikiniteile, Flipflops und Haarbänder ein. Ein vertrauter Anblick. Jenny gab sich alle Mühe, ordentlich zu sein, aber es lag nicht in ihrer Natur. Wenn sie im Wohnzimmer eine Strickjacke auszog, blieb diese dort aller Wahrscheinlichkeit nach liegen, bis die Putzfrau kam.

Als Jenny Abby bemerkte, ließ sie den Korb fallen. «Ich weiß, was du denkst», sagte sie und gab Abby einen Kuss auf die Wange. «Wieso sieht es hier immer aus, als wäre eine Bombe eingeschlagen?»

«Du weißt schon, mit wem du gerade redest?»

«Aber du bist Künstlerin», sagte Jenny. «Von dir erwartet keiner, dass du ordentlich bist.»

Abby überlegte, ob sie gekränkt sein müsste. «Unter uns Schlampen: Dir muss doch klar sein, dass jemand, der hier reinkommt, nur das da sieht», sagte sie und zeigte auf den Ausblick auf Stage Harbor. Sie kam Jenny zu Hilfe und warf Haarscrunchies und einen Lippenstift in den Korb. «Man könnte hier bis zu den Knöcheln in dreckiger Wäsche stehen und es nicht merken.»

«Deswegen bist du du!», sagte Jenny. «Glaub mir, die meisten sehen das anders.»

«Ich meine nur, du kannst bessere Dinge mit deiner Zeit anfangen.» Abby hoffte sofort, ihre Worte würden nicht als Kritik aufgefasst werden.

Aber Jenny lachte zustimmend. «Stimmt. Viel bessere Dinge. Aber in einer Stunde fängt meine Gartenführung an, und mindestens einer schnüffelt immer rum und schaut durch die Fenster rein.»

«Na und?», sagte Abby. «Dann sieht man, dass du lebst.»

Jenny atmete aus. «Die Leute wollen Märchen, Abby. *Wähler* wollen Märchen. Sie wollen sehen, was sie für ihre Stimme bekommen. Den perfekten Garten, das perfekte Haus, die perfekte Ehefrau, das perfekte Leben.» Jenny öffnete den vollgestopften Wandschrank im Flur, ein Tennisschläger purzelte heraus. Sie schob ihn mit dem Fuß zurück, stellte den Korb auf den Haufen und lehnte sich gegen die Tür, bis das Schloss *klick* machte. «Wähler mögen keine schlampigen Frauen.»

Mein Bruder auch nicht, dachte Abby.

Sie setzten Kaffee auf und deckten auf der Veranda den Frühstückstisch: Becher, Teller, Servietten, Saft. Abby legte die Muffintüten dazu.

«Also, was steht bei der Halbjahressause auf dem Programm?», fragte Jenny.

«Das Übliche: viel Zucker, der Strand, ein, zwei Projekte», sagte Abby. «Wenn du dir nicht schon was überlegt hast, habe ich gedacht, ich helfe ihnen, mit Grandads Geburtstagsgeschenk anzufangen.»

«Das wäre großartig.» Jenny füllte Kaffeesahne in ein Kännchen. «Danke noch mal. Du machst dir keine Vorstellung, wie sehr sie sich jeden Sommer auf diesen Tag freuen.»

«Ich mich auch», sagte Abby.

«Wie geht es dir?», fragte Jenny.

«Mein Rücken tut weh, ich habe ständig Hunger und muss die ganze Zeit pinkeln.»

«Ah, das Dreigestirn der Schwangerschaft», sagte Jenny lächelnd und senkte dann die Stimme. «Hast du es David schon gesagt?»

«Habt ihr was Romantisches für euren Abend zu zweit geplant?», gab Abby zurück.

Dann kamen die Mädchen durch die Tür gerannt und hielten direkt auf die Dirt Bombs zu.

«Stopp.» Jenny deutete auf das Waschbecken. «Erst die Hände!»

«Tante Abby, weißt du, dass Dad gerade einen Goldzeisig gerettet hat?», fragte Frannie, während sie ihre Handgelenke mit Seife einschäumte, wie es die Ärztinnen in ihrer Lieblingsserie *Grey's Anatomy* taten.

«Ja, ich habe ihn losfliegen sehen.» Abby lächelte Ken zu, der gerade hereinkam. Er hatte seinen Töchtern beigebracht, Vögel zu lieben und sie anhand des Gesangs zu unterscheiden – wie er es selbst von Adam gelernt hatte. All die flatternden Geschöpfe, wie fliegende Fabelwesen oder eingebildete Geistesblitze. «Ken, weißt du noch, wie wir die Zaunkönigbabys im Nest mit der Pipette gefüttert haben, nachdem eine Katze die Mutter gefressen hatte?» Das machte sie manchmal: glückliche Erinnerungen aus ihrer Kindheit heraufbeschwören, als könnte sie durch die Erwähnung ihrer früheren Nähe ein wenig Zuneigung wecken.

Sie setzten sich an den Terrassentisch.

«Ich weiß noch, dass du für sie backen wolltest», sagte Ken grinsend. Dann zog sich sein Mund wieder nach unten. «Eure Tante Abby war nicht begeistert, als sie erfuhr, dass Vögel hauptsächlich Würmer und Insekten fressen.»

«Ziemlich eklige Kekse», stimmte Frannie zu.

«Wenn dir Vögel wirklich am Herzen liegen würden, Dad», sagte Tessa, «würdest du das Netz abnehmen.»

Stille folgte.

Seit wann war Tessa so hart zu ihrem Dad? «Wollen wir die Party steigen lassen?», schlug Abby vor, in der Hoffnung, die Stimmung zu heben. «Herzlichen Glückwunsch zum halben Geburtstag euch beiden besten Nichten der Welt!»

Die Mädchen öffneten die Bäckerstüten, Zimtbutterduft stieg aus ihnen hervor. Sie machten sich über die Dirt Bombs her. Ken verschlang die erste in fünf Bissen und streckte sofort die Hand nach der nächsten aus. Jenny viertelte ihre, halbierte dann die Viertel und schob sich die perfekt bissgroßen Stücke zwischen Kaffeeschlucken in den Mund. Tessa aß ihre von unten nach oben und sparte sich die knusprigen Ränder bis zuletzt auf, und Frannie aß nur das Äußere und ließ die Teigfüllung auf dem Teller liegen. Es gab keine falsche

Art, eine Dirt Bomb zu essen – nur Einstippen wurde in der Familie geächtet. Als Abby zubeißen wollte, wurde ihr übel. Sie hatte bisher nur selten unter Morgenübelkeit gelitten, dann allerdings heftig. Wie jetzt. Der Anblick ihrer Familie, die sich die klebrigen Finger ableckte, widerte sie an. Speichel sammelte sich in ihrem Mund. Abby ließ die Dirt Bomb auf ihren Teller fallen und lehnte sich zurück, um Distanz zu schaffen. Ihr Körper verlangte nach Speck, Ei und Käse auf einem getoasteten Brötchen mit scharfer Soße. Der heutige Tag könnte schwieriger werden als gedacht.

«Was hältst du von Gartennetzen, Tante Abby?», fragte Tessa. «Als Vogelliebhaberin müsstest du doch dafür sein, dass wir sie abnehmen? Was ist schon schlimm daran, wenn sie an unserem Gemüse picken?»

Abby sah ihren Bruder an und zögerte. Sein Kinn schob sich vor und zurück, wie immer, wenn er aufgebracht war. Deeskalation war angebracht. «Das ist kompliziert, Süße, aber ich glaube, dein Dad will nur seinen Garten schützen ...»

Ken schob seinen Stuhl zurück. «Eure Tante Abby hat kein Recht auf eine Meinung zu meinem Garten», unterbrach er sie.

Abby blinzelte. Warum hatte sie überhaupt versucht, ihn zu verteidigen? Warum taten sie immer alles, um ihn zu besänftigen? Na ja, wenigstens Tessa nicht mehr. *Gut so*, dachte Abby. Sie selbst war mit zwölfeinhalb längst nicht so stark und selbstsicher gewesen. Verdammt, sogar jetzt nicht, mit achtunddreißig. Immer noch lief sie auf Zehenspitzen um die Launen ihres Bruders herum wie um ein rohes Ei. Und um die ihres Vaters auch.

«Schönen halben Geburtstag, Mädels», sagte Ken und ging ohne ein Wort des Dankes an Abby.

«Ach, Kenny-Klo.» Abby murmelte die Worte so leise, als wären sie nicht für Ken gedacht. «Kenny-Klo» war der Spitzname, den Danny McCormick für ihren Bruder erfunden hatte, Code für: «Er war fett genug, um das Klo zu sprengen.» Es war gemein, und sie bereute es sofort. Wieso brachten Geschwister einen dazu, sich wieder wie ein gehässiges Kind aufzuführen?

Ken zuckte zusammen und erstarrte mitten im Schritt wie ein Basketballspieler, der am Ring hängen blieb. Dann stampfte er mit dem Fuß auf und war weg.

Als die Fliegentür zuknallte, lächelte Abby Jenny entschuldigend an. «Ich scheine nicht seine beste Seite hervorzubringen, stimmt's?»

«Ignorier ihn. Er ist wahrscheinlich nur sauer, weil er zwei Dirt Bombs gegessen hat», sagte Jenny. «Er wird stundenlang auf dem Laufband Buße tun.»

«Die Gartenführung ist schuld», sagte Frannie. «Er hasst Blumenfrauen.»

Tessa schüttelte den Kopf. «Hört auf, für alles Entschuldigungen zu finden. Dad führt sich einfach wie ein Idiot auf ... wie üblich.»

«Oh Scheiße! Die Blumenfrauen», rief Jenny, sprang auf und zupfte ihr Kleid zurecht. «In zehn Minuten beginnt die Führung.»

«Das macht einen Dollar, Mom», sagte Frannie.

Jenny ignorierte sie, sammelte die Teller ein und wischte Krümel zusammen. «Helft mir, die hier in die Spülmaschine zu stellen. Und dann verschwindet, Ladys!»

Als Abby und die Mädchen in den Jeep stiegen, kamen bereits erste Garteninteressierte die Einfahrt herauf, vor allem Frauen. Abby löste die Bremse, und der Wagen rollte langsam an einer Gruppe vorbei, die beeindruckt vor einem Beet stand, das Jenny mit ausgesuchten einheimischen Gräsern, blühenden Büschen und Zierpflanzen in ein Ökosystem für fliegende Bestäuber verwandelt hatte: Kolibris, Bienen und Schmetterlinge, an jeder Blüte vibrierten Flügel.

Dann erblickte Abby das Paar, das sie vor ein paar Wochen im Atelier besucht hatte. Die Dunkelhaarige trug das Baby, die Blonde folgte. Sie spazierten die Einfahrt hoch, zupften Heckenkirschblüten von einem Busch und zogen sie von den Stielen, um an den Nektar zu gelangen. In Abby blitzte eine frühe Erinnerung auf: Kenny ließ Nektar auf ihre Zunge tropfen. Wie alt war sie gewesen? Vier? Fünf? Sie hatten so getan, als würde der Nektar ihnen Superkräfte verleihen: Ihre war Unsichtbarsein, seine übermenschliche Stärke. Sie erinnerte sich an das Gefühl, mehr zu wollen, aber sobald sie den Nektar schmeckte, war er verschwunden.

Abby hielt neben dem Paar an, das zu sehr auf die Blüten konzentriert war, um sie zu bemerken. Sie erinnerte sich, dass das Baby Jonah hieß, die Namen der Mütter fielen ihr nicht mehr. Sie kurbelte das Fenster nach unten.

«Hallo», rief sie.

Die Dunkelhaarige schaute auf.

«Wow, die sind aber hübsch», flüsterte Frannie auf der Rückbank. «Die neben dem Busch sieht aus wie Natalie Portman in Blond.»

«Und sieh dir die andere an», sagte Tessa und zog die Stirn in Falten. «Die kenne ich irgendwoher.»

Seltsam, genau das hatte Abby auch gedacht, als sie Steph zum ersten Mal begegnet war.

«Toni», sagte die Dunkelhaarige und tippte der Blonden auf die Schulter, «schau mal, wer da ist. Abby aus dem Arcadia.»

«Schön, Sie wiederzusehen, Abby», sagte Toni und richtete sich auf. Hinter ihr tanzten Schmetterlinge.

«Was führt Sie beide hierher?», fragte Abby. Dann fiel ihr zu ihrer Erleichterung auch der Name der Dunkelhaarigen wieder ein.

«Wir wollen die Gartenführung mitmachen», sagte Steph. «Und Sie?»

«Sie werden es kaum glauben, mein Bruder wohnt hier. Und diese beiden», sagte Abby und drehte sich zur Rückbank um, «sind meine Nichten, Frannie und Tessa. Frannie, Tessa, das sind Steph und Toni. Sie haben sich vor Kurzem mein Atelier angesehen.»

Die Mädchen winkten.

Steph beugte sich vor das geöffnete hintere Fenster, das an ihr festgeschnallte Baby vor dem Bauch, und sah Frannie und Tessa lange an. «Es ist wirklich sehr, sehr schön, euch kennenzulernen», sagte sie. «Das ist Jonah.»

«Hi, Jonah», sagte Frannie.

«Der ist supersüß», sagte Tessa, berührte eine von Jonahs zusammengekrallten Fäusten und schlängelte ihren kleinen Finger hinein. «Guckt mal, er hält meinen Finger fest!»

«Er mag dich», sagte Steph. Sie wandte den Blick von den Mädchen ab und sprach mit Abby. «Haben Sie das

Bild fertig gemalt? Es ist mir nicht mehr aus dem Kopf gegangen.»

«Habe ich», sagte Abby. Sie wollte sich gerade für die Nachfrage bedanken, als ihr einfiel, dass sie den beiden von ihrer Schwangerschaft erzählt hatte. Panik schwappte in ihr hoch. Es war ihr nicht in den Sinn gekommen, dass sie den beiden wiederbegegnen könnte, erst recht nicht in Anwesenheit ihrer Familie. Steph und Toni konnten nicht ahnen, dass es ein Geheimnis war. «Tut mir wirklich leid, aber wir haben es ein bisschen eilig. Bis zum nächsten Mal.» Sie bemühte sich, sowohl Erklärung als auch Entschuldigung mit einer Grimasse zu begleiten, und verdrehte nach einem kurzen Blick über die Schulter zu den Mädchen die Augen.

Steph trat zurück und wirkte verwirrt.

Abby nahm den Fuß von der Bremse. «Schön, Sie getroffen zu haben.» Das Auto machte einen Satz, Muschelkies knirschte unter den Reifen.

Sie saßen an einem Picknicktisch am Rand der Route 6, wo Wespen die Mülleimer umschwärmten und Autos vorbeirasten, die Touristen an ihre Urlaubsorte trugen. Die Zwillinge waren sprachlos gewesen, als Abby einen gut durchgebratenen Cheeseburger bestellt hatte, ein klarer Verstoß gegen die Halbjahressauseregeln. Sie selbst hatten das Übliche genommen, Vanillesofteis für Frannie, Bananensplit für Tessa, aber es war dermaßen heiß – über dreißig Grad im Schatten –, dass das Eis schneller zu Suppe schmolz, als sie es essen konnten.

«Wieso hat bloß noch niemand nicht schmelzendes Eis erfunden?», fragte Tessa.

Frannie wurde munter. «Das klingt lukrativ.»

«Du redest wie Dad», sagte Tessa.

«Wollt ihr wissen, was meine erste Geschäftsidee war?», fragte Abby.

«*Du* hattest eine Geschäftsidee?», sagte Frannie. Die Mädchen brachen in Gelächter aus.

Abby tat so, als würde sie einen Dolch aus ihrem Herzen ziehen.

«Du musst zugeben ...», sagte Tessa.

«Heckenkirschnektar», unterbrach Abby sie. «Ja, ich hatte vor, ein Vermögen mit dem Abfüllen und Verkauf von Heckenkirschnektar zu verdienen.» Mehr Gelächter. «Was ist daran so komisch?», fragte sie lächelnd.

«Das ist genau wie Mäuse melken», sagte Tessa, einen Lieblingsspruch ihres Grandads zitierend.

«Kritisieren ist immer leicht.» Abby tupfte ihren Burger in einen Ketchupklecks. «Die Idee war genial!»

«Wie alt warst du?», fragte Frannie.

Abby überlegte kurz. «Acht? Vielleicht neun?»

Tessa schob ihr Bananensplit beiseite und schrieb «Heckenkirschnektar» in ihr Notizbuch, das Abby ihr geschenkt hatte, als sie verkündete, Dichterin werden zu wollen.

«Du musst zugeben, Tante Abby, das klingt ein bisschen arbeitsintensiv», sagte Frannie grinsend.

«Nun, das ist die Kaviarernte auch, und die Leute zahlen viel Geld dafür», sagte Abby.

«Und für Heckenkirschnektar muss kein Tier sterben. Ich bin dabei.» Tessa hielt Abby ihre Hand für ein High Five hin.

«Realitätscheck, ihr beiden. Wie viele Tropfen für

ein Glas?», fragte Frannie. «Hunderttausend? Eine Million?»

Sie machten kurz Zwischenstopp am Arcadia, um auf die Toilette zu gehen und Frida und die Vorräte einzuladen – Abendessen, Marshmallowzutaten, eine Ukulele –, und fuhren dann in Richtung Provincetown. Am Beginn eines nicht ausgeschilderten Wegs hielten sie an, ließen den Wagen stehen, schulterten ihre Rucksäcke, kickten die Flipflops von den Füßen und folgten Frida auf einen hohen Sandhügel. Dort erwartete sie eine fremdartige, windzerzauste Landschaft, die aussah, als würde die Erde das Meer nachahmen wollen: nichts als Dünen, die sich hoben und senkten wie Wellen. In den Senken wuchsen kleine Oasen mit Buscheichen und Gagelsträuchern, sogar ein paar Cranberrysümpfe gab es. Die Kämme der Sandhügel waren mit Dünengras überzogen. Sie befanden sich im Peaked Hill Bars Historic District, wo sich entlang der über acht Quadratkilometer geschützten Küste endlose grüne, beige und blaue Wellenmuster zogen.

Die Mädchen rannten mit rudernden Armen den steilen Abhang hinunter und warteten unten auf Abby. Dann tapsten sie schwerfällig durch den weichen Sand, einem Pfad folgend, an dem wilde Rosen, Efeu und Wermut wuchsen. Frida tobte mit hängender Zunge voraus. Die Sonne brannte heiß auf Abbys Schultern, und sie dachte voller Ehrfurcht an das Wampanoag-Volk, das über Jahrtausende, lange vor der Ankunft der Europäer, über Cape Cod gezogen war, als ein tief verwurzelter Wald noch die karge Landschaft überzogen hatte.

Später war er von den Siedlern als Brenn- und Baumaterial abgeholzt worden, das erste von vielen ökologischen Desastern, die sie anrichten sollten. Im Klang des Ozeans verloren, beobachtete Abby die am Himmel stehenden Möwen und die Schwalben, die zirpend hin und her schossen.

Bald tauchten die Strandhütten vor ihnen auf, insgesamt waren es neunzehn. Einige schmiegten sich an das Steilufer, andere standen auf Sandhügeln, wieder andere waren halb vergraben, und alle hatten eine bewegte Vergangenheit hinter sich. Die ursprünglichen Hütten waren als Notunterkünfte für Schiffbrüchige errichtet worden, standen aber schon lange nicht mehr, waren von Dünenklippen gekippt und ins Meer getrieben worden, von Stürmen zerstört oder unter Sandverwehungen begraben. Die «neuen» Hütten aus den 1920er- und 1930er-Jahren waren so konstruiert, dass sie mit den Dünen wanderten, oder sie standen auf Stelzen, sodass sie wie Stege über dem Sand schwebten. Einige waren aus Treibholz gebaut worden, andere aus dem Strandgut, das die vielen Schiffswracks hinterlassen hatten.

Jede Hütte hatte ihren eigenen Charakter, aber alle waren etwas baufällig, verwittert und hatten weder Strom noch Wasser. In den fünf Jahren, seit Abby mit Frannie und Tessa hierherkam, hatten sie nie zweimal in derselben Hütte übernachtet. In diesem Jahr bezogen sie eine Art Kasten, eine Hütte, die aus nur einem Raum mit schrägem Dach bestand und hinter einer Begrenzungsdüne lag. Immerhin gab es einen Zaun aus Treibholz, eine Solardusche und ein Außenklo, außerdem ein handbemaltes Schild, auf dem stand: STEHT SEIT

1931. Tessa warf ihren Rucksack ab, breitete die Arme aus, drehte sich im Kreis und nahm dreihundertsechzig Grad unberührte Dünen und Meer in sich auf. Frannie schob das verwitterte Holzstück beiseite, das vor der Tür lehnte, um sie geschlossen zu halten, und Abby hob den Lappen an, der das Schloss vor Sand schützte, und drehte den Schlüssel um. Sie zogen die Tür auf und spähten hinein: Stockbetten, ein Holzofen, eine Miniküche mit Gasherd und Kühlschrank und ein kleiner Tisch mit zusammengewürfelten Stühlen. Ein Paradies.

Nachdem sie ihre Sachen ausgepackt und sich eingerichtet hatten und einmal ins Meer gesprungen waren, brieten sie Garnelenspieße über einem kleinen Feuer und stopften sich damit voll. Der Tag war nahezu perfekt gewesen, und Abby war erschöpft.

«Mom hat gesagt, du malst ein ganz besonderes Bild als Geburtstagsgeschenk für Grandad», sagte Tessa.

Abby fragte sich, was genau Jenny ihnen erzählt hatte. «Ja, stimmt», sagte sie. «Siebzig ist eine große Sache, wisst ihr. Habt ihr euch schon ein Geschenk überlegt?»

«Das ist doch noch über einen Monat hin!», sagte Frannie.

«Das ist nicht viel Zeit. Lasst uns mal brainstormen», sagte Abby. «Wollt ihr ins Atelier kommen und was für ihn malen?»

«Und mit unserer berühmten Tante konkurrieren?», fragte Frannie.

«Ganz bestimmt nicht», pflichtete Tessa ihr bei.

«Was dann?», fragte Abby.

«Wie wär's, wenn wir ein Lied schreiben?», schlug Tessa vor.

«Super Idee», sagte Abby. «Frannie?»

Frannie überlegte. «Und wenn wir dafür eine Melodie nehmen, die wir kennen, so was wie ‹Shake It Off›? Das ist eingängig.»

«Nicht Taylor Swift», sagte Tessa. «Langweilig.»

Abby sagte, «Es wäre vielleicht besser, ein Lied zu nehmen, dass Grandad und seine Freunde kennen.»

«Und was wäre das?», fragte Frannie. «Bing Crosby? Frank Sinatra?»

Abby lachte. «Die Stones oder die Beatles wären vermutlich das Richtige. Einfach etwas, das alle kennen.»

«Was ist mit ‹Hey Jude›?», schlug Tessa vor.

«Das geht.» Frannie nickte. «Aber was reimt sich auf ‹Cetologe›?»

Abby griff nach Tessas Notizbuch. «Darf ich?» Tessa nickte. «Ihr zwei assoziiert frei. Ich schreibe eure Ideen auf. Denkt nicht zu viel nach. Macht die Augen zu und seid wie Grandad.»

«Sag du mir nicht, was ich tun soll», sagte Tessa, den mürrischen Ton ihres Großvaters nachahmend.

«Das war ein Witz! Versteht ihr keinen Spaß?», sagte Frannie.

«Hab ich dir schon mal erzählt, wie ich damals …», sagte Tessa.

Frannie lachte. «Das wird der Refrain!»

«Macht weiter», ermunterte sie Abby. «Sagt einfach, was euch in den Sinn kommt … Später machen wir es dann schön.»

«Absenderadressen sind was für Idioten», sagte Frannie polternd. *«Wer außer einem Idioten will schon, dass etwas, das man wegschickt, zu einem zurückkommt?»*

Abby lächelte, während sie aufschrieb, was aus Frannies und Tessas Mündern sprudelte.

Die Zwillinge waren in Fahrt.

«Ich schwimme nur da, wo schwimmen verboten ist.»

«Der Kopf ist rund, damit die Gedanken die Richtung ändern können.»

«Wie wäre es mit einem Lächeln, hübsche Dame?»

«Genug von dir ...»

«Dem Idioten hab ich die Meinung gegeigt.»

«Halsloses Monster.»

«Neandertaler.»

«Die Jugend von heute.»

Dann sahen sie einander an, einer jener Zwillingsmomente, in denen ihre Hirne sich verbanden. Wie aus einem Mund schrien sie: *«Weiber!»*

«Wow, ihr beiden», unterbrach Abby. «Das ist toll. Aber vielleicht sollten wir auch ein paar von Grandads guten Seiten erwähnen.»

Sie saßen da, lauschten dem knisternden Holz und ließen sich von den flackernden Flammen hypnotisieren.

«Wie wär's damit», schlug Frannie vor. «Grandad ist nie langweilig. Das ist ein Kompliment!»

«Echt?», sagte Tessa zweifelnd. «Meinst du, Grandad will, dass wir es ihm leicht machen? Uns macht er es nie leicht, und wir sind Kinder.»

Tessa hat recht. Abby dachte an die leise Frauenverachtung ihres Vaters. Ja, das war eine Generationssache, aber nichtsdestotrotz ärgerlich. Adam hing immer noch an Bernie Sanders, obwohl Hillary die aussichtsreichere Kandidatin war. Abby wusste, dass ihr Vater letzten Endes für Hillary stimmen würde, aber nur widerwillig, und das nervte sie. «Ich verstehe euch», sagte sie. «Aber vielleicht sollten wir trotzdem diplomatisch vorgehen. Das ist ein besonderer Tag. Ziehen wir ihn durch den Kakao und stoßen dann mit Champagner auf ihn an. Runter vom Sockel, rauf auf den Thron.»

«Grandad kann austeilen, aber nicht einstecken», sagte Tessa. «Wie Dad.»

Abby legte sich in den Sand, die Hände unter dem Kopf verschränkt, und dachte über eine Erwiderung nach, als Frannie sagte: «Deswegen hast du keinen Freund, oder, Tante Abby? Damit du dich nicht mit solchem Zeug rumschlagen musst?»

«Na ja, es gibt noch andere Gründe», sagte Abby. Sie dachte an David. «Aber ein Leben, ohne Rücksicht auf die Launen von Männern nehmen zu müssen, hat seine Vorteile.» Sie lächelte und genoss es, die beiden Mädchen ins Vertrauen ziehen und ein bisschen wie Erwachsene behandeln zu können.

Tessa spießte ein Marshmallow auf und stippte es immer wieder in die Flamme. Abby ahnte, dass ihre Nichte nicht lockerlassen würde. Tessa sah sie eindringlich an. «Was ist da los zwischen dir und Dad, Tante Abby? Also, was läuft da wirklich zwischen euch?»

Juli

Ken

«Hi, George», sagte Ken und nahm auf dem Sofa Platz.

Ken hatte im Juni drei Sitzungen in Folge abgesagt, seine Art, George beizubringen, dass er, Ken, hier das Sagen hatte. Schließlich war er viel beschäftigt, und das musste George begreifen. Aber irgendetwas im Zimmer hatte sich seit seinem letzten Besuch verändert, und es störte Ken, dass er nicht darauf kam, was es war. Alles schien am üblichen Platz zu sein, dieselben alten Sofakissen, Taschentuchschachteln, Lampen. Er betrachtete Georges Bücherregale. Zwischen den Klassikern standen *Was Liebe braucht*, *Die Macht der Gewohnheit*, *Was kann ich tun, dass du mich hörst?* und andere Bücher der Pop-Psychologie. George sah so zerzaust aus wie immer, auf seinem Bauch prangten dunkelgrüne Nori-Flecken. Möglicherweise hatte er in den letzten Monaten sogar ein paar Pfund zugelegt, die Hemdknöpfe saßen strammer als gewöhnlich. Das Wort *Trottel* kam ihm in den Sinn. Der Typ hatte keine Selbstbeherrschung.

Dann ging Ken auf, was sich verändert hatte. Direkt über Georges Kopf hing eine neue Maske an der Wand – primitiv, stilisiert, hässlich. Dr. Kunars Geschmack war verlässlich schlecht. Die neue Maske war genauso abstoßend wie die anderen, möglicherweise Native

American, ein menschenähnliches Gesicht wurde auf beiden Seiten von Schlangen eingerahmt. Flachsfäden hingen herab, was Ken vermuten ließ, dass die Maske bewegliche Teile hatte und die Schlangenelemente sich zusammenziehen ließen.

«Schön, Sie zu sehen, Ken», sagte George. «Ich habe Sie vermisst.»

Mich vermisst? So was sagte doch kein Mann. Ken räusperte sich. *Wohl eher meine Schecks vermisst*, dachte er. «Klar. Auch schön, Sie zu sehen.»

«Natürlich wäre es gut, wir könnten unseren wöchentlichen Rhythmus einhalten» – George machte hier eine Pause, um Ken die Chance zu geben, etwas zu sagen, was Ken nicht tat –, «aber wenn wir so weitermachen wollen, dann fangen wir gleich mal an.»

«Musik in meinen Ohren», sagte Ken lächelnd.

George erwiderte das Lächeln nicht. «Wie Sie wissen, behandle ich in meiner Praxis ausschließlich Männer», sagte er.

Hatte Ken das gewusst? Er glaubte nicht. Als er und Jenny sich für den Weg der Therapie entschieden hatten, hatte Jennys Therapeutin Dr. Kunar vorgeschlagen, und als Ken ihn googelte und feststellte, dass er als einer der besten Therapeuten in Boston galt, hatte er ohne weitere Recherchen einen Termin gemacht. Abgehakt.

«Aus fünfundzwanzig Jahren Berufspraxis weiß ich Folgendes: Bei Männern ist Scham der unsichtbare Zwilling eines Kindheitstraumas. Sie ist tief in der männlichen Psyche verwurzelt, Teil des patriarchalen Erbes. Und nach allem, was Sie mir erzählt haben, ist sie in der Psychopathologie Ihrer Familie fest verankert. Eine Psychopathologie, die, wie ich hinzufügen möchte, wahrscheinlich von Generation zu Generation weitergegeben wurde. Und damit fangen wir jetzt an. Sind Sie derjenige, der den Mut hat, das Muster zu durchbrechen und ihren Kindern das gleiche Schicksal zu ersparen? Oder derjenige, der durch sein Leben schlafwandelt und die Fehler seiner Vorfahren wiederholt?»

Wo war Beta-George geblieben? Ken sträubte sich gegen diese Zusammenfassung. Er hatte die Nase gestrichen voll davon, dass die seit Jahrhunderten herrschende Ordnung für alle sozialen Probleme verantwortlich gemacht wurde. Ken hatte das Patriarchat nicht erfunden. Es war nicht seine Schuld, dass die führenden Wissenschaftler, Firmenchefs und Politiker weiße Männer waren – und schon immer gewesen waren. Außerdem machte sie das nicht zu Monstern. Er hatte diesen Patriarchatsmist von den Frauen in seinem Leben schon oft genug gehört, er brauchte ihn nicht auch noch von seinem Seelenklempner.

«George, Sie hauen hier grobe Verallgemeinerungen raus, mit denen ich nicht einverstanden bin. Ich werde ganz bestimmt nicht die Verantwortung für die letzten Jahrhunderte übernehmen. Wie wäre es also, wenn Sie Ihre Frage umformulieren?»

«Gut.» George legte die Fingerkuppen aneinander. «Wie ist es damit – würden Sie zustimmen, dass eine direkte Verbindung zwischen Kindheitstraumata und Scham besteht?»

«Definieren Sie *Scham*.»

«Nach innen gerichtete Verachtung», sagte George,

«und das Markenzeichen einer gewissen toxischen Männlichkeit.»

Ken dachte daran, wie sein Vater nach jeder manischen Episode in Grund und Boden versinken wollte.

«Die Kehrseite ist Grandiosität», fuhr George fort. «Nach außen gerichtete Verachtung.»

Gut, vielleicht hatte George nicht ganz unrecht. Kens Vater war ganz sicher grandios, der Held jeder Geschichte – der immer jede Situation rettete, das Falsche richtigstellte, den Mächtigen die Wahrheit sagte. Ken war nicht daran gewöhnt, George beipflichten zu müssen, aber heute schien sein Therapeut den Nagel auf den Kopf zu treffen, zumindest was seinen selbstgerechten Vater anging.

«Was ich sagen will: Es ist heutzutage nicht leicht, ein Mann zu sein», sagte George mitfühlend. «Die Regeln ändern sich ständig, stimmt's? Frauen machen den Mund auf, stellen Forderungen, wollen gehört werden.»

Obwohl Ken spürte, dass er in die Falle ging, nickte er. Amen. Es war zweifellos eine schreckliche Zeit, um ein Mann zu sein. George hatte zur Abwechslung wirklich mal recht.

«Und wir Männer werden gezwungen, uns einzugestehen, dass wir die Frauen unterdrückt haben, um an der Macht zu bleiben.»

Verdammt. Wie waren sie denn da wieder gelandet?

«Als hätte man eine weiche Decke von uns gerissen und unsere Nacktheit und Scham entblößt», fuhr George fort und nickte, als wären sie immer noch einer Meinung. «Und ich kann mir vorstellen, Ken, dass der Teil von Ihnen, der Vater, Ehemann und Bruder ist, dies begrüßt. Aber das macht es nicht einfacher, stimmt's?» Georges Stimme war wie Samt. «Es ist nie leicht, Macht und Kontrolle abzugeben.»

Es war tatsächlich schwer. Aber hatte George gerade angedeutet, dass Ken derjenige war, der unter Scham und Grandiosität litt, nicht sein Vater?

«Meiner Meinung nach gibt es zwei konkurrierende Arten von Männlichkeit: die traditionelle, die Macht betont. Je mächtiger man ist, desto männlicher ist man», fuhr George fort. «Und eine progressivere Version, die partnerschaftlich funktioniert und Verletzlichkeit wertschätzt.»

«Darf ich raten, welche Sie für besser halten?», sagte Ken.

George schmunzelte. «Zugegeben. Bei diesem Thema schlage ich jede Konvention von therapeutischer Neutralität in den Wind.» Als er sich vorbeugte, fürchtete Ken, er würde nach seiner Hand greifen. «Die neue Version von Männlichkeit ist in jeder Hinsicht gesünder. Ken, Sie schätzen das, was Sie online machen, vielleicht nicht als Untreue ein, aber Jenny schon. Und Sie kommen nur ungestraft damit durch, weil Sie es können. Das grundlegende Strickmuster Ihrer Beziehung ist immer Grandiosität gewesen.»

George sprach tatsächlich von ihm.

«Sie wollten, dass ich schneller zum Punkt komme», fuhr George fort. «Tja, hier ist er: Wenn Ihre Ehe funktionieren soll, müssen Sie aufhören, ins Drama zu gehen und dichtzumachen. Sie müssen sich dem nicht aufgearbeiteten Schmerz hinter Ihrem Handeln stellen, der Sie außerhalb Ihrer Ehe Trost suchen lässt.»

Ken wurde plötzlich heiß.

«Ken, hier sind Sie sicher. Überlegen Sie mal, wofür Sie sich als Kind am meisten geschämt haben.»

Fürs Fettsein. Für das Gefühl von Einsamkeit. Seine Mom zu vermissen. Abby mehr zu brauchen als sie ihn. Von ihr zurückgewiesen zu werden. Die Vorwürfe und Verurteilung durch seine Stiefmutter Gretchen. Nie die volle Aufmerksamkeit seines Vaters zu bekommen. Ken zerrte an seinem Hemdkragen.

«Ken, Sie haben die Macht, sich dafür zu entscheiden, ihren erwachsenen Verstand zu benutzen. Als Kind hatten Sie keine Kontrolle über das, was passierte. Aber als Erwachsener können Sie mit Jenny und allen anderen in Ihrem Leben – ob Geschäftspartner oder Freunde oder Ihre Kinder – mit Geduld und Liebe in Verbindung treten.»

Zeit, die Zügel zu ergreifen. «Mit Geduld und Liebe kommt man in der Geschäftswelt nicht weit.» Ken dachte an Steve Jobs, Mark Zuckerberg, Jeff Bezos, Bill Gates. «Nennen Sie mir mal einen geduldigen und liebevollen Milliardär.» Die Masken an der Wand schienen Ken bei diesen Ausflüchten stirnrunzelnd anzusehen. Scheiß drauf.

Zu seiner Überraschung hob George die Hände. «Ken, würden Sie zustimmen, dass die meisten Jungen schon in frühester Kindheit davon abgehalten werden, sich emotional und empathisch zu verhalten?»

George hatte also doch Widerstandsgeist. Ken nickte mit einem raschen Lächeln. Das musste er ihm lassen.

«Wir feiern den Alphamann, stimmt's?», fragte George.

An Alphamännern ist nichts falsch, dachte Ken und nickte wieder.

«Wovor haben Sie solche Angst?», fragte George, den Blick auf Ken gerichtet. «Sie haben nichts zu verlieren. Nichts, das Sie in diesem Zimmer sagen, wird jemals nach außen dringen. Warum lassen Sie es nicht drauf ankommen und erzählen mir von Ihrem Schmerz? Was bekommen Sie in diesem Chatroom, das Ihre Frau Ihnen nicht geben kann?»

Entwickelte George eventuell Eier? Dafür müsste er Ken bezahlen.

«Da wir drei Wochen Pause hatten, fasse ich jetzt mal zusammen», sagte George. «Sie haben mit dreieinhalb auf tragische Weise Ihre Mutter verloren, was sich sicherlich angefühlt hat, als wären Sie verlassen worden. Ihr Vater war selbst an guten Tagen emotional nicht verfügbar. An den schlimmeren war er nicht bei Verstand. Als sie noch klein waren, hat er zweimal geheiratet, und beide Ehen sind gescheitert. Wieder wurden Sie verlassen. Also haben Sie sich an Ihre Schwester gehalten.» Hier hielt George inne, ihm kam eine Idee. «Ist es möglich, dass Sie sich zu sehr auf sie verlassen haben?»

Ken spürte ein Kribbeln in den Augen.

«Vielleicht haben Sie Abby zur Mutterfigur gemacht. Oder ... vielleicht etwas anderes?» George spekulierte. «Ganz sicher brauchten Sie Liebe. Und nichts davon war Ihre Schuld, Sie waren ein Kind. In der Kindheit geht es nur ums Überleben, und Sie haben getan, was nötig war, um zu überleben.»

George drückte diese Annahmen wie Tatsachen aus,

als würde er eine Periodentafel aufsagen. Wo kam das alles her?

«Irgendwann sind Ihre Bedürfnisse und Erwartungen Ihrer Schwester zu viel geworden.» George richtete sich auf, eine fleischige Hand auf jedem Schenkel. «Und dann hat auch sie Sie enttäuscht? Indem sie Ihnen ihre Liebe entzog und sich mit Ihrem besten Freund David eingelassen hat?»

Schweigen.

«Bin ich auf der richtigen Spur?»

Weiter Schweigen.

«Von Frauen verlassen zu werden, ist ein dominantes Muster in Ihrem Leben.» George lehnte sich zurück. «Liege ich so weit richtig?»

Ken saß erstarrt da, jedes einzelne Haar in seinem Nacken stand zu Berge. Er konzentrierte sich auf Prozentrechnungen für Hypothekenzinsen, ein alter Trick, den er anwendete, wenn er beim Sex nicht zu früh kommen wollte.

George schien zu akzeptieren, dass Ken verbissen schwieg. «Ken, Sie haben doch Steinbeck gelesen, ja?», fragte er. «*Jenseits von Eden*, *Früchte des Zorns* ...»

«Natürlich», sagte Ken, aber in Wahrheit hatte er seit dem College kaum noch Romane gelesen, und diese ganzen Typen – Steinbeck, Hemingway, Faulkner – verschwammen. Er zog Sachbücher vor, Malcolm Gladwell und Michael Lewis.

«Steinbeck nannte Zurückweisung die Hölle der Furcht.» George schloss die Augen und zitierte: «‹Und mit der Zurückweisung kommt der Zorn und mit dem Zorn irgendein Verbrechen, um die Zurückweisung zu rächen, und mit dem Verbrechen Schuld – und das ist die Geschichte der Menschheit.› Wenn Sie *Jenseits von Eden* länger nicht gelesen haben, rate ich Ihnen dazu, es könnte Sie ansprechen.»

Ken erinnerte sich schwach an das Buch aus der zehnten Klasse. Was hatte das mit allem zu tun? Er brauchte eine Therapie, keinen verdammten Literaturkurs.

«Ich werde es in meinem Buchclub besprechen», sagte er. «Ich selber bin eher der Hemingway-Typ. Stierkämpfe sind mir lieber.» Er war stolz, diesen Literaturblitz aus seinem Hirn gekramt zu haben, doch George wirkte nicht beeindruckt. Ken erinnerte sich daran, dass er die nächste Sitzung jederzeit absagen konnte. Verdammt, wenn ihm nicht danach war, brauchte er gar nicht mehr wiederzukommen. «Wie wäre es, wenn Sie endlich meine Frage nach den Masken beantworten?», sagte er. «Ich warte mit einem Übermaß an – wie haben Sie das ausgedrückt? – ‹Liebe und Geduld› auf eine Erklärung.»

George seufzte merklich frustriert, griff in eine Schublade in dem Beistelltisch zu seiner Linken und holte etwas hervor, das wie einer von Frannies Lipgloss-Stiften aussah, mit einer Kugel an der Spitze. Damit rollte er über das Innere eines Handgelenks und rieb das andere dagegen. Dann hielt er sich die Hände vor die Nase und atmete ein.

Ken roch das Lavendelöl aus einem Meter Entfernung. Ach du liebe Zeit!

«Sie wollen wissen, was das für Masken sind? Ich sage Ihnen, was das für Masken sind», sagte George und stand auf. Algenkrümel rieselten zu Boden. Er nahm die neueste Maske vom Wandhaken. «Meine Sammlung besteht aus sogenannten Transformationsmasken, denn wie der Name sagt, verwandeln sie sich in etwas anderes.» George führte es vor und schob die beweglichen Teile zusammen, sodass die Maske sich in einen wilden Adler verwandelte, der wie das Logo der Seattle Seahawks aussah. Dann setzte George sich das Ding auf den Kopf.

Herrgott. Galten in diesem Therapiezimmer denn gar keine Regeln? Was war mit Best Practice? Man sollte dem Kerl die Lizenz entziehen. Ken rutschte auf dem Sofa hin und her.

«Wir alle setzen manchmal Masken auf, Ken. Das nennt sich Selbstschutz», sagte George. «Sie mussten nach dem Tod Ihrer Mutter eine tragen. Sie mussten mit Sachen klarkommen, mit denen kein Kind jemals sollte klarkommen müssen.» Seine Stimme triefte vor Mitgefühl. «Sie mussten nach außen Stärke zeigen, obwohl alles, das Ihnen bis dahin Sicherheit und Geborgenheit vermittelt hatte, verschwunden war.»

Ein Klumpen bildete sich in Kens Kehle, er konnte weder schlucken noch sprechen.

«Aber Sie müssen sich folgende Frage stellen: Wie gut funktioniert Ihre Maske heutzutage noch? Schutz kann einen hohen Preis haben.»

Kens Rüstung hatte ihm gute Dienste geleistet. Seine totale Selbstkontrolle – strikte Diät, Trainingsplan, sonntägliche Gottesdienstbesuche und nie mehr als drei Drinks – hatte ihn zu dem gemacht, der er war. Er hatte den Danny McCormicks dieser Welt gezeigt, dass sie sich in ihm geirrt hatten.

George fuhr fort: «Ihre Gefühle zu verstecken, bedeutet nicht, sie gemeistert zu haben.»

«Nach außen hin Stärke zu zeigen, hat mir noch nie geschadet», entgegnete Ken.

«Sind Sie sicher?», fragte George, hinter der Maske undeutlich zu verstehen. «Ich glaube, Sie irren sich, Ken. Ich glaube, wenn Sie Ihre Maske nicht bald abnehmen, wird sie mit Ihrem Gesicht verwachsen, und dann werden Sie nie in der Lage sein, tiefe Gefühle zu empfinden. Weder Schmerz noch Freude.»

Kens Lächeln verließ ihn. Was war so toll daran, Schmerz zu empfinden? Ihn nicht zu spüren, war für ihn immer gut gewesen.

George zog an der Schnur, das Gesicht und der Schnabel des Adlers teilten sich in der Mitte und enthüllten die darunterliegende Maske. «Das ist es, was wir tun sollen, Ken», sagte er. «Uns verwandeln.»

Die primitiven Gesichtszüge erinnerten Ken an die Monster in *Wo die wilden Kerle wohnen*. Dann hörte er seine Mutter, glasklar, die folgenden Worte in sein Ohr sprechen: «Kenny, du bist nur ein Junge, der so tut, als wäre er ein Wolf, der so tut, als wäre er ein König.»

Ken warf einen Blick auf die Digitaluhr. Gott sei Dank war die Sitzung fast um.

George nahm die Maske ab und legte sie vorsichtig auf den Boden. «Ken», sagte er und wartete, bis er Kens volle Aufmerksamkeit hatte. «Sie machen Fortschritte, auch wenn es nicht so scheint. Sie können auf mich zählen. Dafür bin ich da.»

Ken nahm ihm das nicht ab. Therapie war bezahlte Freundschaft.

Aber George sah ihn unverwandt an. «Ich möchte Sie daran erinnern, dass Sie mich zwischen den Sitzungen anrufen können, sollte Bedarf bestehen.»

Hatte Ken eine Rund-um-die-Uhr-Betreuung gebucht, ohne es zu ahnen?

«Das ist mein voller Ernst, Ken – Sie können mich *jederzeit* anrufen, Tag und Nacht.»

Nie im Leben, dachte Ken. «Klar, George», sagte er.

Steph

Dutzende von Hummern lagen in drei Schichten übereinander in einem flachen Becken, das einen guten Teil des Fischladens von Provincetown einnahm. Steph spähte in das Bassin und sah die Tiere mit ihren geknickten Beinen übereinanderkriechen, die zusammengebundenen Scheren schwenken und mit schwarzen Stielaugen nach oben starren wie riesige Meeresinsekten.

«Vier Eineinhalbpfünder, bitte. Weibchen mit harten Schalen», sagte Steph. Sie wusste, auf was es ankam. «Außerdem brauche ich jeweils zwei Pfund Miesmuscheln, Teppichmuscheln, Sandklaffmuscheln und Austern.»

Sie wurde von einem typischen Cape-Cod-Teenager bedient, Sommersprossen auf Nase und Wangen, eine Tolle aus salzwasserverklebtem Haar vor dem Auge. «Strand- oder Topf-Clambake?», fragte er, während er ins Wasser griff und einen glänzenden Hummer herauszog, dessen Scheren nach unten hingen. Bevor Steph Einspruch erheben konnte – die verstümmelten Antennen zeigten, dass der Hummer schon zu lange im Bassin gelegen hatte –, gab er das Tier wieder frei und suchte nach einem anderen Exemplar.

«Im Topf ist es kein echtes *Clambake*», erwiderte sie.

Der Teenager legte vier gut aussehende Weibchen auf

die Theke, die Schwimmbeine klickten auf die Fliesen. Steph drückte ihre Seiten und überprüfte die Farbe des Bauches. Zufrieden überreichte sie ihre Kreditkarte und sah zu, wie der Junge die Tiere verpackte.

Wenn während des Urlaubs in Provincetown ihre Eltern zu Besuch kamen, setzte Steph traditionell zur Feier des Tages ein Clambake an. Und schwor sich jedes Jahr, dass dies das letzte Mal sein würde. Clambakes erforderten mehr Kraft als Talent: Hummer und Muscheln wurden mit Seetang in einem Erdofen am Strand zubereitet. Schon unter besten Bedingungen eine schweißtreibende Angelegenheit, und der Juli mit seiner schwülen Hitze war alles andere als ideal. Viel lieber bereitete Steph komplizierte Gerichte zu, die gerinnen oder in sich zusammenfallen konnten und mit denen sie ihr Können beweisen konnte. Jeder Grobian konnte mit einer Schaufel ein Loch buddeln. Aber es gefiel dem Publikum.

Ihr gemietetes Cottage lag nur wenige Meter vom Buchtstrand entfernt. Dort hatte Steph schon am Vormittag ein Loch gegraben und mit der Rückseite der Schaufel die sandigen Seitenwände festgeklopft. Sie hatte das Loch mit einer Schicht aus softballgroßen Steinen ausgelegt und darauf Holzscheite in Zeltform aufgerichtet. Zur Sicherheit, sollte das Holz feucht sein, stellte sie zwei Tüten Holzkohle bereit – wahre Clambake-Kenner würden die Augenbrauen hochziehen.

Am Nachmittag entzündete sie das Feuer. Die Steine würden mehrere Stunden benötigen, um glühend heiß zu werden. Währenddessen mischte sie Butter mit Knoblauch, frischem Basilikum und Thymian, wusch und schrubbte die Muscheln und Kartoffeln, schälte die Maiskolben halb, um die Fäden zu entfernen, und packte sie dann wieder in die Blätter ein, sammelte einen Riesenhaufen nassen Seetangs, das grünbraune Zeug namens Blasentang, und schleppte zwei große Eimer Salzwasser heran, die sie neben das Feuer stellte. Als das Holz zu Kohle geworden war, harkte sie die rot glühenden Brocken gleichmäßig über die Steine, setzte Schlackenbetonklötze in jede Ecke und legte ein Grillrost darauf. Jetzt kam der spaßige Teil, das Schichten der Zutaten: Seetang, Kartoffeln, Seetang, Mais, Seetang, Linguiça, Seetang, Hummer, Seetang, Muscheln, eine letzte Schicht nassen Seetangs. In eine Ecke legte sie ein Ei, eine todsichere Methode, die Zubereitung zu timen. Dann breitete sie eine Plane über dem Loch aus.

Schon bald begann der Seetang zu zischen und zu platzen, und Steph stellte sich unwillkürlich die Frage, ob Hummer Schmerz empfanden. Was zum Teufel? Sie war nie zimperlich gewesen, vor allem nicht beim Essen. Ihre Lieblingsgerichte beinhalteten unschuldige Entenküken und Lämmer. Nie hatte sie bei dem Gedanken an zwangsernährte Gänse mit der Wimper gezuckt – Foie gras war das wert. Das Muttersein schien sie weich zu machen.

Sie lenkte sich ab, indem sie das Picknick vorbereitete: Stühle aufstellen, die Decke ausbreiten, Servietten und Pappteller für die Hummer mit glatten Steinen beschweren. Sie holte die erforderlichen Utensilien – Nussknacker, Küchenschere, Cocktailgabeln, ein Hackbeil und ein Austernbrecher – und stellte sie aufrecht in einen Eimer. Die Cocktailsoße hatte sie schon vorbereitet, frisch geriebener Meerrettich verlieh ihr Schärfe, dazu Coleslaw mit ihrer beliebten Vinaigrette; die Zitronen waren in Scheiben geschnitten, die Brötchen lagen mit einem Küchenhandtuch bedeckt in einem Korb, und sechs Citronella-Kerzen waren zur Hand. Alles war bereit, trotzdem wurde Steph das Gefühl nicht los, dass irgendetwas nicht stimmte.

Wenn die Hummer jetzt noch nicht tot sind, dann bald, dachte sie, während sie in die flirrende Hitze starrte. Sie löschte ihr Werk mit ein paar Kellen Seewasser ab, es zischte und blubberte. Dann lüpfte sie die Plane und machte einen Satz nach hinten, als sie eine rote Schere aus dem Seetang herausragen sah. Der Fluchtversuch eines Hummers. Ein Baby weinte. Jonah? Nein. Eine Feuerwerksrakete knallte. Herrgott. Steph fragte sich, warum ihre Nerven so blank lagen.

Nach ihrer Ankunft im Cottage hielten Michael und Mary Beth direkt auf ihren Enkel zu, den sie seit fünf Wochen nicht gesehen hatten. Steph beobachtete sie von der Küche aus.

«Jetzt schau mal, wie groß du bist, Jo-Jo», sagte ihre Mutter zu Jonah, der in einer tragbaren Babywippe am Tisch saß und es irgendwie schaffte, sich die Rückseite seiner Faust in den Mund zu stopfen. «So ein großer Junge. Und du hast deine Hände entdeckt, ja? Sind die lecker?»

Ihr Dad stupste seinen Enkel mit dem Zeigefinger an, der mit einer spuckenassen Hand danach griff. «Hallo, kleiner Mann», sagte er. «Wie gefällt dir das Cape?»

«Hi, Dad», sagte Steph, die leise eingetreten war.

«Hallo, Liebes», antwortete er.

Hinter dem Ohr ihres Vaters schimmerte die Haut rosa, Zeichen eines frischen Haarschnitts, und aus irgendeinem Grund sehnte sich Steph beim Anblick dieses gütigen und anständigen Mannes in ihr altes Leben zurück – als sie die Ehe ihrer Eltern für perfekt gehalten und sich um den Schmerz von Hummern keine Gedanken gemacht hatte.

«Wie wäre es mit einem Drink?», fragte Toni, die das Übliche bereits vorbereitete, eine Dose Bier für Michael und ein Glas Chardonnay für Mary Beth.

Sie nahmen die Getränke mit an den Strand, Jonah hockte in einer Schlinge vor Tonis Brust. Auf den in einer geraden Reihe aufgestellten Stühlen sitzend, schauten sie aufs Wasser, das in der Sonne des Spätnachmittags kupferfarben glimmerte. Die Bucht war erfüllt von den Geräuschen – von Wellen, die Kieselsteine ins Rollen brachten, schreienden Möwen, Familien, die ihre Siebensachen zusammenpackten, um nach Hause zu gehen. Wie so oft in der Abenddämmerung brach im Wasser Aufruhr aus – Blaubarsche schlugen im Fresswahn um sich und sprangen mit offenen Mündern in die Höhe, sie hatten einen Menhadenschwarm an die Oberfläche getrieben. Am Himmel kreischten Seeschwalben und warfen sich in das Getümmel, um die Überreste zu ergattern. Das Tohuwabohu glitt durch die Bucht und verschwand so schnell, wie es entstanden war.

In der Ferne sah Steph Dampf aufsteigen, eine kleine Wolke über dem Wasser. Sie stand auf, schirmte mit der Hand die Augen ab und betrachtete blinzelnd den Horizont. Konnte das ein Buckelwal gewesen sein? Sie dachte an Adam Gardners Schilderung dieser intelligenten und mitfühlenden Säugetiere und hätte zu gern ein Exemplar gesehen. Adam hatte die majestätischen Wale mit leuchtenden Augen beschrieben und etwas auf seine Cocktailserviette gezeichnet, das er als «Blasennetz» bezeichnete, eine kreisförmige Spirale, die an die Wasseroberfläche stieg. Steph hatte im Internet ein Video dieses Phänomens gefunden: Eine Schule von Walen arbeitete zusammen und stieß große Blasen aus, die eine Art Luftvorhang bildeten und riesige Fischschwärme und Krill einschlossen. Dabei stießen die Wale spitze Schreie aus, die Steph an quiekende Ferkel erinnerten. Damit verwirrten sie ihre Abendbeute. Dann schossen sie durch den Blasentunnel nach oben, rissen die gewaltigen Mäuler auf, die Hälse blähten sich auf wie ein Akkordeonbalg, und verschluckten alles, das ihnen vor die Nase kam. So etwas hatte Steph noch nie gesehen. Adam hatte ihr erzählt, dass Buckelwale täglich bis zu eintausenddreihundertsechzig Kilo Nahrung aufnahmen.

«Wo starrst du hin?», fragte ihre Mutter. «Steph?»

Steph suchte weiter den Horizont ab. «Ich dachte, ich hätte einen Blas gesehen.»

«Einen was?»

«Einen Blas. Spaut», sagte Steph und warf ihrer Mutter einen Blick zu. «Walatem.»

Mary Beths Miene veränderte sich umgehend.

«Hey», unterbrach ihr Vater. «Was muss ein Mann tun, um noch ein Bier zu bekommen?»

«Komm mit», sagte Steph und ließ ihre Mutter stehen. Sie weigerte sich, Schuldgefühle zu haben, weil sie ihren leiblichen Vater kennenlernen wollte. Auf dem Weg zur Kühlbox trank sie ihr Weinglas aus. Das half. Toni würde sauer sein, dass sie schon wieder einen Viertelliter Brustmilch vernichtet hatte, aber Steph war entschlossen, alles zu tun, was nötig war, um den Abend irgendwie zu überstehen. Sie holte eine Flasche Sam-Adams-Bier für ihren Vater aus der Box und füllte ihr Weinglas auf.

«Meinst du, die Hummer sind fertig?», fragte ihr Vater.

«Schauen wir mal nach.» Steph zog sich feuerfeste Handschuhe über und griff zu einer Grillzange.

Derart geschützt steckte sie den Arm in den Seetang, ertastete das Ei, zog es heraus und knackte die Schale. Das Eigelb war hart – das *Clambake* war fertig. Als sie die Plane wegnahmen, stieg ihnen eine beißende Wolke aus salzigem Dampf entgegen. Steph grub die Hummer nacheinander mit der Zange aus und legte sie auf eine Servierplatte, die ihr Vater ihr hinhielt.

«Wie wäre es nach dem Essen mit einem Spaziergang?», schlug er vor. «Ich glaube, wir beiden müssen mal reden.»

Er öffnete eine Tür. Steph nickte und senkte den Blick.

Ihr Vater legte ihr den Arm um die Schultern. «Du musst doch wissen, dass sich niemals etwas daran ändern wird, was ich für dich empfinde.»

Steph verspürte eine Art trauriger Erleichterung, als sie ihren Kopf an seine Brust lehnte und in der Vertrautheit Entspannung fand.

«Danke, Dad. Ich liebe dich auch.»

Später erinnerte sich Steph kaum noch an das Essen. Weder an den leicht metallischen Geschmack der Austern noch an das Auseinanderreißen der Hummer, bevor man das Fleisch aus den Scheren saugte, noch an die abwechselnden Aromen der salzigen Linguiça gefolgt von süßem Mais. Der Abend war verschwommen, was nicht am Wein lag, auch wenn sie mehrere Gläser trank, sondern weil sie nur wollte, dass er vorbeiging, damit sie und ihr Vater reden konnten. Als Toni und Stephs Mutter schließlich den Strand verließen, um Jonah ins Bett zu bringen, löschten sie und ihr Vater das Feuer mit Meerwasser und machten sich auf zu ihrem Spaziergang.

Sie nahmen den Weg in Richtung des Race-Point-Leuchtturms, benannt nach der tödlichen Unterströmung entlang der Küste, die im Lauf der Jahre zu Hunderten von Schiffbrüchen geführt hatte. Das Licht des ursprünglichen Leuchtturms, erbaut vor zweihundert Jahren, war mit Waltran befeuert worden und aus bis zu neunzehn Meilen Entfernung zu sehen gewesen. Der neue Turm, wiederaufgebaut und solarbetrieben, war funktional, leuchtete aber schwächer.

«Was vergangen ist, ist vergangen», begann Michael. «Deine Mom bereut, was sie getan hat, und den Schmerz, den sie verursacht hat.» Er berichtete, dass Stephs Mutter bei Pater Mulligan die Beichte abgelegt hatte und von ihm seelsorgerisch betreut wurde. Er klang wie auf Autopilot. Über ihnen zogen Feuerwerksraketen über den Himmel und explodierten in funkelnden Bällen, eine Probe für den nächsten Abend.

Für Steph fühlte sich die Vergangenheit nicht vergangen an. «Für mich ist das die Gegenwart, Dad», sagte sie.

«Ich weiß, dass es schwer ist, Liebling», sagte Michael. «Aber wir müssen nach vorne schauen. Was zählt, ist die Zukunft und dass wir als Familie zusammenhalten.»

Stephs Gedanken flogen genauso auseinander wie die Pyrotechnik am Himmel. «Leider kann ich die Gegenwart nicht umgehen. Ich bin verletzt.»

Ein Priel zwang sie, die Dünen hinaufzugehen. Der Himmel wurde immer dunkler, auf dem Wasser schimmerte ein Streifen silbrigen Mondlichts.

«Was bringt es dir, dich an die Verletzung zu klammern?» Die Stimme ihres Vaters war unerträglich sanft. «Wir müssen deiner Mutter vergeben und weitergehen.»

Steph stellte sich vor ihren Vater. «Man kann vergangenen Schmerz nicht überwinden, ohne ihn zu durchleben», sagte sie, eins von Tonis Mantras. «Das nennt sich sonst Leugnen.»

Michael schloss die Augen und flüsterte das Gelassenheitsgebet. «Gott, gib mir die Gelassenheit, Dinge hinzunehmen, die ich nicht ändern kann.»

Plötzlich schoss in Steph die Wut hoch, wie im Traum, wenn man fällt und der Boden auf einen zukommt. Konnte ihr Vater sich nicht ein Mal auf ihre Seite stellen? Auch ihm war Unrecht geschehen. Trotzdem bildete er mit ihrer Mutter eine vereinte Front. «Hör auf, Dad», sagte sie. «Ich weiß, dass das Ganze auch dich verletzt hat. Aber mir hat man verschwiegen, wer ich bin. Zu verlangen, dass ich das alles vergessen soll, ist nicht fair.»

Die Knie ihres Vaters gaben nach.

Steph hatte ihn in achtunddreißig Jahren nie weinen sehen. Der glänzende Kreis auf seinem Schädel war größer, als sie ihn in Erinnerung hatte. Sie legte den Arm um seinen Rücken. «Oh, Dad, es tut mir leid», sagte sie. «Es tut mir so leid, aber ich muss rausfinden, woher ich komme.»

«Ich will dich nicht verlieren.» Michael bemühte sich um Fassung.

«Das wirst du nicht.»

«Dieser Mann ... Der ist nicht dein Vater. Das bin ich. Ich habe dich aufgezogen. Du bist die einzige Tochter, die ich habe», sagte er.

«Und das wird sich niemals ändern. Nie. Das verspreche ich. Das schwöre ich.» Steph hätte fast alles getan, um ihn nicht zu verletzen. «Aber ich habe einen genetischen Defekt, Halbgeschwister und das Recht, meine andere Familiengeschichte zu erfahren. Und Jonah hat Cousinen. Du musst doch verstehen, warum ich ihn kennenlernen will, oder?»

«Dein ‹Vater›» – er machte Häkchen in der Luft – «ist ein Mann, der ein junges Mädchen betrunken gemacht und sich an ihr vergangen hat, während seine Frau schwanger war.» Michaels Augen wurden schmal. «Nein, Steph. Ich kann beim besten Willen nicht verstehen, warum du so jemanden kennenlernen willst.»

Abby

Abby hielt den Schlepperpinsel in der rechten Hand. Für die meisten Menschen war eine Künstlersignatur nichts als ein simpler Echtheitsbeweis. Für Abby war sie ein wesentlicher Bestandteil des Werks. Farbe, Platzierung, Größe, alles von größter Bedeutung. Sie arbeitete ihre Unterschrift gern versteckt in das Bild ein wie dieser Karikaturist vom *New Yorker*, der den Namen seiner Tochter in Teppichrändern oder dem Haar einer Figur unterbrachte. Die Signatur musste das Bild vervollständigen, ohne übermäßige Aufmerksamkeit auf sich zu ziehen. Sie hatte es sich zur ehernen Regel gemacht, ein Bild, sobald es unterschrieben und datiert war, nicht wieder anzufassen. Keine nachträglichen Farbtupfer. Kein Abkratzen. Nichts. Abby glaubte daran, dass ein Bild die Künstlerin und das Sujet gleichermaßen fixierte. Einen Monat oder ein Jahr später einen Pinselstrich zu verändern, kam ihr unehrlich vor. Deswegen war die Unterschrift so gut wie ihr Wort.

Jetzt zögerte sie es nur hinaus. Sie hatte den ganzen Tag lang über eine bestimmte Ecke der Leinwand nachgedacht, die Linien betrachtet, das Licht, die Farben, die Geschichte. Jenny hielt das Bild für ein Meisterwerk. Abbys Stiefmutter Gretchen hatte immer gesagt, Kunst sei ein Instrument der Wahrheit. «Hör auf, dich zum

Schweigen bringen zu lassen», hatte sie bei ihrem letzten Telefonat gesagt, und ihre Worte hatten in Abby etwas zum Klingen gebracht, das seither nachhallte. Worauf wartete sie? Die schriftliche Einwilligung?

«Jetzt signier es schon», sagte sie laut und ignorierte ihr unablässig vibrierendes Handy. Einer der größten Vorteile am Schwangersein war, dass man sich weniger irre vorkam, wenn man mit sich selbst redete – es war schließlich immer noch jemand anwesend.

Abby betrachtete die Szene in der unteren rechten Bildecke, zwei umschlungene Kinder, nackt, umarmten sich. Immer noch zögerte sie, konnte den Pfad, den das Bedürfnis, anderen zu gefallen, ihr vorgab, nicht verlassen. Dieses Gemälde musste nicht schön sein, sondern eine Wahrheit erzählen, und noch fehlte ein Strich, einer, den nur wenige Menschen verstehen würden. Trotzdem machten die Folgen ihr Angst. Abby war immer ein ängstlicher Mensch gewesen. Als Kind hatte sie sich vor den Pfeilschwanzkrebsen gefürchtet, die am Strand herumkrabbelten, vor der Figur Tante Schwamm in *James und der Riesenpfirsich*, davor, in Mathe aufgerufen zu werden, und vor der ratternden Sprechweise und den rasenden Gedanken ihres Vaters, Vorboten einer seiner Episoden. Sie rief sich in Erinnerung, dass sie kein verängstigtes kleines Mädchen mehr war. Sie war jetzt stärker. Fühlte sich wohler in ihrer Haut. Ließ neues Leben in sich wachsen. Aber dann stellte sie sich vor, wie Ken einen anklagenden Finger auf sie richtete – *Wie kannst du es wagen, Abby. Du hast versprochen, nichts zu sagen* –, und ihr Herz schlug wie wild.

War das, was vor all den Jahren zwischen ihnen geschehen war, mehr von ihm ausgegangen als von ihr? Gretchen war felsenfest überzeugt davon. Abby hatte mitbekommen, wie ihre Stiefmutter ihren Vater aufgefordert hatte, etwas gegen Kens «unangemessenes» Verhalten zu unternehmen, worauf ihr Vater erwiderte, Gretchen solle sich um ihren eigenen Kram kümmern, das wären nur Kinderspiele. Abby hatte gehofft, damit wäre die Sache aus der Welt, aber nachdem Gretchen ihren Verdacht ausgesprochen hatte, ließ er sich nicht zurücknehmen. Ken hatte die gedämpften Diskussionen ebenfalls gehört. Wenige Monate später war Gretchen ausgezogen. Weder Adam noch Ken hatten ihren Namen je wieder erwähnt. Ihre Familie hielt sich an ein Gesetz des Schweigens, und wer das brach, konnte nicht auf Vergebung hoffen. War Ken wirklich alt genug gewesen, um es besser zu wissen? War es seine Schuld gewesen? Abby wusste es nicht. Er war damals ebenfalls noch ein Kind. Dennoch, warum durfte er beides sein – Täter und Opfer? Warum durfte er derjenige sein, der wütend war?

Abby stellte den Wasserkocher an und traf eine Vereinbarung mit sich selbst. Zwanzig Minuten. So lange dauerte es, damit das Wasser kochen und der Tee ziehen und abkühlen konnte, um getrunken zu werden. Keine Minute länger. Dann würde sie den Strich machen, und das war's. Bald blubberten Blasen am Glas hoch, und Abby griff zu ihrem Lieblingsbecher, goss das Wasser über den Teebeutel und sah den bernsteinfarbenen Wirbeln zu. Der Becher, hellblau, von unregelmäßigen goldenen Linien durchzogen, war von Jenny während ihrer Kintsugi-Phase gemacht worden, damals an der RISD. Abby erinnerte sich noch gut, wie wütend sie gewesen war, als sie Jenny über die Tasse gebeugt ertappte, die sie soeben in ein halbes Dutzend Teile zerbrochen hatte.

«Jenny, was zum Teufel ...?», hatte Abby ausgerufen. Die Regel lautete, dass Jenny im Namen der Kunst gern ihre eigenen Sachen zerstören konnte, von Abbys aber die Finger zu lassen hatte.

«Nicht hingucken! Es soll eine Überraschung werden!», rief Jenny und warf ein Handtuch über die Bruchstücke. «Vertrau mir, du wirst begeistert sein.»

«Das bezweifle ich», erwiderte Abby und knallte auf dem Weg nach draußen die Tür hinter sich zu.

Aber als sie Stunden später zurückkam, war aus ihrer gewöhnlichen Tasse ein Kunstwerk geworden. Darunter klemmte ein Zettel: *Es sind unsere Narben, die uns einzigartig machen. Nichts Kaputtes ist je verloren. Jenny.*

Wo war diese Jenny jetzt? Abby seufzte und stellte sich wieder ihrem Gemälde. Würde Ken sich darin erkennen? Wahrscheinlich nicht. Soweit sie wusste, hatte er diesen Teil ihrer Vergangenheit völlig verdrängt. Aber wer sonst könnte die richtigen Schlüsse ziehen? Jenny? Möglich, aber unwahrscheinlich – sie war zu verstrickt in dem sonnigen Bild der Familie Gardner, das sie propagierte, um Ken den Wahlsieg zu ermöglichen. David? Auch möglich. Er hatte als Kind miterlebt, wie sehr Ken über sie bestimmt hatte. Ihr Vater? Tja, das war *die* Frage, nicht wahr? Tief im Inneren wollte Abby, dass ihr Vater wusste, was sie durchgemacht hatte. Aber Adam Gardner war der König des Leugnens, und Abby wusste, dass er nichts als das zentrale Bild wahrnehmen würde: Abby, schwanger mit seinem Enkelsohn. Sie sah bereits vor sich, wie er sich bei dem Gedanken an den Fortbestand seines Namens und seines Geschlechts aufplustern würde. Wahrscheinlich würden sich alle über das Gewirr aus Strichen am Kopf kratzen. Sie musste einfach nur sagen, was sie zu sagen hatte, und weitermachen.

Sie atmete tief durch. Dann beschloss sie, ihre Unterschrift in einem speziellen Blauviolett zu setzen, der Lieblingsfarbe ihrer Mutter, jener flüchtige Farbton des Himmels in der Abenddämmerung. Abby mischte Blau, Weiß und Rot, bekam den gewünschten Ton jedoch nicht hin. Dieses Blauviolett war eher eine Lichtnuance als eine Farbe – kräftiger als Fliederfarben und schwächer als Veilchenblau. Frustriert schmiss sie eine Farbtube durch das Atelier und traf eine Schale mit Muscheln, die zu Boden polterte. Das war die Lösung. Sie würde die Farbe selbst mischen. Früher hatte sie das oft getan, hatte aus Beeren, Wurzeln, Käfern, und was immer ihr in die Finger kam, Farben hergestellt.

Sie holte einen Holzhammer, ein Handtuch und ein Einweckglas voller Muscheln, setzte sich auf den Boden und schüttete die Schalen auf die Dielen. Mit einer Rasierklinge kratzte sie die schwarze Außenschicht ab und legte die Überreste auf das Handtuch, das sie zusammenfaltete. Als sie begann, die Muscheln mit dem Hammer zu zertrümmern, legte Frida den Kopf schief und schob die Pfoten nach vorne, bis sie ausgestreckt lag.

«Alles gut, Frida», sagte Abby. «Das macht Spaß.»

In der Tat. Warum hatte sie bloß aufgehört, ihre

Farben selbst herzustellen? Das gedämpfte Krachen und Knacksen war ungemein befriedigend. Mit jedem Schlag wurde ein kleines Stück Wut freigesetzt. Dass das Arcadia nicht ihr gehörte. *Zack*. All die Momente, in denen sie das Gefühl hatte, mundtot gemacht oder erstickt zu werden. *Zack*. Männer, die wollten, dass sie lächelte. *Zack*. Die frauenfeindlichen Kommentare eines gewissen Präsidentschaftskandidaten. *Zack*. «Knastköder», aus dem Mund ihres Bruders. *Zack*. Die Stimmungsschwankungen und die Abwesenheit ihres Vaters. *Zack*. Davids Ehe. *Zack*. *Zack*. *Zack*.

Schweißgebadet zermahlte Abby die Muschelfragmente mit einem Mörser, bis sie eine Schüssel voll schimmerndem Staub zusammen hatte, den sie zweimal durch ein Sieb schüttete, sodass eine Art Puder übrig blieb. Dann gab sie tropfenweise Leinöl dazu und verrührte das Ganze zu einer leuchtend violetten Mischung. Jetzt war sie bereit. Zu lange schon war sie in dieser Leinwand gefangen gewesen. Um sich Mut zu machen, küsste sie eine der Schlangenmuster-Keramikscherben von ihrer Mutter, tunkte dann den Schleppinsel in die Farbe und schrieb mit engen, schräg stehenden Buchstaben ihren Namen. Aus dem unteren Teil ihrer mittleren Initiale E – für Emily, nach ihrer Mutter – formte sie einen bohnenförmigen Klecks auf der linken Pobacke des Jungen in der Szene. Und dann plötzlich hatte sie den Titel für das Bild: *Kleine Monster*.

«Hey, Dornröschen.» Eine sanfte Stimme, gefolgt von einem Klopfen.

Abby schreckte hoch.

«Tut mir leid», sagte David, «aber ich habe dir heute Morgen ein Dutzend Mal geschrieben, um dir zu sagen, dass ich heute frei bin.»

Sie blinzelte, bis David hinter der Fliegentür klar zu erkennen war. Er war in die Hocke gegangen, hielt seine Hand vor Fridas Nase und murmelte ihrer Hündin, die ekstatisch mit dem Schwanz wedelte, Liebkosungen zu. Hinter ihm tanzten Monarchfalter um die Seidenpflanzen herum. Ein heller Strahl staubgefüllten Lichts. Das Raunen von Lou Reed. Sie hielt ein Keramikstück fest umklammert. Wie spät war es? Abby rieb sich die Augen, schwang die Beine vom Sofa und stand auf.

«Seit wann klopfst du an?», fragte sie, während sie das Atelier durchquerte und eine Decke über das Gemälde warf.

«Seit wann hältst du Nickerchen?», sagte David.

Sie umarmten sich entspannt, wie es Menschen tun, die sich schon ihr ganzes Leben lieben. Abby lehnte sich gegen seine warme Gestalt und wartete, bis ihre Atemzüge sich synchronisiert hatten. Das Baby regte sich in ihr, sie verlor in der Umarmung die Orientierung und fürchtete, ihre Neuigkeit würde alles verändern.

David schob sie von sich, um sie zu betrachten. «Rebecca und Peony sind heute den ganzen Tag in Martha's Vineyard», sagte er und strich ihr eine Strähne ihres erdbeerblonden Haars hinters Ohr. «Also haben wir den ganzen Nachmittag für uns.» Er fing an, ihren Hals zu küssen.

Sie spürte ihren Körper reagieren und legte die Hände auf Davids Brust. «Hey, langsam, Matrose.» Früher oder später würde er es herausfinden, aber vielleicht wäre später besser als früher. Und *falls* Abby ihm sagen würde, dass er der Vater war, dann im gleichen Atemzug auch, dass sie nichts von ihm erwartete. Nichts. Sie würde das Kind allein aufziehen und ihr Geheimnis niemals verraten. Verdammt. Natürlich musste sie es ihm sagen.

«Ich muss etwas mit dir besprechen, David.»

«Ich zuerst», unterbrach er sie.

«Aber ...»

«Bitte, Abby», sagte David. «Bevor mich der Mut verlässt.»

Abby zuckte zusammen, das klang unheilvoll. Sie ging mit ihm zum Sofa und sagte sich dabei, dass David verheiratet war und sie es allein schaffen würde. Sie setzte sich, legte die Hände in den Schoß und machte sich bereit für das, was da kommen würde.

«Ich verlasse Rebecca», sagte er.

Das war nicht das, womit sie gerechnet hatte.

«Ich weiß, das habe ich schon mal gesagt, aber diesmal ist es anders.» David berührte ihre Wange und ließ die Finger an ihrem Hals entlanggleiten. «Und bevor du anfängst, dir Vorwürfe zu machen, sage ich dir gleich, dass du nicht der Grund bist ... oder nicht der einzige Grund ... oder nicht der ...» Er hatte offensichtlich den Faden verloren.

David würde Rebecca verlassen. Wollte Abby das überhaupt?

Er setzte neu an. «Abby, ich liebe dich. Ich habe dich immer geliebt. Bitte warte auf mich, nur ein kleines bisschen länger noch.»

Dachte er wirklich, dass sie das tat, *auf ihn warten*?

«Was hat sich geändert?», fragte sie.

«Vieles und nichts. Wir streiten ständig. Rebecca hat etwas Besseres verdient als das, was ich ihr gebe.»

Rebecca hat etwas Besseres verdient, dachte Abby. *Und David auch.*

David nahm ihre Hände in seine. «Ich bin nur wegen Peony so lange in dieser Ehe geblieben, und Peony wird es schaffen.»

Als Abby etwas sagen wollte, legte David ihr einen Finger auf die Lippen. Und küsste dann die Stelle, an der sein Finger gewesen war. «Die Ehe ist vorbei», sagte er mit Entschiedenheit.

Abby dachte darüber nach. «Weiß Rebecca, dass es vorbei ist?»

«Tief im Inneren, ja, ich glaube schon», sagte David.

Tief im Inneren. Wahrscheinlich hatte Rebecca keine Ahnung.

«Was?», fragte David.

Abbys Gedanken fanden keine Ordnung. Es kam ihr vor, als wäre ein Damm gebrochen und alles, das Gute und das Schlechte, wurde wie Wrackteile ans Ufer gespült.

Er sah sie eindringlich an. «Sag mir, was du denkst.»

Abby zögerte. Sie wollte keinen Daumen auf die Waagschale legen oder ihn verwirren. David musste frei entscheiden, was aus ihm und Rebecca werden sollte, die Schwangerschaft durfte keinen Ausschlag geben. Das Baby, das in ihr strampelte, seit David an die Tür geklopft hatte – es wollte sich eindeutig bemerkbar machen –, beruhigte sich. «Nichts, David. Es kann warten.»

«Tja, aber ich nicht», sagte er und fing wieder an, sie zu küssen, doch Abby schob ihn sanft von sich. «Dein Timing ist wie immer Mist. Jenny wird jede Minute hier sein», log sie.

David ließ enttäuscht von ihr ab.

«Bald», versprach Abby und bemerkte zum ersten Mal, dass seine dunklen Haare an den Schläfen grau gesprenkelt waren.

Adam

Im Grunde genommen, also mal ganz nüchtern gesehen, brauchte Adam Gardner wirklich ein Büro? Die Antwort lautete: *Nein, überhaupt nicht.* Wenn das CCIO Platz schaffen wollte für irgendeinen arschleckenden, Fördermittel absahnenden Jungwissenschaftler, dann bitte, nur zu, verdammt noch mal. Sie konnten sein Eckbüro haben. Adams Arbeit fand in dem unendlichen Ozean seines Geistes statt, nicht in irgendeinem Kasten aus Glas und Beton. Er war kein Papierschieber. Er war ein Genie, dessen Aufgabe darin bestand, die endlosen Wunder der Tiefe zu erforschen, lautlos über den Meeresboden zu gleiten und dem zu lauschen, was die Wale ihm erzählten. Er brauchte diesen schäbigen Arbeitsplatz nicht und erst recht nicht die damit verbundenen Scherereien.

Und so machte sich Adam voller Eifer daran, fünfundvierzig Jahre Berufsleben aufzulösen und alte Akten und Zeitungsausschnitte in einen übergroßen Müllcontainer zu werfen, den man ihm zu diesem Zweck ins Büro gestellt hatte. Was ihm wertvoll erschien – Bücher, Trophäen, Fotos und andere Erinnerungsstücke, die «Freude auslösten» –, sortierte er sorgfältig aus und verpackte alles in Kartons. Wieder einmal bewunderte er den Zugang zu Fakten, den ihm sein befreiter Verstand ermöglichte. Er konnte sich nicht erinnern, Marie Kondo je gelesen zu haben, und doch ...

Er begann mit dem Regal, auf dem seine gesammelten Strand- und Meeresschätze standen, und arbeitete sich methodisch von links nach rechts durch. Zuerst seine Große Fechterschnecke – eine Meeresschnecke aus der Familie *Strombus gigas* – mit der schimmernden orangerosa Öffnung. Diese Schnecke hatte Adam in die Tiefsee geführt. Mit acht Jahren, bei einem Familienurlaub auf den Florida Keys, hatte er sie im flachen azurblauen Wasser entdeckt. Sein Vater hatte ihm die Schale ans Ohr gehalten, und Adam hatte die rhythmischen Geräusche von brechenden Wellen gehört, die irgendwie in der Schale eingefangen waren. «Wen ruft die Muschel?», hatte er seinen Vater gefragt, überzeugt, die Schale sei eine Art Telefon. Die unschuldige Frage war in die Familiengeschichte eingegangen. Sein Vater hatte ihn sofort korrigiert und erklärt, dass das, was wie Meer klang, in Wirklichkeit das Rauschen seines eigenen Pulses in seinem Ohr war. Intellektuell hatte Adam dies verstanden, damals wie heute, aber irgendein Teil von ihm fragte sich immer noch, wen die Muschelschale rief. Er legte sie in einen Karton.

Als Nächstes seinen wertvollsten Schatz, einen fußballgroßen grauen Klumpen Ambra. Ein Pfund Ambra brachte auf dem Markt über zehntausend Dollar, und dieses Exemplar wog fast drei Pfund. Er und Emily hatten den eiförmigen Klumpen während ihrer Hochzeitsreise gefunden, an der zerklüfteten Küste von Cornwall, und im Scherz gesagt, er würde ihre Rente finanzieren. Die meisten Menschen hielten Ambra für Walkotze, aber normalerweise kam sie am anderen Ende heraus als fäkaler Rest. Produziert wurde die ungewöhnliche Substanz von Pottwalen, die sich vornehmlich von Tintenfischen ernährten, und setzte sich vor allem aus Tintenfischschnäbeln und anderen unverdaulichen Teilen zusammen. Er und Emily hatten in dem Fund ein gutes Omen für die Zukunft gesehen. Adam hielt die Nase an die Ambra und atmete tief ein. Der Geruch war im Lauf der Jahrzehnte schwächer geworden, aber noch vorhanden, mit Anklängen von Zigarre, Pferdestall und feuchtem Seetang – süßliche moschusartige Düfte, die ihn an Sex erinnerten. *Konzentrier dich*, ermahnte er sich. Er konnte jetzt keinen Ständer gebrauchen. Er wickelte die Ambra in Blasenfolie ein und legte sie neben die Muschelschale in den Karton.

Das nächste Andenken auf dem Regal war ein getrocknetes Seepferdchen, von den alten Griechen *Hippocampus* genannt, «halb Pferd, halb Fisch», und der einzige unter Adams Schätzen, den er nicht selbst gefunden hatte. Dieses Seepferdchen, etwa zehn Zentimeter lang, war vor Ewigkeiten auf einer Wohltätigkeitsveranstaltung für das New England Aquarium in einer Geschenktüte gewesen. *Man stelle sich den öffentlichen Aufschrei vor, wenn das New England Aquarium so etwas heutzutage machen würde*, dachte Adam. Er drehte das durchsichtige knöcherne Wesen in den Händen hin und her und bewunderte die trompetenförmige Schnauze, den gebogenen Körper und den gewundenen Schwanz in Form eines Fragezeichens – noch ein Beispiel für eine mysteriöse Spirale. Kein Wunder, dass diese Geschöpfe als mythisch galten, sie hatten Poseidons goldene Kutsche gezogen et cetera. Sie waren anders als alle anderen Fische. Aber sollte Adam an diesem Andenken festhalten? Er hatte es als Erinnerung an das Ereignis in seinem Leben aufgehoben, das er am meisten bereute, eine betrunkene Nacht vor fast vier Jahrzehnten, das einzige Mal, das er Emily betrogen hatte. Und obwohl ihm klar war, dass seine Untreue und der Tod seiner Frau nichts miteinander zu tun hatten, hatte sein Gehirn die beiden Ereignisse verschmolzen. Das wirklich Ironische war, dass Seepferdchen – anders als die meisten anderen Fische – strikt monogam lebten, mit ihrem Partner ein Leben lang zusammenblieben und zu den wenigen Spezies auf der Erde gehörten, bei denen das Männchen die ungeborenen Jungen austrug. Achtunddreißig Jahre lang hatte ihn dieses Mistding an seinen Verrat erinnert. *Das reicht!* Er zerdrückte den Seepferdchenkörper in der Hand und ließ die Krümel in den Mülleimer rieseln.

Adam musste schneller vorankommen mit seiner Packerei. Er überlegte, sich an das Papierchaos auf seinem Schreibtisch zu wagen. Die administrative Unterstützung würde er vermissen, auch wenn die seit Debbies Weggang vor fünfzehn Jahren eh nicht mehr dieselbe war. Jetzt nahm er erst mal ein schwarz gerahmtes Foto von der Wand, das ihn in einem Neoprenanzug beim Apnoetauchen zeigte, neben einer Buckelwalkuh und ihrem Kalb treibend. Was für ein Privileg es gewesen war, ihre Präsenz so aus der Nähe zu spüren. Danach ein Triptychon von Fotos, die immer ein Jahr nacheinander gemacht worden waren, die Phasen eines Walfalls auf dem Meeresboden – die Verwandlung des Leviathan in einen Garten. Als Erstes verschwand alles Fleisch, dann die fetthaltigen Knochen, die ein Getümmel von Meeresorganismen jahrzehntelang am Leben erhalten konnten. Oh, Zeuge dieser extremen abyssopelagischen Ökosysteme zu werden, die in permanenter Dunkelheit existierten, in Tiefen jenseits des Tageslichts, in einer Umwelt, in der die Wissenschaft früher kein Leben für möglich gehalten und wo es sich trotzdem ausgebreitet hatte. Adam wusste, dass die biologischen Gemeinschaften, die aus dem einen Walkadaver hervorgegangen waren, ihn überleben würden. Verdammt, vielleicht würden sogar unbekannte Arten entstehen. Die Tiefsee konnte Nährboden für neue Spezies sein, dessen war er sich sicher. Das war kein Ende, sondern ein Anfang! Er freute sich schon auf den Tag, an dem das CCIO es bereuen würde, ihn in den Ruhestand gezwungen zu haben. Adam wickelte die Fotos in eine schützende Schicht Luftpolsterfolie ein und stellte sie ordentlich auf.

Was würde ihm sonst noch fehlen? Gar nichts. Rein gar nichts. Doch da verlangsamte ein Schwarm junger Biologen vor seinem Büro die Schritte und sprach mit gedämpften Stimmen. Gut, Adam konnte es zugeben ... Er würde die verstohlenen Blicke der Nachwuchswissenschaftler vermissen, im Moment des Erkennens, Ehrfurcht im Blick: *War das* der *Adam Gardner*? Adam drehte ein Tongefäß in Schildkrötenform um, Papierklammern fielen heraus und leise klimpernd zu Boden. Unten war etwas eingeritzt: *Ken, 1984*. Der Versuch seines Sohns, Charon nachzubilden. Oh, wie hatte Kenny die alte Schnappschildkröte geliebt. Ein Kümmerer.

Adam legte das Gefäß in einen Karton voller Schnickschnack und kleiner Andenken.

Ein Klopfen am Glas, ein Winken. Stanley, einer der wenigen Kollegen, die ähnlich lange hier waren wie er selbst. Vermutlich würde Adam diese Art spontaner Begegnungen fehlen, Gelegenheiten, über die gute alte Zeit zu reden. Er winkte Stanley herein und gab ihm die kopierte Einladung zu seiner Geburtstagsfeier, von Jenny persönlich entworfen und illustriert. Er hatte heute schon so einige von den Dingern verteilt und dachte kurz zerknirscht daran, dass er den Überblick hätte behalten sollen. Zu spät ...

«Ich hoffe, du und Maggie könnt kommen», sagte Adam.

Sein Freund pfiff leise. «Siebzig», sagte Stanley und betrachtete bewundernd die Zeichnung, in der Adam im Meer auf einem Wal in den Sonnenuntergang hineinritt. «Wie sind wir so alt geworden?»

«Siebzig ist nicht alt», wehrte Adam entrüstet ab.

Er dachte daran, dass Ken ihm vorgeschlagen hatte, sein wunderschönes Zuhause in den Wellfleet Woods zu verlassen und in eine altersgerechte Wohnung zu ziehen. «Zeit, sich zu verkleinern, Dad. Du darfst nicht zu lange warten», hatte sein Sohn gesagt und die Herausforderungen geschildert, die auf ihn zukommen würden, wenn er nicht mehr Auto fahren konnte. Als wäre das unausweichlich. Adam kannte die Geschichten von Kindern, die sich mit der örtlichen Polizei verbündeten, um ihren alten Eltern die Autoschlüssel wegnehmen zu lassen. *Feiglinge!* «Du weißt, dass du nicht für immer hier wohnen kannst», hatte sein Sohn erklärt. «Schiefe

Dielen. Schmale Stufen in jedes Zimmer. Es wäre unvernünftig.» Adam war clever genug, sich cool zu geben, und hatte genickt, als würde er über den Ratschlag nachdenken. *Tja, weißt du, was, Ken?* Er hatte schon einen Plan. Und der sah vor, dass er das Haus in einer Kiefernholzkiste verlassen würde.

«‹Alt› ist wohl relativ. Maggie und ich kommen», sagte Stanley und klopfte Adam verlegen auf den Rücken, bevor er das Büro verließ.

Adam war fast fertig. Er fegte mit dem Arm einmal über den Tisch und schob den ganzen Papierkram in einen Karton. Dann war nur noch das zwanzig mal fünfundzwanzig Zentimeter große gerahmte Familienfoto übrig, das fast vier Jahrzehnte lang seinen Schreibtisch geschmückt hatte – Emily, Kenny und er am Strand, Abby im Bauch ihrer Mutter. Wenn Adam nur geahnt hätte, wie wenig gemeinsame Zeit ihnen noch blieb. Es ärgerte ihn, dass er nicht mehr wusste, wer das Foto geschossen, diesen intimen Familienmoment festgehalten hatte. Der Anblick rührte ihn – er schaute liebevoll Emily an, Emily schaute liebevoll ihren Sohn an, Kenny schaute liebevoll den Bauch seiner Mutter an, was Adam zu der logischen Schlussfolgerung führte, dass sein ungeborenes Kind aus dem Bauch seiner Mutter heraus ihn liebevoll anschaute. Abigail bedeutete im Hebräischen «Freude des Vaters» oder «Grund zur Freude». Stimmte das? Adam googelte nach. *Wieder richtig!* Als seine Kinder klein waren, hatte er für sie Kopien des Fotos anfertigen lassen, und er freute sich, dass beide das Bild immer noch gut sichtbar zu Hause stehen hatte. Wenn Adam eins richtig gemacht hatte, dann, die

Erinnerung an Emily lebendig zu halten, seinen Kindern Geschichten über ihre perfekte Ehe zu erzählen, ihre außergewöhnliche Liebe. In dem Moment drängte sich das Bild der jungen Frau auf der New-England-Aquarium-Gala in seine Gedanken, das Kleid hochgezogen, die Haare vor dem Gesicht. In letzter Zeit hatte ihn diese Erinnerung so hartnäckig angesprungen wie ein Terrier, was nicht fair war. Er hatte sich einen Fehltritt geleistet. Einen! Er schob das Familienporträt zwischen einige Bücher und schloss den Karton.

Als alles getan war, sank Adam in seinen Respekt einflößenden Chefsessel. Es war die Art Stuhl, die ein gewisses Privileg ausdrückte, wie ein Königsthron oder der Vorsitz an einer langen Tafel. Ja, er würde es noch ein letztes Mal genießen, seinen rechtmäßigen Platz auf seinem beeindruckenden Sessel in seinem beeindruckenden Büro einzunehmen. Aber sein Hirn hüpfte schon weiter und landete diesmal auf van Goghs unendlich traurigem und ikonischem Gemälde eines leeren gelben Stuhls. Van Gogh war nicht mehr da, so wie auch Adam bald nicht mehr da sein würde. Hatte Vincent sich, als er das Bild malte, das Ohr bereits abgeschnitten? Adam glaubte, nein. *Tschüss, Sessel*, dachte er. *Danke für deine Dienste*. Was sollte dieser ganze nostalgische Mist? Es war ein Stuhl.

Und was würde er ganz sicher nicht vermissen? Die ewigen Besprechungen, die kleinkarierte Politik, das Wettrennen um beruflichen Aufstieg und den Druck, Fördermittel einzutreiben. Irgendwann im letzten Jahrzehnt hatten sich die Prioritäten verschoben. Niemand scherte sich noch um die Vergangenheit oder wollte

Adams Geschichten hören. Vorbei waren die Zeiten, in denen man über die Wunder der Tiefe gesprochen hatte. Jetzt zählten nur noch Produktivität, effektives Zeitmanagement und wie man das meiste aus beidem rausholte, was nach Adams Ansicht auf *citation tracking* hinauslief, der wissenschaftliche Messstab für die eigene Beliebtheit. *Auf Nimmerwiedersehen, Lemminge!* Was war aus wissenschaftlicher Beobachtung, ernsthaftem Nachdenken und dem sorgfältigen Konstruieren von Theorien geworden? So fanden Entdeckungen statt, sie gediehen in der fruchtbaren Gischt strudelnder Ideen. Leider waren die Großkopferten des CCIO unfähig, dies zu begreifen. Das Denken bezahlte nicht die Rechnungen, und das allein zählte. Man hatte Adam vor einigen Jahren ein Ultimatum gestellt. Wenn er sein Eckbüro, die Forschungsassistenten, den begehrten Parkplatz und andere Privilegien behalten wollte ... nun, dann musste er seinen Beitrag leisten wie alle anderen auch.

Adam hatte sich ins Zeug gelegt. Aber sobald man als Wissenschaftler die Aufgabe hatte, Geld heranzuschaffen, war man auf rutschigem Boden, die Grenzen verwischten. Am laufenden Band wissenschaftliche Veröffentlichungen zu produzieren und sich für Fördermittel zu bewerben, waren Tätigkeiten, die aus sich selbst heraus lebten, wie eine Schlange, die ihren eigenen Schwanz fraß. Adam war vor allem auf seine Integrität und seine wissenschaftliche Genauigkeit stolz. Reichen Geldgebern Honig um den Bart zu schmieren, Empfehlungen für ihre einfallslosen Verwandten zu schreiben, für Familienstiftungen einen Bericht nach dem anderen zu verfassen – alles Zeitverschwendung.

Hätte Adam Direktor eines Non-Profit-Unternehmens werden wollen, hätte er BWL studiert, nicht Biologie.

Und man sollte ihm bloß nicht mit dem ganzen Mist über die Privilegien weißer Männer in der Wissenschaft kommen. Blödsinn. Wie viele Meeresbiologen konnten einen ähnlichen beruflichen Erfolg wie er für sich verbuchen? Null, genau so war's. Und jetzt sollte Adam zugeben, dass seine Erfolge irgendwie durch Unterdrückung anderer zustande gekommen waren. Pah!

Schließlich war Adams Büro leer, keine Bücher mehr auf den Regalen, keine Fotos oder Auszeichnungen mehr an den Wänden, die Schubladen ausgeräumt. Zwei Gänge mit dem Rollwagen reichten, um sein gesamtes Berufsleben zu seinem Auto zu transportieren, und bei diesem Gedanken hätte er heulen können. Nein, er würde nicht heulen, auf keinen Fall. Er drehte den Schlüssel im Zündschloss, legte den Arm auf die Lehne des Beifahrersitzes und fuhr zum letzten Mal rückwärts aus dem für ihn reservierten Parkplatz.

Er würde es ihnen schon zeigen.

Jenny

Jenny saß an der Kücheninsel auf einem Barhocker und starrte blinzelnd auf ihren Laptop, konnte aber wegen des hellen Morgenlichts ihre E-Mails nicht lesen. Ein wahres Erste-Welt-Problem. Sie atmete den Duft von frisch gebrühtem Kaffee ein, ein Geruch, der die Nacht vom Morgen trennte, und genoss einen Moment der Stille: Die Mädchen schliefen noch, Ken war in der Kommandozentrale, und Jenny hatte dank eines seltenen Abends ohne Alkohol zum ersten Mal seit Wochen keine Kopfschmerzen.

Ein schwer fassbarer, aber vertrauter Traum zwickte an den Rändern ihres Bewusstseins. Sie war mit der Erinnerung daran aufgewacht, aber die Bilder und Worte flackerten wie eine kaputte Neonröhre. Es war um ihre Mutter gegangen, so viel wusste sie, eine Version ihrer letzten gemeinsamen Momente. Sie hatte diese Art Traum schon öfter gehabt, aber diesmal war er anders gewesen. Normalerweise hielt er sich halbwegs an die tatsächlichen Ereignisse: ihre Mutter auf einem verstellbaren Krankenbett im Wohnzimmer, Jennys Versprechen, dem Familiennamen Ehre zu machen, die Antwort ihrer Mutter, «Sei einfach eine Lowell», und dann ein langsames Verblassen.

Jenny schloss die Augen und tastete nach ihrem

Traum, versuchte, sich wenigstens an einige Bilder zu erinnern. Bäume und Tiere strichen unter der Oberfläche herum. Sie waren geflogen – ja, genau –, hatten mit ausgestreckten Armen über der Erde geschwebt. Aber dann steuerte ihre Mutter sie auf die Sterne zu, höher, höher und immer höher, bis sie den ganzen Planeten sehen konnten.

«Sei einfach *Jennifer* Lowell», sagte ihre Mutter, und ein einziges Wort veränderte alles.

Sei *Jennifer* Lowell, nicht bloß *eine* Lowell. War das schon immer die Botschaft ihrer Mutter gewesen? Sie würde es in der Therapie ansprechen. Jetzt musste sie erst einmal arbeiten.

«Alexa, senk bitte die Jalousien.»

Der Raum verdunkelte sich, ihr Bildschirm leuchtete. Jenny klickte auf das Gmail-Symbol, und ihr Posteingang füllte sich unter vielfachem Pingen. Oha. Was war denn da los? Leute, die nicht auf der Gästeliste standen und von denen sie noch nie gehört hatte, antworteten zuhauf auf Adams Einladung zu seiner Geburtstagsfeier: bettythebarista@gmail.com, Stephanie.Murphy@Boston.gov, JoeFlynn@hotmail.com und mindestens ein Dutzend Mails von CCIO.org-Adressen. Hatte sie überhaupt so viele Einladungen drucken lassen?

Als Adam auf ein förmliches Abendessen mit Sitzordnung bestanden hatte anstatt der Cocktailparty, die Jenny vorgeschwebt hatte, schlossen sie einen Kompromiss und einigten sich darauf, die Einladungsliste auf fünfzig Gäste zu beschränken. Laut den mathematischen Gesetzen von Abendgesellschaften hätten fünfzig Einladungen ungefähr dreißig Gäste bedeuten sollen, eine handhabbare Zahl, die sich mit vier großen, runden gemieteten Tischen im großen Esszimmer bewältigen ließ. Aber das? *Das* war nicht handhabbar. In den letzten vierundzwanzig Stunden hatten siebenundzwanzig Leute zugesagt, die nicht auf der Einladungsliste standen. Damit waren es insgesamt zweiundfünfzig Zusagen. Jenny ordnete im Geist die Tische um, um zu sehen, ob sich Platz für einen fünften finden ließe, und stellte zusätzliche Stühle an jeden. Schon in ihrer Vorstellung fühlte sich das Ganze klaustrophobisch an, ständig stießen Knie aneinander. Und etwa zwanzig Personen von der eigentlichen Gästeliste hatten noch nicht einmal geantwortet. Verdammt, Adam! Sein Egoismus machte sie fertig.

Jenny trank einen Schluck Kaffee und verbrannte sich die Zunge. So würde also heute der Tag werden. Sie war wütend. Warum war das alles *ihr* Problem? Ihre Therapeutin hatte versucht, ihr dabei zu helfen, sich die Zeit einzuteilen und Prioritäten zu setzen. Alles, das nicht direkte Auswirkungen auf Kens Karriere, ihre Kinder oder ihren Garten hatte, war hintanzustellen. Tja, Adams Feier diente keinem dieser Zwecke und nahm trotzdem einen großen Teil ihrer mentalen Kapazität ein. Und trug Ken seinen Teil dazu bei? Nein, tat er nicht. Adam war *sein* Vater. Aber Jenny ging davon aus, dass ihr Mann noch keine zwei Sekunden über die Party seines Vaters nachgedacht hatte.

Nun, sie würde sich diesem Chaos nicht allein stellen. Jenny marschierte mit großen Schritten über den Rasen und hielt Ken dabei eine innerliche Standpauke, weil er sich seiner Verantwortung entzog, sich in seinem Büro versteckte und mitten im Sommer zwölf Stunden am Tag arbeitete. Sie überlegte kurz, an die Tür zu hämmern – was vielleicht eine gewisse Befriedigung gebracht hätte –, riss sie dann aber ohne Vorwarnung einfach auf.

«Dein Vater dreht völlig durch, Ken», sagte sie, als die Tür mit lautem Knall gegen die Wand flog. «Und ich lasse nicht zu, dass das allein mein Problem ist.»

Ken zuckte erschreckt zurück, etwas fiel zu Boden. «Aua. Herrgott. Was zum …?», rief er, steckte sich den Daumen in den Mund und sah Jenny an, als wäre sie verrückt geworden.

Jenny hob das Präzisionsmesser auf, das Ken aus der Hand gefallen war, und betrachtete das Tohuwabohu in seinem normalerweise penibel aufgeräumten Büro. Auf dem Boden: Holzschnipsel, Papp- und Styroporstücke, Balsaholz- und Korkreste. Auf dem Schreibtisch: große Bogen Karopapier, verschiedene Materialien, der Größe nach zu ordentlichen Haufen sortiert, winzige selbst gebastelte Bäume in Tonständern, Holzdübel, Klingen, Pinsel und ein altertümlicher Werkzeugkasten mit kleinen Schraubstöcken und Zwingen, Meißeln, Bohrern und verschiedenen Pinzetten und Minizangen.

«Was ist das alles?» Aber noch während sie fragte, begriff sie, was sie da vor sich sah. Sie hob ein Miniaturschild auf und las darauf: GARDNER SENIORENRESIDENZ. Handgeschrieben, aber so ordentlich, dass es aussah wie professionell gedruckt. Sie umrundete den Tisch und begutachtete das Modell von allen Seiten: die Topografie aus aufeinandergeschichteter Pappe, die Gartengestaltung *en miniature*, das perfekt maßstabsgetreue Gebäude und die klassisch-moderne Einrichtung.

«Was hältst du davon?», fragte Ken schüchtern. Er wirkte ehrlich nervös. «Gefällt es dir?», und dann: «Meinst du, es wird meinem Dad gefallen?»

Und plötzlich war er wieder da, der junge Mann, den sie vor all den Jahren kennengelernt und in den sie sich verliebt hatte. Der ihr Mixtapes aufgenommen und ihr kleine Liebesbotschaften auf gelben Post-it-Zetteln an ihrer Kaffeetasse hinterlassen hatte. Der alte Ken, der empfindsame Ken, der verletzliche Ken. Jenny zog ein Kleenex aus der Schachtel und wickelte es um Kens Daumen. «Drück zu», sagte sie. «Tut mir leid, dass ich dich erschreckt habe.»

Sie beugte sich vor, um das Modell aus der Nähe zu betrachten. Ken hatte Dachziegel und Bodendielen gebastelt. Aus kleinen Steinen, vermutlich am Strand gesammelt, hatte er einen Pfad geklebt. Die handgemachten Möbel waren sogar mit Metall beschlagen. Wie hatte er die Zeit dafür gefunden?

«Meinst du, es gefällt ihm?», fragte Ken erneut, nahm einen winzigen Baum und drehte ihn zwischen Daumen und Zeigefinger.

Jenny legte ihm eine Hand auf die Wange, drehte seinen Kopf so, dass er sie ansehen musste, um seine Augen herum verlief ein kleines Netzwerk aus Fältchen. «Es ist wunderschön», sagte sie. Adam musste doch einfach berührt sein von all der Mühe, die sein Sohn sich gemacht hatte? «Dein Vater wird begeistert sein, Ken.» Ob das auch für die Residenz selbst gelten würde, bezweifelte sie.

«Ich wollte ihm ursprünglich einen von den Prototypen geben, die die Architekten gebaut haben», sagte Ken. «Aber dann habe ich beschlossen, es selbst zu bauen. Nachdem die Mädchen extra ein Lied schreiben und du die ganze Zeit von Abbys Bild schwärmst, habe ich gedacht, ich sollte mir besser Mühe geben.» Er nahm ihre Hand von seiner Wange und küsste sie. «Ich bin schon seit Wochen damit beschäftigt. Und guck dir den an» – er zeigte auf den Werkzeugkasten –, «den habe ich im Keller gefunden. Er hat meiner Mutter gehört.»

Der alte Kasten war aus Holz und eigens für winzige Modellbauwerkzeuge angefertigt worden. Über manche Dinge sprach Ken so gut wie nie, und seine Mutter gehörte dazu. Dies jetzt zu hören, machte Jenny froh.

«Es klingt verrückt, aber ich schwöre, sie hat mir dabei geholfen», sagte Ken.

«Deine Mutter hat dir geholfen?», fragte Jenny. «Wie denn geholfen?»

Kens Augenbrauen zogen sich nach oben. «Egal, ich hab ja gesagt, es klingt verrückt.»

«Nein, tut es nicht. Erzähl weiter.»

Aber Ken war bereits woanders. «Und dabei ist das ja nicht mal das *richtige* Geschenk.» Er steckte das Gardner-Seniorenresidenz-Schild zurück in eine kleine Kerbe im Sockel. «Stell dir mal das Gesicht meines Vaters vor, wenn er sein neues Luxusheim betritt.» Ken lächelte. «Ein Viking-Herd, Eames-Stühle, Bose-Stereoanlage ...»

Ihr Schwiegervater würde nicht wissen, was er mit diesen Dingen anfangen sollte, und er liebte sein Haus im Wald. Jenny konnte sich nicht vorstellen, dass er dort jemals ausziehen würde. Aber das behielt sie für sich.

«Also, von was genau reden wir hier mit ‹dreht völlig durch›?», fragte er und kehrte wieder dahin zurück, wo das Gespräch begonnen hatte, als Jenny hereingestürmt war.

Jenny wollte ihm gerade von der explodierenden Zusagenliste berichten, schämte sich aber plötzlich. Ihre Mutter hätte ihren Vater niemals mit solchen Sachen behelligt.

«Ach, weißt du was?», sagte sie. «Ist nicht wichtig.» Sie würde das Problem mit Geld lösen. Einhundert Gäste? Kein Problem. Sie würden das Essen einfach nach draußen verlegen, ein großes Zelt mieten, mehr Personal besorgen, das Cateringbudget erhöhen und sich dem Irrsinn beugen.

«Sehr gut», sagte Ken und zog Jenny in eine Umarmung. «Also, ich wüsste, wie du mir hierbei helfen könntest.» Er zeigte auf das Modell. «Wie wäre es, wenn du die hässliche Neiman-Marcus-Krawatte schredderst, die dein Vater mir zu Weihnachten geschenkt hat, und einen Flickenteppich und ein paar Vorhänge für Dads neues Zuhause daraus nähst?»

Abby

«Hey, Abby», sagte Jenny.

Trotz des schlechten Empfangs konnte Abby hören, dass etwas nicht stimmte. «Eine Sekunde, Jenny», sagte sie, begab sich in die Ecke des Arcadia, die den besten Empfang hatte, und hielt sich das freie Ohr zu. «Okay, erzähl.»

«Ist es gerade schlecht?», fragte Jenny.

«Nein. Na ja, ein bisschen schon», gab Abby zu und warf einen Blick über die Schulter. Gerade bereitete Richard Luong – *der* Richard Luong – seine Ausrüstung für das Fotoshooting vor: Stativ, Hintergrund, Licht.

«Ist alles okay?» Jenny klang beunruhigt.

Seit sie von Abbys Schwangerschaft wusste, hatte sich Jenny täglich unter irgendeinem Vorwand bei Abby gemeldet. Abby wäre genervt gewesen, hätte es sie nicht so erleichtert, dass ihre Freundschaft wieder in den richtigen Bahnen war.

«Ja, alles gut», sagte Abby mit gesenkter Stimme. «Ich bin nur beschäftigt.»

«Mit was?», fragte Jenny.

«Jenny, bitte. Du hast mich angerufen. Spuck's aus. Was ist los?»

«Dein Dad ist los», sagte Jenny. «Und zwar so richtig los.»

«Ach du Scheiße», sagte Abby. Wie immer war das Timing ihres Vaters eine Katastrophe. «Warte kurz, Jenny», sagte sie, drückte die Stummtaste und bat den Fotografen, sie kurz zu entschuldigen. Dann ging sie nach draußen und stellte wieder auf laut. «Jenny?»

«Ich bin noch da.»

«Okay, die Kurzversion, bitte», sagte Abby. Sie sah Frida nach, die in Schlangenlinien an ihr vorbeilief, einer unsichtbaren Geruchsspur folgend.

«Nun, dein Vater hat die Einladungen zu seiner Geburtstagsfeier verteilt wie bunte Kamellen», sagte Jenny. «Und jetzt kommen haufenweise Zusagen rein von Leuten, von denen ich noch nie gehört habe.»

Abby schloss die Augen und ließ sich auf die Stufe sinken. Wäre nicht Richard Luong auf der anderen Seite der Wand gewesen, sie hätte den Kopf dagegen gehauen. Wie hatte sie so dumm sein können. Natürlich hatte ihr Vater eine Episode. Sie hatte es die ganze Zeit gewusst und es sich ausgeredet, weil ... Tja, ehrlich gesagt hatte sie keine Lust gehabt, sich damit zu befassen.

«Abby?»

«Ich bin da», sagte Abby.

«Hör zu, es tut mir leid, dass ich dir noch mehr Stress bereite», sagte Jenny. «Ich dachte nur, du würdest Bescheid wissen wollen.»

«Natürlich. Danke für die Info», sagte Abby. Ein einziges sanftes Fingerschnipsen reichte, um Frida zurückzuholen. «Schick mir doch die Zusagenliste, und wenn ich hier fertig bin, sehe ich sie mir durch. Uns fällt schon was ein.»

«Was machst du denn gerade, Abby?», fragte Jenny.

Abby überlegte, was sie antworten sollte. «Gilt unsere Abmachung? Was im Arcadia gesagt wird, bleibt im Arcadia, auch wenn du nicht hier bist?»

«Versprochen.»

«Richard Luong fotografiert mich für den *Art Observer*. Jetzt und hier!»

«Wie konntest du mir das verschweigen?» Jenny klang begeistert.

«Ich bin schon ohne dich nervös genug.»

«Ich hoffe, du trägst Blau, Abby. Sag mir, dass du was Blaues anhast.»

Und Abby trug tatsächlich Blau, das Türkisblau, das laut Jenny genau ihre Farbe war. Die Bluse hing locker von ihren Schultern herab. Sie hatte sich sogar geschminkt.

Das Fotoshooting ging undramatisch und schnörkellos über die Bühne. Richard hatte in einer sonnigen Ecke des Ateliers einen Hocker neben *Kleine Monster* platziert und bat Abby, sich zu setzen. Mit ihrer Erlaubnis zog er eine Haarsträhne aus ihrem unordentlichen Dutt und drapierte sie um ihre Wange.

Er roch nach Zigaretten und Pfefferminz. «Bist du bereit?», fragte er, ging zu seiner Kamera, beugte sich darüber und betrachtete Abby abwechselnd direkt und durch die Linse.

«Ich denke schon», sagte Abby und starrte auf ihre untätig im Schoß gefalteten Hände. «Soll ich irgendwas Bestimmtes mit meinen Händen machen?» Sie hob sie hoch. «Und sagst du mir, wo ich hinschauen soll?»

«Nein», erwiderte Richard. Mit einer Fernbedienung

in der Hand trat er vom Stativ weg. «Das ist deine Geschichte. Erzähl du sie mir.»

Stunden später, nachdem Richard seine Sachen eingepackt hatte und abgefahren war und Abby am Strand ihren Abendspaziergang mit Frida gemacht hatte, nahm sie sich Zeit, um über die Situation mit ihrem Vater nachzudenken. Sie erinnerte sich, wie er am Rand des Teichs gestanden und mit erhobener Faust Charon angebrüllt hatte. Wann war das gewesen? Im Mai? Er hatte doch bestimmt sofort Dr. Peabody aufgesucht. So lautete ihre Abmachung. Und er hielt sich daran – seine Art, die Fehler, die er in ihrer und Kens Kindheit gemacht hatte, einzugestehen. Und wenn die Medikamente richtig eingestellt waren, konnte sich ihr Vater eigentlich unmöglich seit zehn Wochen in einer manischen Phase befinden.

Abby zog ihre Bluse aus und ließ sie zu Boden fallen. Sie steckte die Daumen in die Gürtellaschen ihrer Shorts und zog sie nach unten, dabei trat sie aus ihren Flipflops, sodass ein runder Klamottenhaufen auf dem Boden lag, die Unterwäsche obenauf. Dann ließ sie sich aufs Bett fallen. In letzter Zeit war sie mit sich selbst beschäftigt gewesen: mit dem Bild, der Schwangerschaft, der Möglichkeit (oder nicht) einer Zukunft mit David und – so ungern sie es zugab – der berauschenden Aussicht auf Ruhm. Sie hatte sich davon einnehmen lassen und anders als sonst ihren Vater kaum noch besucht. Und jetzt hatte sie keine Ahnung, mit welchem Ausmaß an Manie sie es zu tun hatten. Hoffentlich nur die übliche Grandiosität, nervig, aber in den Griff zu kriegen.

Aber sollte Dr. Peabody nicht ausreichend medikamentiert oder ihr Vater die ärztlichen Anweisungen aus irgendeinem Grund nicht befolgt haben ... Tja, sie wusste genau, wie schlimm es werden konnte. Wann hatte sie zuletzt mit ihrem Vater gesprochen? Vor über einer Woche. Abbys Erinnerung sprang zurück zu einem beängstigenden Erlebnis in ihrer Kindheit, als ihr Vater im Verfolgungswahn auf einen Survivaltrip mit ihnen gegangen war und sie drei kalte Tage und Nächte ohne Nahrung im Wald zugebracht hatten. Abby schloss die Augen, als ihr eine ganze Liste möglicher Schreckensszenarien in den Sinn kamen: Ihr Vater springt über Bord, um mit den Walen zu tauchen, liegt verletzt am Fuß irgendeiner Klippe, fährt als Geisterfahrer auf der Route 6.

Das *Ping* einer Mail holte Abby ins Hier und Jetzt zurück. Jennys Liste der Zusagen. Abby scrollte durch die vielen Namen. Wer waren all diese Leute? Mindestens ein Dutzend Kollegen vom Institut, von denen sie noch nie gehört hatte. Der Lieblingsbarmann ihres Vaters bei Tzuco's. Betty aus dem Plover. Sein Klempner, mehrere Anglerfreunde und irgendeine Stephanie Murphy, die, wie ihre Mailadresse verriet, für die Stadt Boston arbeitete. Abby stutzte. Der Name kam ihr irgendwie bekannt vor, aber ihr wollte nicht einfallen, warum. Sie googelte «Stephanie Murphy, Stadt Boston» und stieß auf das Foto einer Frau in Uniform, einer Polizistin. Abby vergrößerte das Bild. *Sie* war es. Die Frau, die sie vor etlichen Wochen im Atelier besucht hatte, mit ihrer Frau und dem Baby. Die ihr auf Kens Einfahrt erneut begegnet waren – angeblich wollten sie an Jennys Gartenführung teilnehmen –, als Abby mit ihren Nichten zur Dünenhütte aufgebrochen war. Damals war Abby von einem Zufall ausgegangen. Jetzt stieg ein irrationaler Gedanke in ihr auf. Die Frau war Polizistin ... vielleicht wurde gegen ihre Familie ermittelt. Aber weswegen? Konnte es mit Kens Wahlkampf zusammenhängen? Abby klappte den Laptop zu. Sie musste sich auf ihr unmittelbares Problem konzentrieren: ihren Vater.

Sie hievte sich vom Bett hoch, sammelte die dreckigen Klamotten ein und warf sie in den Wäschekorb. Dann ging sie nackt ins Badezimmer, um sich die Zähne zu putzen. Im Arcadia hatte sie sich immer sicher gefühlt, tief im Wald, vor neugierigen Blicken verborgen. Am Waschbecken fiel ihr der Dreck um den Hahn herum auf, zwei rosinengroße tote Fliegen auf der Fensterbank, ein schmieriger gelbgrauer Ring in der Kloschüssel – *iih*. Egal, all das konnte warten. Als ihr Blick in den langen Spiegel auf der Rückseite der Tür fiel, bemerkte sie, dass sie wirklich schwanger aussah. Der Bauch war noch keine Kugel, aber zweifellos rund. Sie strich mit dem Finger über die dunkle Linie zwischen Bauchnabel und Schamhaaren. Nur noch wenige Wochen bis zur Geburtstagsfeier ihres Vaters. Auch wenn die Männer in ihrem Umfeld nur wenig wahrnahmen, dieses Geheimnis würde nicht mehr lange unbemerkt bleiben. Erst recht nicht in dem Kleid, das sie für diese Gelegenheit gekauft hatte, mit Rüschen, die die Schwangerschaft betonten. Allerdings wusste sie nicht einmal, ob David überhaupt da sein würde. Er war in diesem Sommer mehr weg als auf dem Cape gewesen und fuhr im Clinton-Tross kreuz und quer durchs Land.

Das Wichtigste zuerst. Sie musste ihren Vater zur Rede stellen. Vielleicht war noch Zeit, bis zur Party alles in den Griff zu bekommen. Sie würde sofort mit ihm zu Dr. Peabody gehen. Nein, ging nicht, es war Freitag. Also gleich nächste Woche, das war dann schon Anfang August. Zum Glück war ihr Vater ein Gewohnheitstier und hing an seiner Routine, so konnte sie ihn leicht finden. Er holte sich täglich einen Cappuccino im Plover. Einmal in der Woche – nur im Sommer und natürlich abhängig vom Wetter – steuerte er mit seinem Boot das Stellwagen-Bank-Meeresschutzgebiet an, um seine geliebten Buckelwale zu beobachten. Danach ging er immer ins Tzuco's, um mit Joe zu plaudern und sich einen Teller Calamari zu gönnen. Die Entscheidung war gefallen. Sie würde ihn nach dem Tag auf dem Boot abpassen und eingreifen. Von seinen Forschungsausflügen kam er immer gut gelaunt und inspiriert zurück.

Damit kehrte Abby ins Schlafzimmer zurück, kroch ins Bett und legte sich auf die Seite, Rücken- oder Bauchlage waren inzwischen zu unbequem. Sie zog die weiche Decke über sich, ließ sich in den Schlaf treiben und freute sich über die Bilder, die ungeordnet durch ihren Kopf flossen – ein blauvioletter Himmel, Charon in seinem Aquarium, die Holzdecke über ihrer Kinderkrippe.

Steph

Steph wachte von Tonis Stimme auf, die gedämpft aus einem anderen Zimmer herüberdrang, und wusste kurz nicht, wo sie war. Dann schrie eine Möwe und lockte ihr Bewusstsein zurück nach Provincetown. Sie streckte die Füße und die Arme, bis ihr ganzer Körper kribbelte. Es war nach sechs Uhr morgens, was inzwischen als ausschlafen galt. Kaum zu glauben, dass der Juli fast um war. Wie alle neuen Eltern hatte Steph unterschätzt, dass die Betreuung eines Neugeborenen ein Vollzeitjob war. Es kam ihr vor, als wären sie gerade erst auf Cape Cod angekommen, dabei waren bereits zwei der drei Monate ihres Urlaubs vorbei, und sie hatte ihren leiblichen Vater noch nicht annähernd so gut kennengelernt, wie sie vorgehabt hatte.

Bisher hatte es zwei Begegnungen mit ihrer Halbschwester gegeben – ein Mal hatte Steph sie absichtlich aufgesucht, das andere Mal hatten sie sich zufällig getroffen, auf der Einfahrt vor Ken Gardners Haus. Steph hatte es nicht geschafft, noch einmal zu einem Vieraugengespräch zu Abby ins Atelier zu fahren. Mit Adam lief es etwas besser, er schickte ihr seit ihrer ersten Begegnung im Tzuco's regelmäßig Nachrichten und war so altmodisch, dass er sogar mit seinem Namen unterschrieb, was sie entzückend fand. Gestern Abend hatte er endlich sein Versprechen eingelöst und sie zu einem Ausflug auf sein Forschungsschiff eingeladen.

Was Toni für keine gute Idee hielt. «Du kannst dich nicht in ihr Leben drängen, ohne ihnen zu sagen, wer du bist», sagte sie. «Das ist nicht die feine Art.»

«Und eine Bootsfahrt gilt als mich in sein Leben hineindrängen?», fragte Steph.

Toni wirkte verzweifelt. «Und was ist mit der Zusage zu seiner Geburtstagsparty? Du kennst den Mann kaum.»

Steph hatte Adam schließlich nicht überredet, er hatte sie von sich aus eingeladen.

«Hör zu, es ist offensichtlich, dass du eine Beziehung zu ihm aufbauen willst», sagte Toni.

Wollte sie das? Steph dachte an ihren Dad, der sie angefleht hatte, die Sache nicht weiterzuverfolgen.

Wie immer las Toni ihre Gedanken. «Deine Eltern werden sich damit abfinden. Sie müssen sich nur an den Schock gewöhnen. Aber wenn du den Gardners nicht die Wahrheit sagst, zerstörst du ihr Vertrauen, bevor du überhaupt die Chance hattest, es dir zu verdienen. Glaubst du, sie wollen etwas mit dir zu tun haben, wenn sie denken, du hättest sie ausspioniert? Du gibst ihnen nur Grund zu Misstrauen.»

Toni hatte recht. Steph musste sich überlegen, wie sie Adam die Wahrheit sagen konnte, und fünf Stunden auf einem Boot boten zahlreiche Möglichkeiten.

Sie griff nach ihrem Handy und sah, dass sie eine neue Nachricht hatte.

Ich versichere Ihnen, das wird nicht die übliche Touristen-Walbeobachtungstour. Sie werden wissenschaftliche

Forschung und eine unmittelbar bevorstehende große Entdeckung live miterleben. Das wird etwas ganz Besonderes. Ihr Adam Gardner Ph. D.

Ganze Sätze in einer Textnachricht! Sie war um ein Uhr zweiundvierzig eingegangen.

Sie schrieb zurück: klingt super. wann?

Zu ihrer Überraschung antwortete Adam sofort. Schlief er nie? Dienstag. Wir treffen uns um 10 Uhr am Jachthafen von Provincetown. Ihr Adam Gardner Ph. D.

Sie kommentierte dies mit einem erhobenen Daumen. Was mitbringen? Dauer?

Sofort wurde die Antwort getippt.

Sie brauchen Sonnencreme, einen Hut und feste Schuhe. Wir sind den ganzen Tag unterwegs.

Sie schrieb zurück und bot an, sich um das Mittagessen zu kümmern. Adam begeisterte sie mit seinen Walen, sie würde ihn mit ihren Kochkünsten begeistern.

Adam nahm an und verabschiedete sich mit: Ich freue mich, Ihnen einige meiner bevorzugten Mysticeti vorzustellen, die Sie mit ihrem Gesang betören werden. Ihr Adam Gardner Ph. D.

Mysticeti, noch ein Wort, das es nachzuschlagen galt. Laut Wikipedia handelte es sich um Bartenwale, die mit den Platten in ihrem Mund Planktonwesen aus dem Wasser filterten. Steph las weiter. Bartenwale hatten sich vor etwa vierunddreißig Millionen Jahren von den Zahnwalen abgespalten. Wer hätte das gedacht?

freue mich!, tippte sie.

Es ist mir ein Vergnügen. Ihr Adam Gardner Ph. D.

Jetzt musste sie sich nur noch überlegen, wie sie an Ken rankam. Bisher hatte sie es nur geschafft, einen kurzen Blick durch das Fenster seiner superschicken Männerhöhle zu werfen, während sie so getan hatte, als würde sie eine blühende Kletterpflanze bewundern, die sich um ein Wandgitter rankte. Sie hatte geglaubt, sich unauffällig genähert zu haben, nachdem sie sich vom Rest der Gartengruppe abgesetzt hatte, aber sobald sie dem Nebengebäude zu nahe gekommen war, war eine automatische Jalousie nach unten geschnurrt und hatte weiteres Spionieren verhindert.

Steph kehrte zu ihrer verlässlichsten Quelle zurück, Jennys Facebook-Einträgen. Ken beim Segeln, Ken beim Golfen. Ken beim Händeschütteln auf einem Fundraising-Event, bei dem die Karten tausend Dollar kosteten – nichts davon bot Steph die Möglichkeit, ihren Halbbruder «zufällig» zu treffen. Aber dann – Bingo! – ein neuer Post von Jenny. Über einem ihrer beeindruckenden Blumengestecke stand «Fundraiser für die Chatham Episcopal Church, heute». Gott, diese Gardners waren wirklich Frühaufsteher. Es folgten nähere Angaben: Das Event würde unmittelbar nach dem Zehn-Uhr-Gottesdienst vor der Kirche stattfinden. Sie würden vor Ort sein.

Steph richtete sich im Bett auf. «Rate mal, wo wir heute hingehen?»

Ken

Erst als sie geparkt hatten und aus dem Wagen stiegen, fiel Kens Blick auf seine Töchter, deren Köpfe wie üblich über ihren Smartphones hingen. Sie trugen die gleiche Kleidung – Zeichen ihres Zwillingsdaseins, das inzwischen nur noch Kirchgängen vorbehalten war –, aber das Kleid saß bei Frannie anders als bei Tessa, schob sich an den Beinen weiter nach oben und wirkte um die Brust herum strammer. Tessa sah immer noch aus wie zwölf, staksig und kantig, doch Frannie hatte sich verändert. Ihr Körper wirkte geschmeidiger.

Frannie hob den Kopf und schaute ihn an. «Was ist?»

«Handy», sagte er streng, sie gab es ihm. Dann hielt er Tessa die offene Hand hin, die länger brauchte, um ihres rauszurücken. Er schob die Geräte ins Handschuhfach und ging zum Kofferraum, in dem sorgfältig verpackt Jennys Blumengestecke lagen.

Vier Jungs kamen an, um die Auktionsstücke in Empfang zu nehmen.

«Hi, Mrs. Gardner», sagte einer. «Können wir helfen?»

«Das wäre wunderbar, Jungs», sagte Jenny.

«Hi, Frannie», sagte derselbe Junge und warf mit einer Kopfbewegung die Haartolle nach hinten. «Du siehst toll aus.»

«Hi, Luke», erwiderte Frannie, verbunden mit einem kurzen Winken.

Luke spähte in den Kofferraum. «Wow, Mrs. Gardner. Ich habe noch nie Hortensien in so vielen Farben gesehen.»

«Danke, Luke», erwiderte Jenny. «Ich bin beeindruckt, dass du überhaupt weißt, was Hortensien sind. Hoffen wir mal, dass die Leute großzügig bieten.»

«Die wären irre, es nicht zu tun», sagte Luke.

Schmeichelei bringt dich immer weiter, Jungchen, dachte Ken.

«Mr. Gardner», sagte Luke.

Die Reihe war an ihm.

Luke pfiff. «Sie haben letzte Woche am achten Loch echt reingeknallt.»

Ken hatte vergessen, dass Luke in seinem Club als Caddie jobbte. Der Junge hatte recht, der Schlag war fast perfekt gewesen; er erinnerte sich, wie die Schlagfläche den Ball getroffen hatte und der wie eine Gewehrkugel durch die Luft geschossen war.

Luke lächelte selbstzufrieden.

«Wir sollten besser in die Gänge kommen», sagte Ken und verteilte die Vasen an die Jungs, damit sie sie zu den Tischen trugen, die man auf dem Rasen neben der Kirche aufgestellt hatte.

Frannie und Tessa wollten ihnen nachgehen.

«Halt», sagte Ken. «Hiergeblieben!»

Die Mädchen erstarrten.

«Ken» – Jenny sprach leise –, «lass sie zu ihren Freunden gehen.»

Die Zwillinge warteten den weiteren Verlauf der Diskussion nicht ab, sondern rannten den Jungs nach, die jetzt mit weiteren jungen Leuten zusammenstanden.

«Was ist los mit dir, Ken?» Jenny verschränkte die Arme vor der Brust.

«Der Junge hat Frannie schöne Augen gemacht», sagte er. «Sie ist zwölf.»

«Luke ist auch noch ein Kind, Ken. Höchstens vierzehn», sagte Jenny ruhig. «Außerdem ist Frannie schon seit Ewigkeiten in ihn verknallt.»

Er musste wirklich ein Auge auf die Mädchen haben. Selbst wenn Luke tatsächlich erst vierzehn war – er sah älter aus –, so machten in dem Alter zwei Jahre einen großen Unterschied. Außerdem wusste Ken, was durch den Kopf eines vierzehnjährigen Jungen ging. «Frannies Kleid ist ein bisschen kurz, findest du nicht?»

Jenny legte den Kopf schief. «*Darum* geht es? Midi ist in.»

Ken machte einen Karateschlag gegen seinen Oberschenkel. «Ich sehe da nur Mini.»

«Ach, Ken.» Jennys Augen glitzerten amüsiert. Sie stellte sich dicht vor ihn und klopfte ihm mit herablassendem Lächeln aufs Revers. «Gewöhn dich lieber dran. Ab jetzt werden die Jungs deinen Töchtern hinterherschauen. Und das wird deine *geringste* Sorge sein.» In Jennys Stimme schwang Häme mit. Dann zog sie einmal kräftig an seiner Krawatte und damit den Knoten an seinem Hals zu. «Und Männer werden sie ebenfalls anstarren und ekelhafte Männerdinge denken.»

Der Vorwurf war unmissverständlich. Ken dachte an Peony und ihre Freundin auf dem Steg. Wie Abby vorhergesehen hatte, bekam das Wort «Knastköder» in

Bezug auf seine Töchter eine ganz neue Bedeutung. Er hasste es, wenn seine Schwester recht hatte.

«Ende der Diskussion», sagte Ken und lockerte den einfachen Windsor-Knoten mit dem Finger. Er nahm Jenny am Ellbogen, führte sie zum Eingang der Kirche und winkte die Mädchen zu sich. Die Familie versammelte sich auf der Treppe und reihte sich auf: vorne Jenny, gefolgt von Frannie, dann Tessa, zuletzt Ken. Orgelmusik begleitete sie durch den Mittelgang zu ihren üblichen Plätzen in der vordersten Kirchenbank. Ken fühlte sich getröstet von dem Geruch des Weihrauchs, der soliden Holzbank unter ihm und dem Quietschen der gepolsterten Betbank, auf die er sich für ein kurzes Gebet kniete.

In der Predigt ging es um die sieben Todsünden, ein bisschen zu schwer für ein Sommerwochenende, aber sei's drum. Der Pfarrer forderte die Gemeindemitglieder auf, darüber nachzudenken, welcher Todsünden sie sich schuldig gemacht hatten. Ken schloss Trägheit, Völlerei und Habgier für sich schnell aus, zog aber Wollust in Betracht. Jenny würde das zweifellos so sehen, aber nicht Wollust trieb ihn an. Klar, er bekam gerne, was er wollte und wann er es wollte – wer nicht? –, aber da ging es um Macht. Und Macht, stellte er fest, hatte es nicht auf die Liste der Todsünden geschafft. Wahrscheinlich, weil Gott Respekt vor Menschen hatte, die fanden, sie müssten die Welt beherrschen. Ken richtete sich auf. Neid war ebenfalls kein Thema – er hatte, was alle anderen wollten. Blieben Stolz und Zorn. Analyse beendet.

Am Ende kam das höchste Gebot für Jennys Blumenwunder nicht von einem Gemeindemitglied oder jemandem aus dem Ort, sondern von einem Touristenpaar aus Boston, das in Provincetown den Sommer verbrachte. Auch noch Lesben, zwei attraktive Frauen – eine blond, die andere brünett – mit einem kleinen Jungen. Ken überlegte, ob «Lesben» noch der korrekte Begriff war. Er musste Tessa fragen, die Familienexpertin in Sachen politische Korrektheit. Ihm war klar, dass ihm trotz seiner relativ fortschrittlichen Haltung in Bezug auf homosexuelle Stimmen noch viel Überzeugungsarbeit bevorstand. Was nicht hieß, dass er nicht alles geben sollte. Provincetown gehörte zum neunten Wahlbezirk, und hier war die perfekte Gelegenheit, seine Lesbenfreundlichkeit unter Beweis zu stellen.

«Herzlichen Glückwunsch», sagte Ken und stellte sich vor. «Was führt Sie nach Chatham?»

«Na ja, wir sind extra gekommen, um auf die wunderbaren Blumen Ihrer Frau zu bieten», sagte Steph und berichtete, dass sie bereits an einer Führung durch seinen Garten teilgenommen hatten. «Wir hatten gehofft, Sie zu treffen. Ihr Haus ist ein Traum.»

«Danke sehr, das ist sehr nett von Ihnen.» Ken legte den Arm um Jennys Hüfte und drückte sie dankbar an sich. Ein Foto von diesem Paar würde sich auf seiner Website gut machen. Gold für die sozialen Medien. «Und wer ist dieser kleine Kerl?», fragte er und beugte sich vor. Jenny hatte ihm erklärt, wie wichtig es sei, Babys anzusprechen.

«Jonah», erwiderte Steph, deutlich erfreut über die Aufmerksamkeit, die Ken ihrem Sohn schenkte.

«Toller Name», sagte Ken.

«Sind Sie ebenfalls Gärtner?», fragte Toni. «Oder sind Blumen Aufgabe Ihrer Frau?»

Ken nahm einen Unterton wahr. Egal, er würde sie schon für sich gewinnen. Er lächelte breit. «Jenny gebührt alle Anerkennung für unser schönes Zuhause», sagte er. «Ich bin bloß der Mann, der das Glück hat, das Leben mit ihr zu teilen.» Wenn der Satz bei Jack Kennedy funktionierte, dann auch bei ihm.

Jenny lächelte.

«Ich bin Umweltschützer, vor allem in puncto Feuchtgebiete und Küste», fuhr er fort, die Hauptpunkte seiner Wahlkampagne aufgreifend. «Die Umwelt ist mir immens wichtig, das gilt auch bei unserer eigenen Landschaftsgestaltung. Jenny hat bestimmt über unseren Einsatz für heimische Pflanzen gesprochen.» In Wahrheit hatte die Umweltschutzbehörde ihnen keine Wahl gelassen. Wenn Ken ein Außenbüro bauen und eine Böschung anlegen wollte, war das der Preis. «Der Umweltschutz ist eine der Hauptsäulen meines Wahlprogramms», sagte er und schnappte sich eine rotblaue *Gardner for Congress 2018*-Visitenkarte vom Tisch neben dem Blumengesteck.

Der Geste folgte verlegenes Schweigen.

«Wie wäre es mit einem Foto von Ihnen und Jonah mit den Hortensien?», schlug Jenny vor, um ihn zu retten.

«Klar», sagte Steph, stellte sich neben Toni vor die bunten Blumen und schob Jonahs Hut zurecht, damit seine helle Haut vor der Sonne geschützt war.

Ken knipste, während Jenny Faxen machte, um das Baby zum Lachen zu bringen.

«Würden Sie beide mit aufs Bild kommen?», bat Steph. «Wenn Sie dann Abgeordneter sind, kann ich meine Freunde beeindrucken.»

Und Ken hatte es nicht einmal vorschlagen müssen! Er rief nach Tessa, die angerannt kam. Anweisungen waren unnötig, jeder in der Familie kannte die Fotoregeln. Er gab seiner Tochter das Handy, dann nahmen er und Jenny das Paar in die Mitte.

Nach wenigen Fotos schaute Tessa auf. «Hey, ich kenne Sie», sagte sie zu Steph.

«Schön, dich wiederzusehen», antwortete Steph.

«Moment. Sie beide sind sich schon begegnet?», fragte Ken.

«Auf der Gartenführung. Als wir ankamen, sind Ihre Töchter gerade abgefahren», sagte Steph. «Wir haben auch Ihre Schwester getroffen.»

«So eine talentierte Künstlerin», fügte Toni hinzu. «Wir waren bei ihrem Tag des offenen Ateliers.»

Ken drehte an seinem Ehering, behielt aber das Kameralächeln bei.

Als Tessa ihm das Handy zurückgab, flüsterte sie: «Sieht die Dunkelhaarige nicht total bekannt aus?»

Bevor Ken fragen konnte, was sie damit meinte, war sie wieder weg. Er sah sich Steph genauer an. Hübsches Gesicht, tolle Figur, glänzende Haare ... Sandra Bullock? Als sein Starren auffiel, zeigte er auf Tessa, die wieder bei ihren Freunden war. «Sie ist ein ‹Ally›.»

Wieder folgte verlegenes Schweigen.

Das war doch der richtige Ausdruck, oder? Ken zog die Hose nach oben. Dieser Politische-Korrektheits-Kram machte ihn fertig.

Zum Glück fing das Baby an zu quengeln und machte Kens Unbeholfenheit vergessen. Gestresst wie alle neuen Eltern packten Steph und Toni ihre Sachen ein. So viel dazu, einen guten Eindruck zu machen. Wenigstens hatte Ken ein Foto mit Lesben bekommen. Er bot an, ihnen die Blumen zum Auto zu tragen. «Die sind schwer», sagte er.

«Wir schaffen das», sagte die Blonde kurz angebunden und stützte die Vase auf ihrer Hüfte ab. Sie war nicht gerade freundlich.

Wenigstens Sandra Bullock war nett. Sie gab ihm ihre Kontaktdaten, wie sich herausstellte, war sie bei der Polizei. Eine lesbische Polizistin, ein echter Glücksfall.

«Bitte schicken Sie mir die Fotos», sagte sie.

«Natürlich», versprach Ken.

Auf der Rückfahrt nach Stage Island waren sie alle bester Stimmung, was dieser Tage selten vorkam.

«Wie fandet ihr die Predigt?», fragte Ken.

«Ganz okay», sagte Tessa. «Ich hatte noch nie *richtig* über die sieben Todsünden nachgedacht.»

«Und hast du rausgefunden, welches deine Sünde ist?», fragte er.

«Und du?»

Mit Tessa wurde alles zu einem Kampf.

Als Nächstes schlug sie ein Spiel vor: Was hielt jeder für seine eigene Todsünde, und was meinten die anderen?

«Klingt witzig», sagte Frannie.

Ken war nicht so sicher.

«Ich bin dabei», sagte Jenny. «Ihr könnt mit mir anfangen. Legt los, ihr Lieben.»

Die Antwort kam prompt. «Trägheit!», sagten alle drei in seltener familiärer Eintracht.

Jenny riss in gespielter Gekränktheit den Mund auf.

«Tut mir leid, Mom», sagte Tessa. «Aber du bist echt megafaul.»

«Ich?» Jenny umwedelte mit ihren Händen mit den perfekt manikürten Nägeln ihr perfekt geschminktes Gesicht und die perfekt geföhnte Frisur, als wollte sie sagen: *Das hier kriegt doch kein Faulpelz hin.* «Tja, zu meiner Verteidigung, Trägheit ist eine ziemlich harmlose Sünde», sagte sie. «Niemand wird dabei verletzt.»

«Ich weiß ja nicht, ob Dad das auch so sagen würde», flüsterte Tessa leise.

«Nun, mit ein bisschen Glück», fuhr Jenny fort, «gleicht meine Trägheit die Zwangsstörung eures Vaters aus, und ihr beide werdet normale, produktive und emotional stabile Menschen.»

Ken hustete, um seinen Widerspruch kundzutun.

«Also, Daddy-O», sagte Frannie, «was sind deiner Meinung nach die Sünden deiner süßen, unschuldigen Töchter?»

Ken warf einen Blick in den Rückspiegel. Zwei lächelnde Gesichter. Ach, was soll's. Er genoss das Geplänkel. «Den Worten eurer Mutter zum Trotz seid ihr beide ebenfalls Anwärterinnen auf Trägheit.» Er checkte die Reaktionen. So weit, so gut. «Aber wenn ich frische Sünden für euch aussuchen müsste, würde ich sagen: Stolz für Tessa und Habgier für Frannie.»

«Habgier? Aua», sagte Frannie. «Wieso das denn?»

Ken fühlte sich durch ihr Lächeln ermutigt. «Hast du dir mal die Gardner-Weihnachtsvideos angesehen?»

Frannie zog eine Schnute. «An Weihnachten geht es doch ums Geschenkekriegen.»

«Hallo?», sagte Tessa lachend. «Es geht ums Geben, nicht ums Nehmen.»

«Wie auch immer», sagte Frannie.

«Und Klauen entspricht dem weihnachtlichen Geist ganz und gar nicht», fügte ihre Mutter hinzu.

«Sechs! Ich war sechs, als das passiert ist. Ihr seid echt die Letzten», sagte Frannie immer noch grinsend. «Und ich muss euch leider mitteilen, dass meine Todsünde viel schlimmer ist als Habgier.» Sie sah ihren Vater mit hochgezogenen Augenbrauen an.

Flüstern und Kichern von der Rückbank.

Hatte Ken «Wollust» gehört? *Beiß nicht an*, ermahnte er sich.

«Jetzt du, Tessa», forderte Jenny ihre Tochter auf.

«Moi?» Tessa klopfte mit den Knöcheln gegen die Scheibe. «Ehrlich gesagt hatte Dad bei mir auch recht», sagte sie. «Aber ich bin stolz auf meinen Stolz. Bescheidenheit hat Frauen nicht weitergeholfen, stimmt's?»

In solchen Situationen wäre ein Sohn hilfreich. Ein weiteres Y-Chromosom, um das Gleichgewicht herzustellen.

«Jetzt ist Dad dran», sagte Tessa.

Jenny legte ihm die Hand auf den Oberschenkel und drückte. «Bereit?»

Klar war Ken bereit. Er dachte an George in der bekloppten Maske. Er würde sich als Meister der Verletzlichkeit zeigen. «Es mag euch überraschen zu hören, dass ich mich zu mehr als einer Sünde bekennen kann.»

«Nein!», sagte Tessa.

Ken stand über ihrer Frechheit. «Ich gestehe eine Prise Stolz, eine Spur Zorn und einen Hauch Völlerei», sagte er und dachte daran, wie pummelig er als Kind gewesen war. Er zielte auf Gelächter ab und war zufrieden, als es kam. Nur dass es nicht mehr aufhörte. «Schon gut, schon gut. Vielleicht auch eine Menge von allen dreien», sagte er, um weiter mitzuspielen.

«Ach, Ken», sagte Jenny herablassend und tätschelte sein Bein.

«Was?», fragte er.

Jenny drehte sich zu den Mädchen um. «Ist es möglich, dass euer Vater ahnungslos ist?»

Niemals würde seine Frau vor seinen Töchtern Wollust sagen. Oder doch?

«Sollen wir?», fragte Jenny.

Die Mädchen nickten.

«Also auf drei», sagte Jenny. «Eins, zwei, drei ...»

Sie brüllten einstimmig: «Neid!»

Ken fühlte sich, als hätte er einen Dolchstoß ins Herz bekommen. Das war absurd. Die Leute waren auf ihn neidisch, nicht andersherum. «Seid nicht albern.»

«Und was ist mit Tante Abby, Dad?», sagte Tessa.

August

Adam

Adam hatte für Babys nicht viel übrig – welcher echte Mann hatte das schon? –, aber dieser Jonah war ein interessantes Exemplar, was manche als «alte Seele» bezeichnen würden, auch wenn das für ihn nach Unsinn klang. Aber zweifelsohne lief da was zwischen ihm und dem Kleinen, sie sahen einander unverwandt an. Das Baby streckte die Arme nach ihm aus, wollte weg von der Frau, die ihn im Tragegurt hielt, Mom Nummer zwei, die sich als Toni vorstellte.

«Die Kurzform von Antonia, nehme ich an?», fragte er. «Ein schöner Name. Darf ich Sie so nennen?»

«Nur zu», sagte Toni.

Adam hielt dem Baby einen Finger hin, Jonah packte zu.

«Er mag Sie», sagte Toni.

«Nun, ich habe allein zwei Kinder aufgezogen», sagte Adam, sein Standardspruch. «Danke, dass du mir heute deine Mom überlässt, Jonah.» Er zog den Finger weg und brach den Blickkontakt.

Adam sah erfreut, dass Steph für einen Tag auf dem Boot angemessen gekleidet war: eine leichte Bluse mit langen Ärmeln, Turnschuhe, Baseballkappe, Sonnenbrille. Gut geschützt.

«Welches Boot gehört Ihnen, Käpt'n?», fragte Steph.

«Folgen Sie mir», sagte er und nahm Stephs Gepäck, einen großen Stoffbeutel und eine überraschend schwere Kühlbox. Er führte sie an einem Boot nach dem anderen vorbei bis zu seinem abgenutzten Grady-White, das an einen Pfahl angebunden war und neben den dümpelnden Fischerbooten und Jachten zwergenhaft wirkte. «Ihr Gefährt, meine Dame.»

Steph kletterte vorsichtig an Bord, indem sie sich auf das Schandeck setzte und die Beine rüberschwang. Sie war muskulös und hatte einen guten Gleichgewichtssinn, aber ganz offensichtlich bisher nicht viel Zeit auf Booten verbracht. Sie würde schnell seefest werden. Adam setzte mit einem Grunzen die Taschen ab – was hatte sie alles mitgebracht?

«Nichts sagen», kommentierte sie. «Sie werden sich später bedanken.»

Ha! Die war echt eine Wucht, und Adam sah den fünf gemeinsamen Stunden auf dem offenen Meer mit Freude entgegen. «Landei», sagte er, sprang an Bord und machte die Leinen los.

«Nein. Wirklich. Sie werden sich noch bei ihr bedanken», sagte Toni von oben. «Ihre Scones haben Preise gewonnen.»

Wenn er es sich recht überlegte, war Adam tatsächlich ein wenig hungrig. Noch ein Zeichen, dass er langsam runterkam. Er verdrängte den Gedanken, verabschiedete sich von Antonia und Jonah und versprach, Steph bis spätestens siebzehn Uhr zurückzubringen. Dann stieß er das Boot vom Anleger ab und drehte den Zündschlüssel, der Außenbordmotor erwachte tuckernd zum Leben. Er schipperte langsam aus dem

Hafen von Provincetown heraus, um seiner Passagierin Zeit zu geben, sich an das Wasser zu gewöhnen. Während er Long Point umrundete, zeigte er auf die äußerste Spitze des Cape, wo während des Bürgerkriegs die Marineartillerie stationiert gewesen war. «Fort Nutzlos» hatten die Einheimischen es getauft. Er fuhr am Herring Cove Beach vorbei, wo die Sonnenhungrigen als kleine Punkte lagen, und weiter gen Norden. Der Race-Point-Leuchtturm wurde immer kleiner. Vor ihnen lag nichts als der Ozean. Die Gegebenheiten waren geradezu perfekt: Ein kristallklarer Tag, praktisch kein Wind, und das ruhige Meer hob und senkte sich unter ihnen wie die Brust eines schlafenden Riesen. *Bitte mach, dass heute* der *Tag ist.*

Als Provincetown in der Ferne lag, gab Adam Gas und beschleunigte, bis das Boot über das Wasser zu fliegen schien. Er stand breitbeinig da, die Hände auf zehn und zwei Uhr, die Knie fingen den leichten Wellengang ab. Unter diesen Umständen würden sie die unsichtbare Trapezform von Stellwagen in etwa fünfundsiebzig Minuten erreichen. Über die salzbesprenkelte Windschutzscheibe hinweg betrachtete Adam Stephs Hinterkopf, bewunderte den glänzenden dunklen Pferdeschwanz, der hinten durch eine dunkelblaue Red-Sox-Kappe gesteckt war. Sie hob das Kinn, ihr Kopf bewegte sich hin und her. Er sah, dass sie alles in sich aufnahm – die salzige Luft, die Seevögel, das Unbekannte unter ihnen. Adam konnte es nicht erwarten, ihr ihren ersten Wal aus der Nähe zu zeigen. Er ermahnte sich, es mit Bedacht anzugehen und dem Erlebnis seinen Lauf zu lassen, aber er hatte so viel zu erzählen ...

über Wale ... über Sprache ... über die Bedeutung des Universums.

Warum konnte sich sein Hirn bloß nie an die Geschwindigkeitsvorgaben halten? Entweder richtete es metaphorisches Chaos mit fünfzehn Kilometern pro Stunde auf dem Highway an, oder es schlitterte mit hundertfünfzig Sachen über eine Landstraße. Obwohl Adam mit seiner Manie bedachtsam umgegangen war und sie mit pharmakologischen Leckerbissen am Laufen gehalten hatte, wusste er, dass dieser Zyklus bald zu Ende gehen würde. Gestern Nacht hatte er ganze acht Stunden durchgeschlafen. Der Gedanke an den Absturz in die Depression, ohne dass er der Welt hatte zeigen können, was er wusste, aber nicht beweisen konnte, war vernichtend. Es ergab keinen Sinn. Nicht viel ergab noch irgendeinen Sinn. Adam wusste nur noch eins mit Sicherheit: dass er eines Tages sterben würde und dieser Tag immer näher rückte.

Konzentrier dich. Er hatte eine schlagfertige junge Frau an Bord, die Wale sehen wollte. Das war sein Tagesziel: Steph Murphy den ersten Wal ihres Lebens zu zeigen.

Als sie sich der Grenze zum Meeresschutzgebiet näherten, drosselte Adam den Motor. Er hatte drei Tabletten in der Tasche, zwei schnell wirkende Ritalin und eine Clonazepam. *Was soll's sein, Hamlet? Hoch oder runter?* Am klügsten wäre es natürlich, cool zu bleiben. Das war Adam klar. Aber sich hochzujazzen, fühlte sich immer besser an, als runterzufahren. Man kann auch mit einem Knall gehen, sagte er sich. Er warf das Ritalin ein und schluckte es trocken herunter.

«Sie sind gerade in eins der wichtigsten Meeresschutzgebiete der Welt hineingefahren, wo sich Wale ähnlich gut beobachten lassen wie vor Kalifornien und Hawaii», sagte er, den ausgetretenen Pfaden eines Monologs folgend, mit dem er unzählige Male den Auftrag des Schutzgebiets zum Besten gegeben hatte, nämlich die Bewahrung, den Schutz und die Förderung von Biodiversität und ökologischer Integrität, bla, bla, bla. Etwa zehn Minuten nach Beginn seines Vortrags spürte Adam den vertrauten Kick in seiner Brust – ein himmlischer Ruck, gefolgt von einem flatternden Gefühl, das sich bis zu seinem Hals ausbreitete. Sein Herz ackerte und pumpte Blut in sein Hirn, in dem ein angenehmes Flackern die Gedanken loszuschütteln schien. Die Predigt über die großen Zusammenhänge taugte nichts. In seiner Kehle stauten sich viel interessantere Worte und Gedanken an. Stellwagen musste von Grund auf erklärt werden, nicht von oben nach unten. Mit einem Schlag war der Damm gebrochen, Worte strömten heraus – «Nitrate», «Phosphate», «Phytoplankton», «Zooplankton», «Fotosynthese», «Chemosynthese», «Rotifera», «Copepoda» – und Adam erläuterte die aquatische Nahrungskette vom Sockel der Pyramide an.

Steph schien diese Tirade nicht zu imponieren. «Inwiefern ist das Nahrungsangebot in Stellwagen anders als in anderen Teilen des Ozeans?», fragte sie.

Beeindruckend! Sie hielt Schritt! Genau das, was sein angeschlagenes Selbstvertrauen brauchte, ein aufmerksames Publikum. Ja, seine Manie mochte abklingen und die Verbindung zu seiner Idee flackern, aber noch war nicht alles verloren. Jedenfalls nicht ganz. Vielleicht war diese charmante junge Frau die Antwort. Obwohl Adam sich der Unlogik bewusst war, nistete der Gedanke sich bei ihm ein. Sein Puls raste. Stephanie Murphy könnte seine Fahrkarte nach Stockholm sein. Vielleicht, ja, vielleicht, wenn er sie mit seinem nobelpreiswürdigen Genie verzauberte ... wenn er ihr zeigen könnte, was er da auf der Spur war ... wenn er sie von seinen Fähigkeiten überzeugen konnte ... Er musste ihr nur seine Jazz singenden Giganten vorstellen, damit sie sich von ihnen hypnotisieren ließ. Und dann, wenn sie glaubte, besser könne es nicht werden, würde er seinen ultimativen Partytrick abziehen.

«Adam?»

Er kam zu sich und stellte den Motor in Leerlauf.

«Ist alles in Ordnung?»

Wie lange war er weg gewesen? Adam verschaffte sich Zeit, indem er so tat, als würde er eine schon ewig kaputte Anzeige im Cockpit neu einstellen. Er tätschelte das Instrument, als wäre das Problem gelöst. «Tut mir leid. Können Sie die Frage wiederholen?»

«Was macht Stellwagen so besonders?», fragte sie. «Sind nicht alle Meere mehr oder weniger gleich?»

Glaubte sie auch, die Welt wäre eine Scheibe? Aber sie sah ihn so ernst an, dass Adam weich wurde. Es erinnerte ihn an die Zeit, als seine eigenen Kinder noch neugierig gewesen waren. «Mein liebes Mädchen, Meere sind so unterschiedlich wie Gärten.» Er lachte leise in sich hinein. «Das Besondere von Stellwagen liegt in der Zusammensetzung von einzigartigen marinen und topografischen Merkmalen – küstennahe Geologie, die Konturen des Meeresbodens, Dichte und Chemie des

Wassers –, die alle zusammenspielen. Diese Kombination stellt ein ideales Habitat für Phytoplankton und Algen dar, die Basis der aquatischen Nahrungskette.»

Steph nickte, und Adam sah aufrichtige Ehrfurcht in ihrem Gesicht.

«Wie wäre es mit Frühstück?», schlug sie vor. Sie holte eine Thermoskanne, zwei glänzende Stahlbecher und ein ordentlich in Alufolie eingewickeltes Päckchen aus dem Stoffbeutel.

Sein Hunger war verflogen, aber er würde sich zum Essen zwingen. Er stellte den Motor aus und setzte sich ihr gegenüber.

«Vielen Dank, dass Sie mich mitgenommen haben, Adam. Ich kann Ihnen gar nicht sagen, was mir das bedeutet», sagte sie und goss schwarzen Kaffee in die Becher. «Sahne? Zucker?»

Konnte das wahr sein? «Sahne», sagte er und sah, wie sie mit dem Daumen gedankenverloren über den Becherhenkel rieb. Vor und zurück, vor und zurück. Komisch, wie eine kleine Geste eine große Erinnerung auslösen konnte. Seine Mutter hatte den gleichen nervösen Tick gehabt. So hatte sie fast die Glasur ihrer Lieblingstasse abgerieben.

Adam spielte mit der verbliebenen Tablette in seiner Tasche, eine Clonazepam, entschied sich aber dagegen. Es war immer noch möglich, dass heute der Tag war, an dem sich alles zusammenfügte. Er brauchte all seine Aufmerksamkeit. Er versuchte, sein rasendes Herz zu beruhigen, indem er sich auf das Meer konzentrierte und dessen Geräusche und Rhythmus Einfluss auf sein parasympathisches Nervensystem nehmen ließ. Das klappte teilweise, vor allem, weil Steph von einem großen Basstölpel fasziniert war, der wie ein Torpedo ins Meer hineinschoss.

«Das ist zufällig einer der beeindruckendsten Jagdvögel der Welt», sagte Adam mit seiner besten Erzählerstimme.

Steph starrte den Punkt an, an dem der Tölpel unter die Oberfläche getaucht war. Ihr Daumen bearbeitete immer noch den Becher. «Er ist schon ziemlich lange da unten.»

«Keine Sorge. Basstölpel können lange tauchen», sagte er. «Mögen Sie Vögel?»

Sie nickte. «Ich finde sie wunderbar. Wir haben einen Futterspender im Garten.»

Adam sah es vor sich: ein schmuddeliges waldgrünes Plastikrohr, das an einem Ast hing und das übliche ornithologische Gesindel anlockte, Spatzen und Finken.

Der Basstölpel ploppte an die Oberfläche.

«Meine Liebe, dann werden Sie heute etwas ganz Besonderes erleben», sagte Adam. «Seevögel sind die Geländewagen der Vogelwelt – sie können tauchen, treiben, schwimmen und fliegen.» Er zählte einige Arten auf, denen sie vermutlich begegnen würden – Möwen, Seeschwalben, verschiedene Meerenten, Sturmtaucher und Raubmöwen –, und ließ sich über die anatomischen Besonderheiten aus, die jede Art einzigartig machte: lange Flügel für den Gleitflug, Gefiederfärbung für die Jagd, Airbags, die die Körper beim Eintauchen mit hoher Geschwindigkeit schützten. «Manche der Vögel berühren jahrelang kein Land.»

Steph pfiff.

Adam biss in einen von Stephs mit Schnittlauch und Rosmarin besprenkelten Käse-Scones, außen knusprig, innen butterweich. Mit einem Wort: himmlisch. «Das war das zusätzliche Ladegewicht wert», sagte er.

Steph strahlte. «Warten Sie nur auf das Mittagessen.»

In der Ferne schoss eine hohe Blassäule hoch. Showtime.

«Sind Sie bereit für meine Freunde?»

Adams geliebte Buckelwale gaben alles und vollführten fast alle Tricks, die er Steph zu zeigen gehofft hatte – Sprünge, Flossen- und Schwanzschläge und, sein persönlicher Favorit, Spyhopping, wenn das Tier seinen Kopf aus dem Wasser streckt, um Hallo zu sagen. Steph war völlig fasziniert und machte bei allem «Aaah» und «Ooooh», und Adam erlebte die paradoxen Gefühle von Rausch und Ruhe. Nichts war besser, als einem Uneingeweihten dieses Geschenk zu machen – die Großartigkeit dieser Geschöpfe. Er wusste, dass es das Leben veränderte. Adam konnte sich nicht entscheiden, ob er seinen Gast mit Fakten über die Farbgebung der Buckelwale – und wieso die unregelmäßigen Huckel an ihren Brustflossen kontraintuitiv die Hydrodynamik verbesserten – bombardieren oder einfach schweigen und Stephs Ehrfurcht genießen sollte. Er entschied sich für Letzteres.

«Adam», sagte sie schließlich und wandte den Blick vom Wasser ab. «Ich muss Ihnen etwas Wichtiges sagen.» Sie klopfte auf den Platz neben sich.

«Ich bin ganz Ohr.» Adam setzte sich neben sie. Schon lange hatte sich niemand mehr ihm anvertraut.

Er fühlte sich geehrt. In dem Moment tauchte steuerbord Rattan auf und atmete nass und geräuschvoll aus, im Blas schimmerte ein kleiner Regenbogen. *Konnte dieser Tag denn noch besser werden?* Adam sprang auf. Der Wal war keine sechs Meter vom Boot entfernt.

Er zog Steph hoch. «Sehen Sie hin! Sehen Sie, wenn er abtaucht.»

Mit geschmeidigen Bewegungen streckte der Wal seine niedrige Rückenflosse aus dem Wasser und rollte sich über den Rücken ab, als wäre er endlos.

«Lassen Sie ihn nicht aus den Augen», sagte Adam. «Blinzeln Sie nicht mal. Ich zeige Ihnen jetzt, wie man einen Wal identifiziert. Achten Sie auf das Muster an der Unterseite der rechten Fluke. Rattan ist ein Angeber.»

Damit tauchte der Walbulle ab und hielt anmutig den Schwanz in die Höhe, als wollte er ihn Steph zeigen. Eine Sekunde später war er verschwunden.

«Haben Sie es gesehen?»

«Ähm. Ich bin nicht sicher. Was denn gesehen?»

Wie konnte sie das verpasst haben? Rattan war nach dem Flechtmuster auf der rechten Fluke benannt worden. Adam erklärte, dass jeder Wal einzigartige Merkmale hatte – Seepocken, Narben, Farbmuster.

«Das geflochtene Muster?»

«Leider nein», sagte sie.

«Und Sie wollen Polizistin sein», sagte Adam. «Manche Leute sehen nicht mal, was vor ihrer Nasenspitze liegt.»

«An den Satz werde ich Sie später noch erinnern», sagte sie. «Setzen wir uns, bitte. Ich möchte Ihnen sagen ...»

«Jetzt nicht. Da kommt noch mehr», unterbrach Adam und deutete auf eine kreisrunde Stelle unbewegten Wassers auf der Meeresoberfläche. «Das da nennen wir ‹Flukenabdruck›.»

Er atmete tief durch, um sich Mut zu machen. Es war Zeit, den touristischen Teil ihrer Waltour zu beenden und Steph sozusagen mit in sein Boot zu holen. «Es gibt da etwas, das ich Ihnen erzählen möchte. Können Sie ein Geheimnis bewahren?»

«Ich schweige wie ein Grab», sagte sie. «Und Sie? Ich habe auch eins für Sie.»

«Nun, meins ist eher eine Erfahrung», sagte er, ganz auf sich fokussiert. «Schließen Sie die Augen und rechnen Sie mit einem Wunder, das Sie umhauen wird.»

Steph hielt sich an der Reling fest und schloss die Augen.

«Was hören Sie?»

Sie zog die Stirn in Falten. «Meeresgeräusche? Möwen, Wellen ...»

«Hören Sie genauer hin.»

Stille.

Ganz offenbar kapierte sie nicht. Adam beschloss, ihr auf die Sprünge zu helfen, schloss ebenfalls die Augen und ließ die Topografie der Meerlandschaft durch seine Ohren in sich hineinströmen. «Konzentrieren Sie sich auf den Seeboden», wies er sie an. «Lauschen Sie ihm.»

«Wie meinen?»

Das klappte nicht so reibungslos, wie er gedacht hatte. Er musste sie Schritt für Schritt anleiten. «Sie müssen Ihre Hellhörigkeit anschalten. Tun Sie so, als wären Sie Ökoakustiker und spürten die Welt durch Ihre Ohren.» Er ließ ihr einen Moment Zeit und fragte dann: «Sind Sie bei mir?»

«Ganz eindeutig nein», sagte sie. «Geht es Ihnen gut?»

Adam ließ das durchgehen, so versteift war er darauf, sie die Multidimensionalität von Klang erleben zu lassen. «Sie schaffen das. Sie müssen sich nur konzentrieren.» Adam hörte jetzt in Farben, trieb durch tiefe Blautöne zum Meeresboden hinunter. Er war im Inneren des Klangs. «Denken Sie daran, dass das Gehör Ihr wichtigster Sinn ist.»

«Wieso?», fragte Steph.

«Nun, so etwas wie Ohrlider gibt es nicht, stimmt's? Wenn wir es uns leisten könnten, nicht zu hören, würden wir die Ohren genau wie die Augen verschließen können.» In Adams Kopf gerieten Echoschichten in Schwingung. «Viele Tiere kommen blind auf die Welt, aber jede Art kann hören.» Plötzlich wusste Adam, dass die Wale näher kamen. Er konnte sie spüren. «Hören Sie die Wale? Hören Sie hin, Stephanie. Hören Sie!», flüsterte er laut.

Steph räusperte sich geräuschvoll.

Adam öffnete die Augen und stellte fest, dass sie ihn besorgt ansah, fast alarmiert. *Oh-oh.* Er war zu schnell vorgeprescht und hatte sie verängstigt. Er hob ergeben die Hände. «Tut mir leid. Tut mir leid. Ich hätte wissen sollen, dass ich das mit Laien nicht machen kann. Versuchen wir es mit etwas Einfacherem.» Adam holte zwei Kopfhörer und eine lange Schnur mit einem daran befestigten Mikrofon aus einer Lagerkiste am Heck. «Das wird Sie umhauen.»

Er ließ das Gerät ins Wasser und befestigte den Griff

am Schandeck. *Möge es laut werden*, dachte er und fummelte mit dem Geräuschregler an einer kleinen schwarzen Kiste herum. Ein paar Sekunden lang Statik, dann – Heureka! – eine beruhigende Komposition aus Stöhnen, Zwitschern, Heulen und Schnarchen, alles in einer Frequenz unter vier Kilohertz.

Stephs Gesicht leuchtete auf, die Anspannung darin verschwand. Sie ließ sich auf die gepolsterte Bugbank sinken, schloss die Augen, senkte den Kopf und widmete dem Wallied die geballte Aufmerksamkeit, die ein solches Wunder verdiente. Sie drückte die Kopfhörer fest an ihre Ohren. «Oh mein Gott. Oh mein Gott, Adam. Ist das ... ist das, wofür ich es halte?»

Es gab so viel, das er seiner neuen Freundin, seiner Studentin, seiner maritimen Helen Keller erzählen wollte. Dass Klang im Meer anders funktionierte, wo sich die Schallwellen um den Horizont biegen und große Entfernungen zurücklegen, sodass Vergangenheit und Gegenwart gleichzeitig wahrgenommen werden können. Aber das wäre zu schnell zu viel. Vielleicht könnte man wenigstens erwähnen, dass Buckelwale wiederkehrende Muster nutzten, die strukturell menschlichen Rhythmen ähnelten? Wer weiß, vielleicht lauschten sie gerade dem Homer der Walwelt, der seine Verse im Waläquivalent des daktylischen Hexameters zusammensetzte. Verdammt, er war gut. Er hatte fast fünfzig Jahre lang kein episches Gedicht mehr in der Hand gehabt, aber einige ehrwürdige Fakten klonkten immer noch in seinem Hirn herum. Er biss sich auf die Zunge. Er wollte Steph nicht gleich wieder überfordern. Fürs Erste musste er der Magie ihren Lauf lassen und sich damit zufriedengeben, Steph beim Erleben ihres ersten Wallieds zusehen zu dürfen.

Aber dieser spezielle Gesang war eins seiner Lieblingslieder, und er kannte es auswendig. Er summte leise mit und wiegte sich zu seinem disharmonischen Rhythmus. Die Klangwellen vibrierten in seiner Brust, bis er von Gefühlen überwältigt wurde. Ein Liebeslied. Sprache war ein Werkzeug des Bewusstseins, und seine Freunde luden ihn zum Mitsingen ein. Adam ging an der konzentriert lauschenden Steph vorbei zur Bugspitze, lehnte sich mit den Knien an die Reling und machte sich bereit. Dann öffnete er die Arme, hob das Gesicht gen Himmel und stimmte in das Konzert seiner Seelenverwandten ein.

Abby

Abby saß am Strand auf einem umgedrehten Kajak, beobachtete drei Segelboote, die nebeneinander herflogen, und wartete darauf, dass ihr Vater von seinem Ausflug nach Stellwagen zurückkam. Sie fühlte sich unruhig und nicht wohl in ihrer Haut. David hatte seit seinem Besuch bei ihr im Arcadia weder angerufen noch geschrieben, nicht ungewöhnlich, aber angesichts seiner Absichtserklärung, Rebecca zu verlassen, hatte Abby früher mit einem Lebenszeichen von ihm gerechnet. Sie hielt das Gesicht in die Sonne und legte die Fußsohlen zusammen, sodass sie eine Diamantform bildeten. Dann umfasste sie ihre Knöchel und beugte sich nach vorne, bis Widerstand spürbar wurde, etwas Festes, ihr Uterus. Die Übelkeit war inzwischen verflogen, und sie hatte zugenommen. Bisher nur sieben Pfund – in ihren weiten Oxfordhemden nicht erkennbar –, aber auch ihre innere Struktur hatte sich verändert. Die Haut an Bauch und Brüsten war straff und juckte. Abby sehnte sich nach ihrer Mutter, aber anders als früher, diese Sehnsucht war nicht mit Keramikscherben oder gefühlter Präsenz zu stillen.

In der Ferne am Long Point kam die vertraute Form des Motorboots ihres Vaters in Sicht, das Sonnenlicht strich am äußersten Punkt des Cape züngelnd über die

Gipfel der Dünen. Der Schiffskörper reflektierte die Strahlen, die ihr als klare prismatische Blitze in die Augen schossen. Sie stand auf und folgte einer Fußspur bis zum Wasser hinunter, wo runde Kieselsteine ihr die Füße massierten. Die Ebbe hatte eine Vielzahl von Mondschneckensandkrägen freigelegt, die wie gewellte Klopümpel aussahen, aber eigentlich Sandnester aus Schleim waren, produziert von fleißigen Müttern, die die gelatinöse Hülle um sich herumwickelten und ihre Eier hineinlegten. Skulptur gewordene Mutterschaft. Neben einem Steg hielten sich Muscheln an Felsen mit langen Bärten fest, und Strähnen aus Seealgen trieben hypnotisierend im Wasser hin und her. Abby dachte an ihren Vater und die Auseinandersetzung, die ihnen bevorstand – an die Burgmauern seiner Persönlichkeit und das vehemente Leugnen, das sie kommen sah. Er hatte es noch immer fertiggebracht, dass sie an dem, was sie wusste, zu zweifeln begann. Mobbing und Kontrolle und Egoismus, alles mit unglaublicher Liebe vermischt. Ihr Kreislauf.

Diesmal würde sie sich nicht von ihm einschüchtern lassen. Abby wusste, dass dieses Gespräch nicht warten konnte. Im knöcheltiefen Wasser watete sie auf den Anleger zu. Der Strand war bevölkert von Sommertouristen – bärtige Kerle in Cargoshorts und Trägerhemden, schwule Männer in Bikinis und Familien aller Art, die hinter Kindern herjagten. Sie bemerkte zwei Flachsköpfe, ein älterer Bruder mit seiner kleinen Schwester. Sie spielten auf einer Sandanhöhe «König des Hügels», und das Mädchen, etwa vier Jahre alt, hatte keine Chance.

Adams Boot wurde im Vorhafen langsamer und tuckerte vorsichtig auf die Anlegestelle zu. Abby hatte vor, den mentalen Zustand ihres Vaters erst anzusprechen, wenn sie im Tzuco's an der Bar saßen, weil unter den Augen der Öffentlichkeit die Situation hoffentlich nicht aus dem Ruder laufen würde. Sie hatte das Gespräch im Stillen geprobt und plante, es mit den Zusagen für seine Geburtstagsfeier einzuleiten – mit der Frage, wieso Adam so mir nichts, dir nichts all diese Einladungen verteilt hatte. Wenn er auf der Höhe der Manie war, würde er zum Angriff übergehen und sich gegen sie wenden, um sich selbst zu verteidigen – Gaslighting, seine übliche Reaktion. Wenn er auf dem Weg nach unten war, rutschte er vielleicht in die Verzweiflung ab und geißelte sich wegen seiner Verfehlungen. Aber egal, wo sich ihr Vater auf seiner Bahn befand, Abby würde sich nicht einschüchtern lassen. Sie hatte fest vor, ihn zur Rede zu stellen.

Solange sie zurückdenken konnte, hatte Abby in dem gemeinsamen Familiendrama immer eine Nebenrolle gespielt, Stichwortgeberin für die Hauptrollen ihres Vaters und ihres Bruders. Ihre Aufgabe war es, die beiden glänzen zu lassen. Wenn es nicht so lief, wie sie es sich vorstellten, bekamen sie Wutanfälle und schrieben die Geschichte um, und Abby – Friedensstifterin, die sie war – neigte dazu, ihnen zu folgen. Sie hob einen glatten flachen Stein auf und ließ ihn übers Wasser flitzen. Neun Sprünge! Nicht schlecht!

Das Baby trat ihr in die Seite, eine Erinnerung an die Zukunft. Eine ganze neue Welt entwickelte sich in ihr, 2016 würde alles anders werden. Rachel Draper hatte zu Wochenbeginn angerufen und Abby die erhoffte Nachricht überbracht, dass *Kleine Monster* auf dem Titelblatt der Herbstausgabe des *Art Observer* abgebildet sein würde. Auf dem Titel! Der Hype warf bereits seine Schatten voraus, und Abby hatte vor, diesmal die Publicity auszunutzen. Nicht nur würden über zweihunderttausend Abonnenten – Kunstliebhaber und Käufer – ihre Arbeit bewundern, auch die unzähligen Menschen, die an den Zeitungsständen vorbeikamen, würden sie sehen. Sie stellte sich vor, wie Ken bei Barnes & Noble wie angewurzelt stehen blieb. Und dann konnte sie sich auch noch auf die bevorstehende Gruppenausstellung freuen, die schon jetzt Aufmerksamkeit brachte. Die Galerie hatte ihr eine Assistentin zur Verfügung gestellt, die Abbys Webseite überarbeitete und ihre Präsenz in den sozialen Medien erhöhte. Abby hatte in der Nauset High bereits Bescheid gesagt, dass sie im Herbst nicht zurückkommen würde. Natürlich würde sie die Schülerinnen und Schüler vermissen, aber ihr blieb bis zum 22. November – dem Geburtstermin – nicht viel Zeit. Sie hatte vor, bis zur ersten Wehe durchzuarbeiten.

Während Adams Boot anlegte, dachte Abby darüber nach, wie ihr Vater auf die Enthüllung von *Kleine Monster* reagieren würde. Vermutlich würde er es nicht begreifen, zumindest nicht auf den ersten Blick. Ihre Bilder entfalteten sich erst mit der Zeit, wie Romane. Ihr Vater würde sehen, was er sehen konnte, wenn er bereit dafür war. Er hatte einmal gesagt, Kunst sei das, was die Seele ausdrücken müsse. Nun, Abby hatte endlich ein lange überfälliges Gespräch begonnen. Ob sie eine Antwort bekäme oder nicht, lag nicht in ihrer Hand.

Sie dachte darüber nach, wie gut es sich anfühlte, Leben und Kunst zu erschaffen. Dank des Artikels über sie und der Ausstellung würde sie außerdem bald eine größere Reichweite und ein Publikum haben. «Plattform» war der hippe Begriff dafür. Und Plattform schlug Reichtum. Ken mochte das Geld besitzen, das ihm den besten Tisch sicherte und seine Freunde beeindruckte, aber er hatte keine Plattform. Zumindest noch nicht. Abby war leicht schwummerig. So also fühlte sich Macht an. Wirkung zu erzielen, gehört zu werden, sich *bedeutend* zu fühlen ... Das war zweifellos aufregend. Der Trick war, den Schwung zu nutzen. Abby wollte unbedingt ihr eigenes Zuhause besitzen, und wenn nur aus dem Grund, es eines Tages ihrem Sohn hinterlassen zu können.

Bei dem Gedanken daran fühlte sie sich regelrecht beschwingt. Gesegnet seien Schwangerschaftshormone! Die alte Abby wäre angesichts all der vor ihr liegenden Ungewissheiten völlig verängstigt gewesen, aber diese neue Frau, high auf Östrogen und Progesteron, fühlte sich bereit, die Zukunft zu umarmen.

Sie hatte den Anlegeplatz fast erreicht, da bemerkte sie etwas Unerwartetes: eine zweite Gestalt auf dem Boot, eine Frau mit schwarzem Pferdeschwanz, der aus einer Baseballkappe herausschaute. Abby kniff die Augen zusammen und riss sie wieder auf. Die Frau kletterte an Land, und Abbys Vater reichte ihr eine Stofftasche und eine Kühlbox. Ein kurzes Gespräch. Ein Winken. Nichts Intimeres. Dann eilte die Frau über den Kai. Wenn Abby den geheimnisvollen Gast ihres Vaters genauer sehen wollte, musste sie schnell machen. Doch das stellte sich als unnötig heraus. Die Frau schien zu spüren, dass sie beobachtet wurde, drehte sich um und sah Abby direkt an. Schon wieder die Polizistin. Steph Murphy. Allerdings sah sie mitgenommen aus.

«Hey», rief Abby und beeilte sich, um sie einzuholen. «Stopp. Warten Sie. Was geht hier vor sich?» Das war kein Zufall. Der Besuch im Atelier, die Gartenführung, die Zusage zur Geburtstagsfeier und jetzt das. Wurden die Gardners tatsächlich überwacht? Ihr Vater? Steckte er in Schwierigkeiten? Oder hatte Ken irgendein Wahlgesetz gebrochen? Geld von irgendwelchen dubiosen Lobbyisten angenommen? Abby sah ihren Vater hinter Steph das Boot von der Kaimauer abstoßen. Er würde mindestens fünf Minuten brauchen, um es an den Liegeplatz zu bringen und mit dem Beiboot an Land zu rudern.

«Im Ernst, was zum Teufel ist hier los?» Abbys Herz klopfte wild.

Auf Stephs Gesicht erschien ein Ausdruck, den Abby nicht deuten konnte.

«Was ist los? Sind wir in Schwierigkeiten? Ich meine ... Sie sind Polizistin. Observieren Sie uns?»

«Oh Gott, nein», sagte Steph. «Nichts in der Art.»

«Was dann?», fragte Abby.

Steph schaute über die Schulter in Adams Richtung, der über den Bug gebeugt stand und ein Seil festzurrte. «Tut mir leid, aber ich muss gehen.»

«Wir müssen reden.» Abby wollte Antworten.

«Ja», stimmte Steph zu. «Aber nicht hier.»

Adam saß bereits im Beiboot und ruderte mit übertriebenen Bewegungen auf das Ufer zu, als würde er gegen eine starke Strömung anpaddeln oder für ein Publikum.

Abby seufzte. «Wie wäre es morgen früh um neun bei mir?»

Steph nickte und wandte sich ab.

«Moment noch. War alles okay mit ihm da draußen?», fragte Abby, wohl wissend, dass dies eine seltsame Frage an eine Fremde war, aber sie brauchte Gewissheit.

Als Steph heftig den Kopf schüttelte, hatte Abby ihre Antwort.

Bei Tzuco's stimmte Adam eine Tirade gegen Hillary Clinton an – verteufelte sie für ihren sorglosen Umgang mit geheimen Informationen, weil sie als Gegenleistung für ein Treffen mit ihr Geld für ihre Wohltätigkeitsorganisation genommen hatte und weil sie Hunderte von Fundraising-Events veranstaltet und nur bei fünf davon die Presse zugelassen hatte. «Was sagt dein alter Freund David dazu?», fragte er.

Als sie Davids Namen hörte, musste Abby schlucken. Sie wartete auf eine Nachricht von ihm, wollte endlich hören, dass er sich getrennt hatte. Inzwischen hätte sie ihm eigentlich auch von der Schwangerschaft erzählt haben sollen, aber er war ja nicht da gewesen.

«Die Frau ist nicht ehrlich, und eine neue politische Dynastie ist das Letzte, das wir brauchen», fuhr ihr Vater fort.

Wider besseres Wissen stieg Abby darauf ein. «Hast du mal über die Alternative nachgedacht?»

«Nun, ich finde immer noch, Bernie Sanders wäre ein großartiger Präsident.»

«Bernie ist raus, Dad. Keine Option. Du weißt, vom wem ich rede.» Noch keine fünf Minuten an der Bar, und schon hatte ihr Vater sie auf hundertachtzig gebracht. Wo war Joe?

«Nur weil die Clintons das Democratic National Committee in der Hand haben. Denk an meine Worte: Du wirst noch erleben, dass Chelsea sich zur Wahl stellt.»

«Abby, Adam.» Joe tauchte gerade noch rechtzeitig auf. «Was kann ich euch heute Abend bringen?»

«Bourbon on the Rocks», sagte Adam.

«Pellegrino, bitte», sagte Abby, «mit viel Zitrone.»

Während er die Drinks zubereitete, plauderte Joe drauflos und stellte ihnen eine Schale mit Erdnüssen hin.

Adam hob sein Glas. «Auf pelagische Vielfalt.»

Abby sah Joe augenrollend an.

Er zwinkerte zurück. «‹Pelagisch› ist so ungefähr das Lieblingswort Ihres Vaters.»

«Es kommt von dem griechischen Wort für ‹offenes Meer›, du Ignorant», sagte Adam liebevoll. Er trank genüsslich von seinem Bourbon, was ihn sichtlich beruhigte, und warf sich eine Handvoll Erdnüsse in den Mund. «Und jetzt erzähle ich euch mal was über die Subzonen.»

Gott, der Mann liebte es, Publikum zu haben.

«In absteigender Reihenfolge kommen erst das Epipelagial, wo das Licht für Fotosynthese ausreicht, dann das Mesopelagial oder die Dämmerungszone, dann das Bathypelagial, wo es tiefschwarz wird, das Abyssopelagial, also der Abgrund, und zum Schluss das Hadopelagial, benannt nach der griechischen Unterwelt, dem

Hades.» Adam lächelte breit. «Dein mageres Vokabular aufzupolstern, mein lieber Freund, geht vielleicht als meine Lebensleistung in die Geschichte ein.»

«Man muss ihn einfach lieben», sagte Joe zu Abby. Dann salutierte er vor Adam und wandte sich ab.

Abby schaute zu dem betriebsamen Hafen hinüber und sammelte ihre Gedanken. Das Licht änderte sich, tanzte und spiegelte sich auf dem Wasser. «Ich habe gesehen, dass du heute einen Passagier hattest», sagte sie.

«In der Tat. Eine wunderbare junge Frau. Stephanie Murphy. Wir haben uns genau hier kennengelernt.» Er tippte mit dem Zeigefinger auf die Bar.

Hatte Abby Steph und Toni gegenüber nicht erwähnt, dass ihr Vater hier Stammgast war? Sie meinte, sich daran zu erinnern.

Adam fuhr fort. «Sie ist Detective, weißt du. Eine weibliche Columbo. Und so was erlebt man ja nicht jeden Tag, stimmt's? Jedenfalls haben wir uns sofort gut verstanden.» Er beugte sich fort und flüsterte. «Unter uns, ich helfe ihr bei einem Vermisstenfall.»

Was? «Ähm ... wer wird denn vermisst?»

Darüber hatte ihr Vater anscheinend noch nicht nachgedacht. «Ich weiß es nicht», sagte er mit gerunzelter Stirn. Dann jagte er seinen eigenen Gedanken hinterher und beschrieb jede einzelne Walinteraktion des Tages.

Er redete viel, viel, viel zu schnell.

«Dad!», sagte Abby.

Er schaute sie an, als hätte sie ein Beil in ein Stück rohes Fleisch gehauen. Stand dann abrupt auf, tastete die Vordertaschen seiner Jeans ab, fand, was er suchte, schob es sich in den Mund und spülte es mit einem Schluck Bourbon herunter.

Was für eine Tablette hatte er gerade genommen? Die Hose hing ihm locker um die Hüften, und seine Schultern schienen schmaler geworden zu sein – er hatte weiter abgenommen. Abby spürte, dass sich in ihr etwas Fürsorgliches regte, und musste gegen den Drang ankämpfen, ihm die Erdnusshäute vom Hemd zu bürsten. «Ist es ratsam, deine Medikamente mit Alkohol einzunehmen, Dad?»

Adam rieb mit Zeigefinger und Daumen seinen Nasenrücken. «Hör auf, mich zu bemuttern, Abigail. Ich kenne mich mit meinen Medikamenten aus.»

«Nur ein wenig töchterliche Fürsorge», sagte sie leichthin. «Wie läuft es denn gesundheitlich?» So viel zu ihrem knallharten Vorgehen.

Adam gab keine Antwort.

Als um siebzehn Uhr die Happy Hour begann und Essen und Getränke nur die Hälfte kosteten, wurde es schlagartig voll an der Bar. Innerhalb von Minuten waren überall die lauten Stimmen gut gekleideter Männer zu hören. Joe rannte in dem engen Gang zwischen Flaschen und Tresen auf und ab, bediente mühelos Mixer, Zapfhähne und Sodapistolen und schwatzte beim Servieren mit den Gästen. Adam starrte abwesend in seinen Drink.

«Erde an Dad», sagte Abby, wie sie es mit dreizehn immer getan hatte. «Wo bist du?»

Adam wirkte plötzlich bedrückt, seine Stimmung veränderte sich vor ihren Augen. Es war, als würde er sich häuten und eine leere Hülle zurücklassen wie eine Libelle.

Er senkte den Kopf, bis er die Theke berührte.

Oh Gott, dieser Anblick gefiel Abby gar nicht.

«Es läuft nicht gut, Abby», sagte er niedergeschlagen. «Meine Idee flutscht mir davon. Jeden Tag gerät sie mehr außer Reichweite.»

«Na, na», sagte Abby, legte ihm eine Hand auf den Rücken und spürte, wie sich sein Schulterblatt bewegte. «Sag nicht so was. Du bist brillant. Deine Idee wird wieder auftauchen.»

«Darum geht es ja. Ich glaube fast, sie war von Anfang an absurd.»

Abby versuchte, ihren Vater dazu zu bewegen, den Kopf vom Tresen zu nehmen, aber er rührte sich nicht.

«Komm schon, Dad», redete sie ihm zu. Jeglicher Gedanke an eine Auseinandersetzung war passé. «Du wirst noch andere Ideen haben.» Sie wollte nur, dass es ihm gut ging. «Denk an dein Lieblingszitat von Roosevelt: ‹Es ist viel besser, großartige Dinge zu wagen ...›»

Er winkte ab. «Spar dir die Vorträge, Abigail. Ich bin nicht in Stimmung.»

Unwillkürlich hatte Abby Mitleid mit ihm und war bereit, ihm jede Großspurigkeit und jeglichen Narzissmus zu vergeben. So viel dazu, dass sie nicht in ihre alte Rolle fallen wollte.

Nach einigen Minuten hob Adam den Kopf und starrte sein Bild in der Spiegelwand hinter den Flaschen an. «Eigentlich hocken wir doch alle nur auf einem langen Fließband wie Hühner auf dem Weg zur Schlachtbank. Was soll das Ganze?»

Wie hatte sie so viele Warnzeichen übersehen können? Abby legte die Hand auf ihren Bauch. Sie war mit ihrem eigenen Leben beschäftigt gewesen. Es war ihre Schuld.

Adam bestellte winkend einen weiteren Drink.

«Dad, ich glaube, das ist keine gute Idee.» Abby wusste, dass sie Stärke zeigen musste. «Du hast genug gehabt.» Als Joe ankam, hob sie abwehrend die Hand, und er hielt inne. Sie wandte sich wieder ihrem Vater zu und sprach in ruhigem Ton. «Wir haben das alles schon oft durchgemacht und kommen da auch wieder raus. Also, wann genau haben die Symptome eingesetzt?»

Ihr Vater senkte wieder den Kopf.

«Ich rufe gleich morgen früh Dr. Peabody an, dann fahren wir zur Klinik.»

«Peabody ist weg», jammerte ihr Vater. «Und hat mir kein Wort gesagt. Dreißig Jahre, und der Mann hat es nicht mal für nötig gehalten, mich anzurufen, hat mich einfach einem halben Kind überlassen.»

«Dad, bitte konzentrier dich. Wann hat es angefangen? Was für Medikamente nimmst du?» Das war nicht das normale Zyklusmuster.

«Siebzig. Herrgott. Wie bin ich bloß so alt geworden? Sieben, null. Sieben, null. Sieben, null», wiederholte Adam wie ein Mönch sein Meditationsmantra. «Joe», blaffte er. «Einen Drink, bitte.»

«Dad ...»

«Sie *sprechen*, Abby. Ist es zu viel verlangt, dass ich zweisprachig werde?»

«Was?»

«Letzte Woche habe ich sie verstanden. Ich habe alles verstanden, was sie gesagt haben.»

Wovon zum Henker redete er?

«Jedes Wort.» Dann lenkte irgendetwas ihn ab. Joe, der am anderen Ende der Bar schäkerte? Ein Schalter wurde umgelegt, und ihr Vater klopfte rhythmisch, bockig und ungeduldig mit seinem Glas auf die Theke.

Joe beeilte sich, Adams Glas aufzufüllen, warf Abby einen entschuldigenden Blick zu und verzog sich.

Adam kippte den Drink mit wenigen Schlucken herunter und schwenkte die Eiswürfel am Boden des Glases. Sollte er versuchen nachzubestellen, würde sie sich durchsetzen.

«Deine Mutter hat mich besucht», sagte er.

Das brachte sie aus der Fassung.

«Du hast sie früher als Kind gesehen, weißt du noch?»

Natürlich wusste Abby das noch.

«Nun, seit ein paar Monaten kommt sie immer wieder zu mir. Um alles aufzuarbeiten. Am Anfang ist es schön, aber dann besteht sie schnell darauf, dass ich ihr die Wahrheit sage. Wie kann ein Geist so was verlangen! Dann verschwindet sie wieder.» Das Lächeln auf seinen Lippen verschwand ebenfalls. «Und ich liege dann hellwach da und grüble über meinen einen großen Fehler nach, und mein Hirn verwandelt sich in ein Zoetrop des Versagens, das sich unaufhörlich dreht.» Er schüttelte den Kopf. «An Schlaf ist dann nicht mehr zu denken.»

Abby fragte sich, was dieser eine große Fehler ihres Vaters sein mochte. Das schlechte Gewissen reichte offenbar aus, um den Geist ihrer Mutter zu wecken. Sie gab Joe ein Zeichen, dass er die Rechnung bringen sollte. «Dad, es ist Zeit zu gehen», sagte sie, und die Rüge wurde zu einem Flehen.

Das Missfallen ihres Vaters folgte umgehend. Wenn es eins gab, das Adam stinksauer werden ließ, dann die Missachtung ehrwürdiger Rituale. Er war derjenige, der nach der Rechnung rief. Sein finsterer Blick ließ sie schrumpfen.

«Tut mir leid, tut mir leid. Ich mache mir nur Sorgen und versuche, alles zu organisieren.» *Was war aus ihrer Entschlossenheit geworden?* Abby wappnete sich. «Hör zu, Dad, wir müssen das in den Griff bekommen. Wir müssen sofort deinen neuen Arzt aufsuchen.»

Joe stand wie erstarrt vor ihnen und wusste nicht, wem er die lederne Rechnungsmappe geben sollte.

Abby streckte die Hand aus.

Ihr Vater räusperte sich warnend.

Joe gab Adam die Mappe.

«Soweit ich weiß, bin ich immer noch der Vater.» Adam betonte lächelnd jedes Wort, als wäre er der verdammte König Lear persönlich.

Ken

In ihrer Kindheit hatte es zu Kens und Abbys Lieblingsbeschäftigungen gehört, Installationen für Charons großes Aquarium zu bauen. Jede Woche, wenn es anfing, muffig zu riechen, verwandelten sie sein Habitat aufs Neue, begaben sich dafür auf lange Spaziergänge durch Gebüsch und Wald – manchmal bis an den Strand hinunter – und sammelten Moos, Baumrinde, Kiesel, Muscheln und was immer sonst sich als Schildkröteninterieur verwenden ließ. Gemeinsam bastelten sie eine neue Welt aus umgedrehten Muschelschalen, mit Brücken aus verwobenen Zweigen, moosbedeckten Schrägen und gewundenen Pfaden aus flachen Kieselsteinen. Und immer, immer baute Abby ein Schildkrötenbett ein – ihre Spezialität – und schmückte es mit Blumen, Federn und Blättern. Charon zerstörte ihr Werk üblicherweise innerhalb weniger Stunden.

Wenn sie nachmittags aus der Schule kamen, bereitete Ken ihnen einen Snack zu, normalerweise Apfelscheiben mit Erdnussbutter oder Käse mit Kräckern. Dann aßen sie, während sie Charon mit Regenwürmern und Insekten fütterten. Ihr Vater hatte ihnen beigebracht, das Futter direkt ins Wasserbecken fallen zu lassen, weil Schnappschildkröten zum Schlucken Wasser benötigten (das hatte irgendetwas mit schlecht ausgebildeten Speicheldrüsen zu tun). So klein Charon war, sein Futter attackierte er mit einer Brutalität, die sie entsetzte. Kleinere Bissen verschlang er in Gänze und warf dabei seinen schmalen Hals hin und her, die größeren hielt er mit seinem schnabelartigen Maul fest, während er sie mit den Klauen zerriss.

Abby klammerte sich während dieses Blutbads an ihren Bruder, als würde ihr eigenes Leben davon abhängen. Und Ken liebte es, ihren harten, runden Kopf unter seinem Kinn zu spüren, den würzigen Geruch nach Salz, Shampoo und nassem Holz. Er liebte sie so sehr, dass er sie erdrücken wollte. Manchmal saßen sie auf einem Sitzsack aus Jeansstoff vor Charons Käfig und folgten dem Schauspiel wie einem Kinofilm, aber meistens lagen sie auf Kens Doppelbett, und sein Arm schlief unter dem Gewicht seiner Schwester ein. Er erinnerte sich, regungslos dagelegen zu haben – obwohl es unbequem war und sein Nacken in unnatürlichem Winkel gegen die Wand gepresst wurde –, aus Angst, die Umarmung verfrüht zu beenden oder Aufmerksamkeit darauf zu lenken, wie seltsam sie war. Wenn sie ihren Vater oder Gretchen hörten, rückten sie wortlos auseinander.

Als Erwachsener hatte Ken sich oft gefragt, ob Abby je an diese innigen Momente dachte. Bestimmt. Aber in all den Jahren hatten sie nie darüber gesprochen.

Ken erinnerte sich an den Tag, als sein Vater plötzlich verkündete, die Schildkröte habe jetzt lange genug in Kens Zimmer gewohnt, jetzt sei seine Schwester an der Reihe. Im Rückblick war Ken klar, dass seine Stiefmutter Gretchen hinter dieser Entscheidung gesteckt hatte. Die Frau mischte sich überall ein, steckte ihre Nase in Dinge, die sie nichts angingen. Damals hatte er so getan, als würde der Umzug ihm nichts ausmachen – Abby konnte die stinkende Schildkröte gern haben –, aber innerlich hatte er geschäumt. Das war unfair. Schließlich hatte *er* Charon gefunden. Und zwar an dem Tag, als er und sein Vater die Asche seiner Mutter in den Teich geschüttet hatten. Die Schildkröte gehörte rechtmäßig ihm. Aber das größere Problem war, dass Abbys Zimmer direkt neben der Küche und dem Wohnzimmer lag und jetzt kein langer Flur mit quietschenden Dielen sie mehr vor sich nähernden Erwachsenen warnte.

Etwa dreißig Jahre später klopfte Ken in der Kommandozentrale einen schmalen Meißel in ein Stück weiches Treibholz und formte langsam eine Kuppel daraus. Er bemühte sich, an das zu denken, was vor ihm lag, die Geburtstagsparty seines Vaters, versank jedoch immer wieder in kaleidoskopischen Erinnerungen an seine Mutter: wie ihr Haar ihm über das Gesicht strich, wenn sie ihm einen Gutenachtkuss gab, ihr warmer Körper hinter seinem am Steuer der *Francesca*, ihre ruhige Stimme, wenn sie ihm *Wo die wilden Kerle wohnen* vorlas. Ken hatte sich den Monstern immer mehr verbunden gefühlt als Max. Er versuchte erfolglos, sich an die Stelle zu erinnern, als sie Max anflehten, ihre Insel nicht zu verlassen.

Ken verbrachte Stunden damit, ein winziges Abbild von Charon zu schnitzen, kleine Holzkringel lagen auf seinem Schreibtisch, langsam nahm die Schildkröte in seinen Händen Gestalt an. Als sie fertig war, stellte er sie vorsichtig auf die Eingangsstufe des Modellhauses für seinen Vater. Ken wusste nicht genau, was ihn dazu bewogen hatte, diese sentimentale Figur anzufertigen, aber nicht alles musste man erklären. Er hatte den Wunsch verspürt, das reichte.

Im Hintergrund lief *TED Radio Hour*. Etwas erregte Kens Aufmerksamkeit, er befahl Alexa, lauter zu stellen. Guy Raz sprach gerade mit einem Linguisten über die Unzulänglichkeit von Sprache, wenn es um das genaue Ausdrücken von Gefühlen ging. Der Fachmann nannte ein Wort aus dem Mandarin, *yu yi*, das er als «das Verlangen, wieder so intensiv zu fühlen wie früher als Kind» definierte. Das Wort beschrieb so viel, hatte aber im Englischen kein Äquivalent. Ken war sprachlos. *Yu yi* drückte genau aus, warum er Charon für seinen Vater geschnitzt hatte. *Yu yi* beschrieb, warum er noch den Klein-Mädchen-Geruch von Abbys Kopf in der Nase und die Melodie der Stimme seiner Mutter beim abendlichen Vorlesen im Ohr hatte.

Es klopfte.

«Herein», rief er.

«Tata!» Zuerst kam ein Arm zum Vorschein, die dazugehörige Hand hielt Miniaturflickenteppiche, -sofakissen und -vorhänge.

Der Rest seiner Frau folgte, und Ken sah, dass seine abscheuliche Krawatte gut genutzt worden war. «Baby, du bist die Beste.»

«Daran erinnere ich dich, wenn du mal wieder Arschloch spielst», sagte Jenny heiter und sichtbar zufrieden, ihm eine Freude gemacht zu haben. Als sie die Textilien neben die Grundplatte des Modells legte, fiel ihr Blick auf Kens neueste Schnitzerei und sie strich mit dem Finger über die Kerben des Panzers. «Ken» – ihre Stimme perlte –, «die Schildkröte ist großartig.»

«Wie? Hast du gedacht, in dieser Familie wäre nur Platz für einen Künstler?»

Ken hatte den mysteriösen Status, in den Künstler erhoben wurden, immer zutiefst irritierend gefunden. Klar gab es so was wie Talent, aber seiner Überzeugung nach entstand Erfolg nur durch harte Arbeit. Konzertviolinisten wurden nicht geboren, sie mussten ihr Instrument üben. Die Großen probten immerzu. Hätte Ken sich für eine künstlerische Laufbahn entschieden, wäre er ganz sicher kein unbekannter Strandmaler, er wäre der neue Keith Haring. Wieso? Weil Ken härter als jeder andere arbeitete. Entschlossenheit war seine Superkraft.

«Natürlich nicht», sagte Jenny.

Ken legte den Meißel beiseite und zog eine elegante kleine Pinzette aus dem Werkzeugkasten seiner Mutter, so fein, als wäre sie für eine Giacometti-Skulptur gedacht. Er nahm sie vorsichtig in die Hand und befestigte damit einen Teppich mit winzigen Messingnadeln.

«Harte Arbeit und das richtige Werkzeug. Das braucht es», sagte Ken, hob die Vorhänge auf und brachte sie zu beiden Seiten der Fenster an den Wänden an. Und das war nur das Modell. Das eigentliche Geschenk – ein Luxusapartment von siebenstelligem Wert – kam erst noch. Adam Gardner mochte keine Ahnung haben, was Küchengeräte von Wolf oder GE voneinander unterschied, aber Qualität wusste jeder zu schätzen. Ken konnte es nicht erwarten, das Gesicht seines Vaters zu sehen. Noch zwei Tage.

Steph

Wenn Steph in ihren Jahren bei der Polizei eins gelernt hatte, dann, dass direktes Vorgehen immer am besten war. Sie wusste, dass sie den Gardners gegenüber nicht aufrichtig gewesen war, und das musste aufhören. Toni war wütend, dass sie Adam auf dem Boot nicht reinen Wein eingeschenkt hatte, aber das war nicht Stephs Schuld. Adam hatte fast die ganze Zeit mit den Walen gesungen. Jetzt aber saß sie Abby auf dem Sofa gegenüber, Frida lag zwischen ihnen wie ein überdimensioniertes blondes Kissen, und Steph fragte sich, ob ihre Halbschwester die Wahrheit ahnte. Sie musste doch gemerkt haben, dass Steph genau wie ihr Vater aussah.

Aber auf Abbys Gesicht war kein Erkennen zu sehen, nur Anspannung. Auf ihrer Oberlippe glitzerten kleine Schweißtropfen im Morgenlicht. Das Atelier war genauso durcheinander wie bei Stephs erstem Besuch: dreckiges Geschirr auf dem Küchentresen, ein Haufen Flipflops neben der Tür, ein Besen quer auf dem Boden. Bei Steph hatte alles seinen Platz. «Okay», sagte sie. «Also los.» Und sie zwang sich, es auszusprechen: «Ich glaube, ich bin Ihre Halbschwester.»

Als die Worte ankamen, legte Frida ihre Nase in Abbys Schoß, und Abby begann, die seidigen Hundeschlappohren zu streicheln.

Steph korrigierte sich. «Ich *weiß*, dass ich Ihre Halbschwester bin.»

Abby ließ ihren Blick über Stephs Gesicht und Körper gleiten, vermutlich verarbeitete sie die Nachricht durch forensisches Abgleichen mit ihrem Vater: braune Augen mit kupferfarbenen Flecken, Häkchen; schwarzes Haar, Häkchen; athletisch gebaut, Häkchen; Kinngrübchen, Häkchen.

Steph wartete auf eine Reaktion, Wut oder Leugnen, sah aber nur Verwirrung und Schmerz. Abby hatte keine Ahnung gehabt.

Ach du Scheiße. Steph hatte die Situation falsch eingeschätzt. Sie war nicht bei der Arbeit, trug keine Uniform, informierte keine Familie über einen Autounfall. Sie streckte die Hand nach Abby aus, aber Frida gab ein leises Knurren von sich. «Es tut mir leid, dass ich damit so herausgeplatzt bin. Ist alles in Ordnung?»

«Gehen wir raus», sagte Abby.

Sie verließen das Arcadia ohne ein weiteres Wort und liefen, Frida vorweg, hintereinanderher über einen mit Kiefernnadeln bedeckten Pfad, der sich durch das Gebüsch hinunter zum Meer schlängelte. Steph schalt sich wegen ihrer Dummheit. Toni hatte sie ermahnt, vorsichtig vorzugehen. Aber nein, Steph war wie immer losgeprescht, selbstgerecht auf der Wahrheitssuche und ohne Rücksicht auf Kollateralschäden.

Jetzt starrte sie auf Abbys nackte Füße, deren blasse Sohlen bei jedem Schritt sichtbar wurden, und bereute ihre Unbesonnenheit. Seit Abby sie gestern Nachmittag mit Adam am Boot «erwischt» hatte, hatte Steph den

Gedanken zugelassen, dass ihre Neuigkeit irgendwie willkommen sein könnte.

Sie überquerten eine Düne, dann lag der makellose Strand vor ihnen und erstreckte sich endlos nach rechts und links. Kein Mensch war zu sehen, nur heller Sand und ein endloser Ozean aus Silber und Schatten. Abby schnippte mit den Fingern, Frida kam an und ließ sich anleinen. Ein bedauernswerter Vogel hüpfte vor ihnen her, einen Flügel theatralisch hinter sich herziehend. Er führte sie bis zum Strand hinunter, wo er mühelos abhob. Offensichtlich hatte er die Verletzung vorgetäuscht, um sie von seinem Nest wegzulocken. Abby ließ die Leine fallen, und Frida raste voraus, bis sie ein großes Stück Treibholz erreichten, die aufgeweichten, Medusa-artigen Wurzeln halb im Sand vergraben.

Dort setzten sie sich, gegen den Stamm gelehnt, stemmten die Füße in den Sand und sahen den rhythmisch heranrollenden Wellen zu. Nach etwa fünf Minuten sagte Abby: «Okay, ich bin so weit. Fang vorne an.»

«Also, als ich mit Jonah schwanger war», hob Steph zögernd an, «wurde ein medizinisches Problem entdeckt, das genetisch bedingt ist.» Ihr war wichtig, Abby zu sagen, dass es einen überzeugenden Grund für diese Untersuchung gegeben und sie den DNA-Test nicht aus einer Laune heraus gemacht hatte. «Ich habe in meiner Familie nachgeforscht und nichts gefunden. Niemand hatte den Defekt. Dann ging mir auf, dass es einen Überträger außerhalb meiner Familie geben muss.» Steph seufzte. «Kurz gesagt, ich habe unwissentlich meine Mutter in die Ecke gedrängt. Sie hatte es vor uns allen geheim gehalten, inklusive meinem Vater.»

«Wie ist sie, deine Mom?»

Steph lächelte. «Nett. Unauffällig. Familienorientiert. Und anscheinend viel komplizierter und geheimniskrämerischer, als ich ihr zugetraut hätte.»

«Oder ängstlich», merkte Abby an. «Hast du Geschwister?»

Steph schüttelte den Kopf. «Es gab immer nur uns drei: Mom, Dad, mich», sagte sie. «Ich habe jede Menge Tanten und Onkel und einen Haufen Cousins und Cousinen, die wie Geschwister für mich sind.» Aber als Einzelkind war sie immer die Ausnahme gewesen. «Ehrlich, dein Vater hat nichts von mir gewusst.» Steph hoffte, es würde Abby trösten, dass ihr Vater sie nicht belogen hatte.

«Wie alt bist du?», fragte Abby und schirmte mit der Hand die Augen ab, um Steph direkt ansehen zu können.

Ja, gute Frage. Lügner ... Betrüger ... Machte es einen Unterschied? «So alt wie du. Im Mai bin ich achtunddreißig geworden.»

Der Wind nahm zu, trieb die Wolken auseinander, und Abbys Blick wanderte zu einem Trio staksbeiniger Strandläufer hinüber, die am Ufer hinter den abfließenden Wellen herhuschten und nach unsichtbaren Wassergeschöpfen suchten. «Das liebe ich besonders», sagte sie.

Steph zog die Beine dicht zu sich heran, legte die Arme um die Schienbeine, den Kopf auf die Knie und starrte die unzähligen Sandkörner unter sich an.

«Es tut mir leid, dass ich dich damit überrumpelt habe. Ich habe wie eine Polizistin gedacht, nicht wie eine Schwester.»

Abby reagierte nicht. Sie hielt das Gesicht in die Sonne und schloss die Augen.

«Ich hatte diese blöde Vorstellung, dass du es vielleicht schon weißt», sagte Steph.

«Na ja, du siehst genauso aus wie er. Ich hätte darauf kommen müssen. Die Ähnlichkeit ist erstaunlich. Aber ich habe eins und eins nicht zusammengezählt.» Abby streckte sich, und die Strandläufer hoben plötzlich mit schnellen Flügelschlägen ab, um dicht über den Wellen zu gleiten. Sie setzte sich um, sodass sie Steph direkt ansehen konnte. «Ich hatte keine Ahnung. Ich bin in dem Glauben aufgewachsen, die Ehe meiner Eltern wäre perfekt gewesen.»

Steph plagte das schlechte Gewissen. «Wart ihr immer nur zu dritt – du, Ken und euer Vater?», fragte sie.

«Meistens. Mein Vater hat einen älteren Bruder, aber sie stehen sich nicht nahe. Keine Cousins. Ein paar Jahre lang hatte ich eine tolle Stiefmutter. Gretchen.» Abby ließ Sand durch ihre Faust rieseln. «Sie war ein Lichtstrahl; durch sie war es eine Zeit lang einigermaßen erträglich. Es war einfach gut, noch eine Frau in der Familie zu haben. Aber dann ist sie gegangen.» Die nächste Handvoll Sand. «Ich habe Kontakt zu ihr, aber das bleibt unter uns.»

«Wieso?», fragte Steph.

«Hm. Sagen wir so: Die Gardners erwarten Loyalität.»

«Was ist mit Ken?» Steph hatte sich immer einen großen Bruder gewünscht. «Steht ihr euch nah?»

Abby runzelte die Stirn. «Nicht wirklich, nicht mehr.

Wir sind wie Feinde, die sich lieben. Zumindest liebe ich ihn. Ich habe ehrlich keine Ahnung, was er für mich empfindet. Früher waren wir uns nah, vielleicht zu nah. Wenn man von uns als Kindern ein Mengendiagramm gemalt hätte, hätte sich kaum ein Teil nicht überschnitten. Da wir ohne Mutter und mit einem» – Abby suchte kurz nach dem passenden Wort – «*komplizierten* Vater aufgewachsen sind, hatten wir manchmal nur einander. Aber jetzt muss ich ehrlich zugeben, dass Ken mir Angst macht.»

Steph dachte an die Zehn der Schwerter und Tonis Warnung: *Wer verletzt ist, verletzt andere.* «Er macht dir Angst ... inwiefern?»

Abby zupfte an einer aufgerissenen Nagelhaut. «Er ist wütend. Sehr wütend.»

«Auf ...?», soufflierte Steph.

«Mich?» Abby zuckte die Achseln. «Sein Los im Leben?»

«Sein Los? Dich?», wiederholte Steph. «Das verstehe ich nicht. Der Mann hat alles. Was könnte er noch wollen?»

«Ach komm. Du weißt doch, dass der Anschein oft trügt. Ken hat als Kind Dinge erleiden müssen, die mir erspart geblieben sind. Er wäre der Erste, der dir das sagen würde. Er hat unsere Mutter *wirklich* verloren, ich dagegen hatte sie nie. Natürlich gibt er im Innersten mir dafür die Schuld, und das verstehe ich.» Abby klemmte den Nagelhautfetzen zwischen die Zähne und zog. «Außerdem ist er in der Schule gemobbt worden, auch wenn das schwer zu glauben ist.»

Es fiel Steph in der Tat schwer.

«Jedenfalls, in gewisser Hinsicht ist er immer noch der kleine Junge von damals, glaube ich. Ich weiß nicht, ob er je über irgendwas davon weggekommen ist, auch nur ansatzweise.»

In dem Moment raste Frida los und bellte einige Seehunde an, deren Köpfe aus dem Wasser ragten. Das Meer war so klar, dass man die Silhouetten der Seehunde sogar dann noch sah, als sie abgetaucht waren. Frida war so glücklich, dass ihr Hinterteil getrennt vom Körper wedelte, und sie sprang bellend hin und her.

«Steph, ich bin neugierig. Was erhoffst du dir von alldem?», fragte Abby.

Die Frage traf Steph wie eine Ohrfeige. Glaubte Abby etwa, sie wäre hinter Geld her?

«Will sagen, du bist nach Cape Cod gekommen, um deine biologischen Wurzeln zu suchen ... Was hast du zu finden gehofft?»

Bevor Steph antworten konnte, stand Abby auf und ging ans Wasser. Steph folgte ihr und dachte über die Frage nach. Sie verwies zurück auf ihr Kindheitsgefühl, nie ganz dazuzugehören. «Ich weiß es nicht. Das fehlende Puzzleteil, das das Bild vollständig macht?»

Abby bückte sich, hob etwas auf und legte es Steph in die Hand. Ein Nugget aus perfekt geschliffenem grünem Seeglas. Sie drehte es in der Hand hin und her, sie würde diesen Schatz bewahren. Aber wie sollte sie Abbys Frage beantworten, ohne sich zu blamieren? Die Wahrheit war, dass sie sich ein Happy End wie in Hollywood vorgestellt hatte, weich gezeichnet und mit kitschiger Musik unterlegt. Eine kalte Welle umspülte ihre Füße. «In meiner Fantasie war meine Existenz für euch genauso bedeutungsvoll wie eure für mich», gab sie zu. «Idiotisch, aber wahr.»

Abby pfiff nach Frida, die vorausgerannt war. «Warum dann so heimlichtuerisch?»

Steph dachte kurz daran, sich mit ihrem Beruf zu rechtfertigen. Aber der einzige Grund war Selbstschutz gewesen. «Ehrlich gesagt seid ihr Gardners viel einschüchternder, als ihr denkt. Ich bin unter Krankenschwestern, Lehrern und Polizisten aufgewachsen, das war's», sagte sie. «Ich hatte Angst, dass euch nicht reicht, was ich zu bieten habe.» Dann tauchte vor ihrem inneren Auge Adam Gardner auf, der sich über die Reling lehnte und wie ein Irrer jodelte. «Dein Vater hat mich gestern in Angst und Schrecken versetzt.»

«*Unser* Vater», berichtigte Abby sie.

Steph betrachtete das Wasser. «Also, was genau hat er eigentlich?» Das musste man sich mal vorstellen, sie war wegen einer genetischen Erkrankung gekommen, jetzt lauerte da vielleicht etwas noch viel Schlimmeres.

«Von bipolarer Störung hast du schon mal gehört, ja?», fragte Abby.

«Natürlich.» Steph kam im Job mit allem Möglichen in Berührung.

«Tja, dann weißt du ja, wie breit das Spektrum ist. Dad ist offensichtlich hoch funktional», sagte Abby. «Und falls es dich beruhigt, so wie jetzt ist er schon seit Jahren nicht mehr aus der Spur geraten. Normalerweise hat er die Symptome mit Medikamenten gut im Griff. Ich versuche gerade rauszufinden, was diesmal schiefgelaufen ist.»

Ungefähr fünfzehn Meter vor ihnen hievte sich ein

Seehund aus dem Wasser und wälzte sich raupenartig über den Strand. Abby pfiff wieder nach Frida. Der Hund gehorchte sofort und ließ sich anleinen.

«Braves Mädchen.» Abby gab Frida ein Leckerli. «Und was hast du jetzt vor, Steph? Ich vermute mal, du wirst es Ken und meinem Dad sagen?»

Stephs Plan war gewesen, nach Adams Geburtstagsfeier allen die Wahrheit zu sagen. Aber seit den Erlebnissen auf dem Boot hatte sie noch mal darüber nachgedacht. «Ich bin mir nicht sicher», sagte sie. «Ich bin froh, dass *du* von mir weißt.» Das war die Wahrheit.

Ein weiterer Seehund robbte vor ihnen auf den Sand. Steph hatte noch nie Seehunde am Strand gesehen. Auf Sandbänken, ja. Da versammelten sie sich zu Dutzenden. Diese beiden waren riesig, und sie fragte sich, ob es klug war, zwischen ihnen und dem Wasser durchzugehen.

Abby schien das Gleiche zu denken und führte sie hoch auf die Düne, wo sie einen großen Halbkreis zogen, um den Seehunden Platz zu lassen. Frida hielt schnuppernd die Nase in den Wind.

«Falls du auf der Suche nach einer Vaterfigur bist ...», hob Abby an.

«Oh nein, sicher nicht», sagte Steph. «Ganz bestimmt nicht. Ich habe einen tollen Dad.»

Frida blieb wie angewurzelt stehen und knurrte laut.

Abby beruhigte sie. «Nun, freut mich, das zu hören.»

Da sahen sie es, ein Schatten, der aus dem Nichts auftauchte und parallel zum Strand durch die Brandungswelle schoss wie ein riesengroßer Torpedo, tausend Kilo Urzeitbestie.

«Oh mein Gott», keuchte Steph auf. «Ist das ...?»

«Ja! Ein Weißer Hai. Mindestens fünf Meter lang», sagte Abby aufgeregt. «Der hat die Seehunde an den Strand getrieben!» Sie tätschelte Fridas Kopf. «Guter Hund. Guter Hund. Sitz. Bleib hier.» Sie ließ die Leine fallen und lief aufs Wasser zu.

Steph erstarrte, die Hände vor der Brust verschränkt, als könnte sie so ihren rasenden Herzschlag beruhigen. «Pass auf», rief sie.

Abby winkte, damit sie ihr folgte, aber Steph war nicht fähig, sich zu rühren.

«Die haben seit Jahrtausenden keine Füße mehr», rief Abby lachend. «Komm her. So was sieht man nur einmal im Leben.»

«Ich habe Angst.» Steph kam sich albern vor.

«Seit 1936 ist in New England kein Mensch mehr von einem Hai getötet worden. Die Wahrscheinlichkeit, auf der Route 6 zu sterben, ist wesentlich höher», sagte Abby.

Mit dem Verkehrsrisiko konnte Steph leben, bezweifelte aber, dass sie jemals wieder im Meer schwimmen würde. Trotzdem wagte sie sich vorsichtig zu Abby hinunter, die bis zu den Knöcheln im Wasser stand. Zusammen beobachteten sie die Schwünge der gegabelten Schwanzflosse, mit denen sich der Fischriese gemächlich fortbewegte. Ab und zu tauchte die Rückenflosse aus dem Wasser auf. Dann ein einziger, abrupter Flossenschlag, der Hai verschwand und hinterließ einen Strudel an der Wasseroberfläche, der sich bald auflöste.

Adam

Schon seit einer guten Woche wachte Adam genauso müde und erschöpft auf, wie er zu Bett gegangen war. Sein Geist war nicht länger ein verzauberter Webstuhl, der verworrene Träume und wissenschaftliche Beobachtungen zu Theorien verband. Vorbei war es mit den heißen Sternen, die ihn durch die schwarze Nacht leiteten. Das Weltall erschien ihm finster und endlos. Und das Meer, tja, das bestand nur noch aus Tonnen und Abertonnen salziger Dunkelheit. Das Geheimnis des Universums lag darin, dass es kein Geheimnis gab. Alles war sinnlos und absurd, und wer etwas anderes behauptete, war ein Idiot.

Er griff im Liegen nach seinem iPhone, tippte auf seine Buckelwal-Playlist und lauschte ungläubig. Wie hatte er darin Gedichte und Liebeslieder hören können? Grunzen, Klicken, Kreischen. Unverständliche Tierlaute. Mehr nicht. Das Resultat von Luft, die durch den Kehlkopf und ein komplexes System aus Luftsäcken nahe dem Blasloch strömte – eher Rülpsen als Sprechen. Die ganzen großartigen Gedanken und Hoffnungen auf die Entdeckung einer majestätischen Walkultur, denen sich Adam hingegeben hatte, waren nichts als das Gespinst eines wirren Gehirns gewesen.

Adam schaute auf die Uhr. Schon neun, und wahrscheinlich fühlte er sich in diesem Moment besser als den Rest des Tages. In den nächsten zwölf Stunden – wenn er so lange wach bleiben konnte – würden seine Konzentration und Energie immer weiter schwinden, wie ein Heliumballon, der am Himmel zu einem winzigen Punkt wurde. Mit diesem trüben Gedanken schwang Adam die Beine aus dem Bett, brachte sich in eine sitzende Position und stand mit einem Grunzen auf. Er schlurfte in die Küche und kippte den letzten Rest aus einer Kaffeetüte in die Cafetiere, in der Hoffnung, den Nebel in seinem Hirn ein Stück weit zurückdrängen zu können.

Mit dem Becher in der Hand ging er auf die Veranda. Auf dem Teich trieben zwei königliche und stolze Schwäne, Schwan und Schwänin, über das dunkle Wasser und stippten die gebogenen Hälse unter die Oberfläche, um Wasserpflanzen abzuernten. Kein einziges ihrer Nachkommen hatte den Sommer überlebt. Viermal hatte Adam das panische Kreischen der Küken vernommen, als sie zur Beute irgendeines Raubtiers wurden, eines Kojoten oder Waschbären, vielleicht waren sie auch Charon zum Opfer gefallen. Vier, drei, zwei, eins, und *puff*, waren alle Jungen weg. So viel Mühe für nichts.

Über eine Stunde saß er in seinem Adirondack-Stuhl und ließ sich von einem grauen Anker der Hoffnungslosigkeit in die Tiefe ziehen. Vom Kopf her war Adam klar, dass er an das entgegengesetzte Ende des Spektrums geschwungen und in das schwarze Loch gefallen war, in dem die Gravitation so stark war, dass kein Licht eindringen konnte. Die Leute hatten keine Ahnung von Depressionen. Eine Depression hatte nichts damit zu tun, sich traurig zu fühlen, denn in Wahrheit fühlte man gar nichts. Und «Depression» als Ableitung des lateinischen Worts *deprimere* für *niederdrücken* war eine Verniedlichung, die diesem Prozess der seelischen Zerstörung ganz und gar nicht gerecht wurde.

Adam erhob sich. Er wollte sich wieder ins Bett legen, bevor Abby kam. Wenn er schlief, musste sie sich ihre Binsenweisheiten sparen: *Bald geht es dir wieder besser! Wir kennen das doch!*

Pah! Adam war zu weit unten.

Was hat das alles überhaupt für einen Sinn?, fragte er sich, als er seinen leeren Kaffeebecher oben auf den dreckigen Geschirrstapel in der Spüle stellte. Tanken fahren ... Kaffee mahlen ... Hypotheken unterschreiben ... geloben, einen einzigen Menschen für alle Ewigkeit zu lieben? Es war Zeit, Schluss zu machen. Adams Momente der Großartigkeit lagen hinter ihm, seine wissenschaftlichen Entdeckungen waren ferne Vergangenheit. Als er an seinem Arbeitszimmer vorbeikam, schloss er die Tür. Er wollte die Grafiken und Tabellen, Beweise für seinen Irrsinn, nicht länger sehen.

Im Schlafzimmer schlüpfte er aus den Hausschuhen, zog die Decke über sich und sehnte sich danach, im Schlaf alles zu vergessen. Als der sich nicht einstellen wollte, dachte Adam an die offenen Holzbalken an der Wohnzimmerdecke, an das Jagdmesser seines Vaters, das er auf seinem Schreibtisch aufbewahrte, an das angenehme Porzellan seiner Badewanne, an seinen wunderschönen Toteiskessel. Wie wäre es wohl, die Schwäne von unten zu beobachten? Die wild paddelnden Beine. Aber diese Gedanken führten nur dazu, dass Adam sich noch schlechter fühlte. Tief im Inneren wusste er, dass er nicht die Eier hatte, sich umzubringen. Wie jämmerlich.

Vielleicht war siebzig nicht das Ende der Welt, aber doch ein schwindelerregender Meilenstein, ein Riesenschritt auf den Abgrund der Sterblichkeit zu. Was hatte Adam nach sieben Jahrzehnten auf dem Planeten vorzuweisen? Würde er eine bessere Welt hinterlassen? Oder einst seine Kinder? Nicht wirklich. In Wahrheit überhaupt nicht. Irgendwie war es ihm nicht mal gelungen, den Fortbestand seines Familiennamens zu sichern. Nach Ken würde niemand mehr den Namen Gardner tragen. In ein, zwei Generationen würde Adam vergessen sein und weniger zu der Welt beigetragen haben als ein einziger lebensspendender, energiereicher Walfall.

Ken

Ken lächelte geduldig und nickte, während Jenny ihn über den Rasen führte und ihm die Sitzordnung für Adams Feier erläuterte. Kaum zu glauben, gestern hatte Abby angerufen und vorgeschlagen, die Party zu verschieben. Ihr Vater, hatte sie gesagt, sei in einem geistig «instabilen» Zustand. Wann war er das nicht? Ken wusste, dass er sich wie ein Ekel verhalten hatte, als er sagte, sie solle sich abregen und nicht immer überreagieren, aber so war ihr Geschwisterverhältnis nun mal. An der Party würde sich nichts ändern, informierte er seine Schwester. Er hatte zu viel Geld investiert, um das Fest so kurzfristig noch abzusagen. Abby hatte echt keine Ahnung, wie die Welt funktionierte.

Normalerweise kümmerte sich Ken nicht um solche Details, aber er wollte im Vorhinein den besten, sichtbarsten Platz für sein Geschenk finden. Jenny zeigte ihm, wo der Haupttisch stehen und wo sein Vater sitzen würde, und Ken ging in die Hocke, um die Sichtachsen zu überprüfen, und legte genau fest, wo das Podest, auf dem sein Modell thronen würde, stehen sollte.

«Und wo sollen die Reden gehalten werden?», fragte er.

Jenny hielt vor der Verandatreppe an, ihre kräftigen Schenkel zeichneten sich unter dem dünnen Stoff ihres Sommerkleids ab. Durch die Schiebetür hinter ihr sah

Ken die Hinterköpfe seiner Töchter über die Sofakissen hinweglugen. Auf dem überdimensionalen Flatscreen liefen die Olympischen Spiele, er sah undeutlich Schwimmer, die sich über türkise Bahnen beugten.

«Nun, ich dachte, die spontanen könnten direkt an den Tischen gehalten werden. Aber du und Abby» – sie ging die Stufen hinauf – «könntet hier stehen, das wäre dramatischer.»

Ja, die Idee gefiel Ken. «Hast du schon ein Mikro bestellt?»

Jenny warf ihm einen Blick zu, der besagte, ja, natürlich hatte sie ein Mikro bestellt, das müsste er doch wissen. Ken war begeistert. Sie würde eine hervorragende Kongressgattin abgeben.

«Was?», fragte sie.

Er folgte ihr auf die Veranda, fand aber nicht die passenden Worte, um seine Dankbarkeit auszudrücken, und der Moment verging. Jennys Blick huschte zu ihrem Clipboard zurück. Ken schaute über den Rasen zu der Stelle, an der der Haupttisch stehen würde, und stellte sich das erstaunte Gesicht seines Vaters vor, wenn er sein Geschenk bekam. Dann bemerkte er, dass die teure neue salzresistente Vegetation, die er zur Verstärkung der oberen Böschung seines Grundstücks gepflanzt hatte, nicht gedieh. Er musste dringend seinen Landschaftsarchitekten anrufen. Jenny ging jetzt den Ablauf der Feier durch: eine Stunde Cocktails und Hors d'œuvres auf der Veranda, Abendessen im Zelt, Frannie und Tessa leiteten das bunte Programm mit ihrem selbst geschriebenen Lied ein, danach Reden, Glückwünsche und Geschenke bei Kuchen und Champagner.

«Willst du vor Abby reden oder nach ihr?», fragte sie.

«Nach ihr», sagte Ken, denn für Abby wäre es vermutlich peinlich, nach seinem ausgefallenen Geschenk noch etwas sagen zu müssen.

Aus den Augenwinkeln sah er die Mädchen auf dem Sofa die Arme hochreißen. Ein Amerikaner hatte wohl Gold gewonnen. Wer? Es drängte Ken, hineinzugehen und es herauszufinden. Er machte eine kreisende Handbewegung, um Jenny zur Eile anzutreiben.

Sie sah ihn finster an. «Du wolltest den Ablauf wissen.»

«Ja, na ja, ich glaube, wir haben jetzt alles durch», sagte er. «Sorg dafür, dass das Podest für mein Geschenk hier steht.» Er tippte mit dem Fuß auf die Stelle, auf die, wie er wusste, das Spotlicht der Veranda fallen würde. «Abbys Staffelei kannst du dahin stellen.»

«Aye, aye, Käpt'n», sagte sie.

Ken nahm sich vor, eine stärkere Glühbirne zu besorgen. Er spürte Jennys bohrenden Blick. «Was?»

«Ich dachte gerade ... vielleicht könntet du und Abby gemeinsam auf die Bühne gehen?» Sie trat von einem Fuß auf den anderen.

Warum sollte er das tun wollen?

«Du weißt, wie nervös sie ist, wenn sie in der Öffentlichkeit reden muss.»

Wieso ging es auf einmal darum, Abby zu helfen?

«Außerdem ist ihr Bild etwas Persönliches», fuhr Jenny fort. «Bestimmt fühlt sie sich verletzlich.»

Ken kramte in der Tasche nach seinem Handy, das blinkend erwachte.

«Abby ist ein großes Mädchen», sagte er und scrollte durch die Nachrichten. «Ich muss los.»

«Hey, ich dachte, ich hätte dich bis zum Mittag.» Jenny griff nach seinem Arm. «Ich hatte gehofft, wir könnten mal reden.»

Ken steckte das Handy zurück in die Tasche. «Worüber?»

«Tja, na ja. Über Abby und das Arcadia.»

Nicht schon wieder. Er hatte keine Lust. «Nein, geht nicht. David und ich haben unsere Abschlagzeit nach vorne verschoben», sagte er. «Ich dachte eigentlich, du wärst froh, mich früher von der Backe zu haben.»

Jenny verschränkte die Arme. «Ken, es ist mir ernst mit diesem Gespräch.»

«Klar.» Er wandte sich ab und griff nach der Schiebetür.

«Und zwar besser früher als später», sagte sie in seinem Rücken. «Bei Abby passieren gerade große Dinge, und sie braucht dich.»

«Jenny ...» Eine Warnung. Einst hätte er alles für seine Schwester getan. Aber das war lange vorbei, sie hatte ihn fallen lassen. Ken schob die Tür auf und stand vor einer Wand aus Kälte. Sein Magen knurrte vernehmlich.

«Bitte», hörte er Jenny in seinem Rücken sagen.

Die Wut kam aus dem Nichts, und Ken schloss die Schiebetür hinter sich. *Was zum Teufel?* Jenny sollte eigentlich auf seiner Seite stehen.

Die Mädchen brachen in lauten Jubel aus.

«Hat Phelps Gold gewonnen?», fragte er.

Seine Töchter lagen sich in den Armen und hüpften auf und ab.

«Nein. Simone Manuel!», schrie Tessa und reckte die Faust in die Luft. «Olympischer Rekord!»

Wer zum Teufel war Simone Manuel? «Was ist mit Phelps?»

Tessa sah ihn an, als würde er riechen. «Zählt es für dich nur, wenn der Sportler ein Mann ist?»

Hatte es je eine noch beschissenere Zeit gegeben, ein Mann zu sein – geschweige denn ein erfolgreicher weißer Mann? Ken fiel keine ein. Er stürmte in die Küche und holte zwei Mozzarella-Sticks aus dem Kühlschrank. Jennys Handy lag auf dem Tresen und vibrierte nervtötend. Er berührte den Bildschirm, damit es aufhörte, und sah eine Benachrichtigung für eine SMS von Abby. Während er sich einen Mozzarella-Stick in Gänze in den Mund schob, fragte er sich, was die «großen Dinge» sein mochten, die bei Abby passierten. Es gab nur eine Möglichkeit, das herauszufinden. Er schaute sich um – die Luft war rein – und entsperrte Jennys Handy. Ein körniges Bild tauchte auf, auf dem er nichts erkennen konnte – ein heller Lampenumriss aus geriffelten Linien vor einem schwarzen Hintergrund, gefolgt von drei hüpfenden Bläschen.

Ken wartete.

Dein Neffe!

Aus dem Nichts kamen ihm die Sätze von Maurice Sendak in den Sinn: *Geh bitte nicht fort – wir fressen dich auf – wir haben dich so gern!*

Das Clubhaus schaute auf den Golfplatz hinaus, der sich an der Pleasant Bay entlangstreckte. Segelboote schwankten an ihren Anlegern, andere schossen in der Ferne über das offene Meer, weiße Dreiecke, im Wind gestrafft. Ken und David saßen an der Bar und hatten Bier bestellt. Seit ihrer Kindheit gingen sie schon zusammen Golfen, und nie hatte Ken dermaßen neben sich gestanden, Loch um Loch verfehlt und mindestens ein halbes Dutzend Mal das Green umgepflügt. Er konnte sich nicht konzentrieren, dachte an nichts anderes als an Abbys Ultraschallbild und daran, dass sie es ihm verheimlicht hatte. Er fragte sich, wie lange Jenny schon Bescheid wusste.

Die Biere kamen, kalt und hopfig.

«Auf die Wahl und bessere Zeiten», sagte David und hob sein Glas.

Warum hatte Abby ihm nichts gesagt? Ken fühlte sich verletzt, eine neue Wunde über den alten. Abgewiesen, kaltgestellt, im Dunkeln gelassen. Er dachte an den Tag, an dem Abby ihm gesagt hatte, dass er nicht mehr in ihr Zimmer kommen dürfe. Er hatte nie herausgefunden, was zu dieser Entscheidung geführt hatte: Sie hatten sich nicht gestritten, Gretchen war endlich weg, und ihr Vater war stabil – zumindest einigermaßen. *Geh bitte nicht fort.*

David räusperte sich, sein Bier hing in der Luft.

«Oh, tut mir leid», sagte Ken und stieß mit ihm an. «Prost.» Er trank einen Schluck und versuchte, nicht mehr an seine Schwester zu denken. «Wie sieht's aus, verrätst du mir die Wahrheit über Hillary? Was ist sie für ein Mensch?»

Angesichts des unwählbaren republikanischen Kandidaten hatte sich Ken wohl oder übel damit abgefunden, dass eine Präsidentin Clinton unausweichlich war. Aber was bedeutete das für seine eigene Wahlkampagne? Es könnte gut für ihn laufen. 2018 wären die Amerikaner wahrscheinlich von ihrer ersten weiblichen Präsidentin desillusioniert, keifend und unehrlich, wie sie war, und das konnte Ken sich zunutze machen. Die Midterms gingen selten gut aus für die Partei, die gerade an der Macht war.

«Überraschend sympathisch», sagte David. «Viel entspannter, als man denken würde. Superwitzig. Unfassbar clever.»

Die korrupte Hillary und *witzig*? Damit David das glaubte, musste sie ihm das Gehirn gewaschen haben. Das Gute war – selbst wenn Madame Clinton entspannt und witzig sein sollte, so war sie nicht in der Lage, das nach außen zu tragen. Man mochte Donald lieben oder hassen, aber der Mann hatte die Wut des kleinen Mannes angezapft – und das war außergewöhnlich.

«Wie geht es Rebecca und Peony?», fragte Ken, bevor sie sich zu tief in das Minenfeld der Politik hineinbegaben. «Ich habe sie seit der Feier am Memorial Day nicht mehr gesehen.» Und David eigentlich auch nicht oft. Ein paarmal waren sie sich auf den üblichen Sommerpartys begegnet, aber heute waren sie zum ersten Mal unter sich.

David saugte Luft ein und blies sie durch die Vorderzähne wieder aus, dabei legte er die Hände rechts und links neben sein Bierglas. «Rebecca ist wieder in D. C.» Er klopfte mit den Knöcheln zweimal auf den Tresen. «Wir trennen uns. Alles freundschaftlich. Alles gut. Wegen Peony gehen wir langsam vor, aber es ist vorbei.»

Ken atmete tief ein. Damit hatte er nicht gerechnet. «Tut mir leid, das zu hören, Kumpel.» Er legte einen Arm um Davids Schulter und drückte kurz. «Klingt hart.»

David nickte. «War es auch, aber jetzt ist es okay. Es lief seit Jahren darauf hinaus. Das Schlimmste liegt hinter uns.» David seufzte und wechselte das Thema. «Wie geht es Jenny und den Mädchen? Was gibt es bei euch Neues?»

Bevor Ken antworten konnten, wurden die Burger vor ihnen abgestellt. Das schwere Aroma gegrillten Fleisches stieg ihm in die Nase – außen kross, innen saftig, mit zerlaufendem Käse überzogen und in ein festes Ciabatta-Brötchen eingebettet, das das Ganze zusammenhielt. Auf dem Rest des Tellers häuften sich Pickles, Tomaten- und Zwiebelscheiben und Salatblätter. Der Barmann kehrte noch einmal mit einer großen Tüte knuspriger Pommes und drei Minikrügen zurück: Senf, Mayo und Ketchup. Ken stopfte sich den Burger in den Mund und verschlang ein Viertel mit einem Bissen. Warum war er so ausgehungert?

«Uns geht's prima», sagte er undeutlich mit vollem Mund und spülte den Bissen mit Bier hinunter. «Unser Sommer wird ein bisschen sehr von Dads Geburtstagsfeier dominiert, aber die ist ja bald vorbei.»

«Geht es ihm gut?», fragte David. «Ich habe letzte Woche bei ihm vorbeigeschaut, und er wirkte irgendwie ... na ja, irgendwie neben der Spur.»

Ken zuckte die Achseln. «Wie immer.» Er dachte wieder an Abby. Ihm kam in den Sinn, dass sie vielleicht plante, ihr kleines Wunder auf seiner Feier bekannt zu geben und ihm wieder einmal die Schau zu stehlen. «Hier kommen ein paar heiße Neuigkeiten», sagte er und scherte sich nicht darum, dass er kein Recht hatte, sie zu verbreiten. «Rate mal, wer sich hat schwängern lassen.»

«Keine Ahnung.» David tunkte eine Pommes in die Mayo.

«Meine Schwester.»

Die Pommes fiel auf Davids Hemd, purzelte in seinen Schoß und hinterließ drei kleine Mayonnaise-Schlieren.

Ken schüttelte den Kopf, als würden sie gemeinsam lachen. «Ich weiß», sagte er feixend. «Ich hatte auch keine Ahnung, dass sie mit irgendwem rummacht.»

Jenny

«Mom», flüsterte Frannie und nahm das Kissen von Jennys Kopf. Stechendes Morgenlicht. «Die Zeltleute sind da. Was soll ich ihnen sagen?»

«Wie spät ist es?», stöhnte Jenny, das Bewusstsein überrollte sie wie eine Dampfwalze. Sie war durstig und verquollen, der Ehering grub sich in den Finger. Sie wollte Frannie schon fragen, welcher Tag heute war, erinnerte sich aber, dass das Zelt am Tag vor der Feier aufgestellt werden sollte.

«Zwanzig vor zehn, Schlafmütze», erwiderte Frannie und gab ihr einen Kuss. «Das war so lustig gestern Abend, Mom. Du warst zum Totlachen.»

Die Worte waren nicht gerade beruhigend. Jenny hatte einen grauenhaften Geschmack im Mund und wandte den Kopf ab, um Frannie ihre Fahne zu ersparen. *Zum Totlachen, wieso?* Sie dachte an die Teile des gestrigen Abends zurück, an das sie sich erinnern konnte. Ihr erstes Glas Wein, auf der Veranda genippt, hatte den dummen Streit mit Ken verdrängt. Das nächste Glas hatte sie in der Küche getrunken, als klar wurde, dass Ken – bockig, wie er war – nicht zum Abendessen nach Hause kommen würde und noch nicht einmal anrief. Dieses Glas hatte Wunder bewirkt, das zweite bewirkte immer Wunder und brachte die Rettung – Endorphine!

Komm nach Hause, komm nicht nach Hause, ihr war es egal.

Aber dann hatte Jenny den üblichen Fehler begangen: dem Wunder nachzujagen. Das dritte Glas war *nie* so gut wie das zweite. Und gestern Abend hatte Nummer drei den Schalter umgelegt. Sie hatte den Rest der Flasche ausgetrunken und Lust auf mehr gehabt. Ken fühlte sich nicht bemüßigt, nach Hause zu kommen? Meinte, er müsste nicht Bescheid sagen? Tja, scheiß auf ihn! Sie würden ohne ihn einen Heidenspaß haben. Alles, zu dem ihr verklemmter Mann normalerweise Nein sagte, würde Momma heute erlauben. Konnten die Mädchen *Orange Is the New Black* schauen? Aber klar. Eis auf dem Le-Corbusier-Sessel essen? *Bon appétit*! Im Wohnzimmer basteln? Jenny holte die Klebepistole.

«Das wird eine Gardner-Mädelsparty», hatte Jenny verkündet.

Frannie und Tessa waren begeistert, und während sie damit beschäftigt waren, Streifen aus den T-Shirts ihres Vaters zu Armbändern zu flechten und auf den großen Flatscreen zu starren, schlich Jenny an den Getränkeschrank und kippte irgendetwas in sich hinein, wobei sie aufpasste, dass die Flaschen nicht aneinanderklirrten.

Danach wurden die Erinnerungen bruchstückhaft. Sie wusste noch, dass sie den Mädchen beigebracht hatte, Merengue zu tanzen, mit ihnen rücklings auf dem Rasen gelegen und nach Sternschnuppen Ausschau gehalten hatte, und – oh Gott – waren sie nackt baden gegangen? Sie betastete ihr Haar, hart und salzig. Ja, waren sie. Einen Filmriss hatte sie seit ihren Tagen an der RISD nicht mehr gehabt, aber das Gefühl, in einem dunklen Zimmer würde das Licht an und aus flackern, ließ sich nicht abstreifen. Nur wusste sie nicht, ob ihr fünf Minuten oder zwei Stunden fehlten. Ihr Magen revoltierte, kalter Schweiß brach aus.

«Liebling, richte den Zeltleuten aus, ich bin in fünfzehn Minuten da», sagte Jenny. Eine Kuhle in Kens Kopfkissen sagte ihr, dass er doch noch nach Hause gekommen war. «Wo ist Daddy?»

«Legt Steine auf die Böschung, glaube ich.»

Wie vor jedem Vollmond, wenn die Gezeiten am stärksten waren. Würde er je aufgeben? «Und Tessa?»

«Schläft noch.»

«Danke, Liebling.» Sie sah Frannie nach, die davoneilte.

Jenny presste die Augen zusammen, heiße Tränen liefen ihr über die Wangen. Hatten die Mädchen gewusst, dass sie betrunken war? Herrgott, das durfte nie wieder passieren.

Vorsichtig richtete sie sich auf und versuchte zu berechnen, wie viel von diesem Tag ihrem Kater zum Opfer fallen würde. Sie griff nach dem Advil-Fläschchen, das immer auf ihrem Nachttisch stand, und schluckte drei. Dann nahm sie ihr iPhone und hoffte, es würde den Erinnerungen an gestern Abend irgendwie auf die Sprünge helfen. Sie hatte 6947 Schritte gemacht (wohin, hatte sie keine Ahnung), das war doch mal was. Zu ihrer Erleichterung fand sie keine Selfies oder Social-Media-Posts. Gott sei Dank. Und keine ausgehenden Anrufe, obwohl sie anscheinend zwei Telefonate geführt hatte. Eins mit Ken, keine Minute lang. Das andere mit ihrem

Vater, das über zehn gedauert hatte. Weder an das eine noch an das andere konnte sie sich erinnern. Alles in allem hätte es schlimmer sein können.

Abby

Als Abby am frühen Nachmittag bei ihrem Vater eintraf, lag er noch immer schlafend im Bett. Sie betrachtete ihn durch die geöffnete Tür des Schlafzimmers. Er lag auf dem Rücken, Arme und Beine von sich gestreckt, der Mund stand offen. Er hatte definitiv abgenommen, bestimmt fünf Kilo, sein Gesicht war hager, die Augen eingesunken, die Haut an den Ohren faltig. Das Verstörendste war, dass alles, was ihn früher einzigartig gemacht hatte – mandelförmige Augen, eine spitze Nase und ein ausgeprägtes Kinn –, sich in etwas Allgemeinem aufzulösen schien. Ihr attraktiver Vater sah aus wie jeder ältere Mensch, alles war schlaff und faltig.

Während Abby zusah, wie seine Brust sich hob und senkte, traf sie die beängstigende Erkenntnis, dass Menschen sich ihr Leben lang hinter einer Lüge verstecken konnten. Als wäre die Wahrheit diskutabel. Sie hatte eine Schwester. War es möglich, dass ihr Vater nichts davon gewusst hatte? Vielleicht war Steph während einer manischen Periode gezeugt worden, in der Adam nicht bei Sinnen gewesen war. Ein geringer Trost. Vielleicht hatte sie ja ein halbes Dutzend Halbgeschwister. Abby war klar, dass ihr Vater nicht ewig leben würde, und wenn er starb, würde auch ihre enge, unerklärliche Beziehung verschwinden. Sowie ein fester Grundstein ihrer eigenen Identität: als Adam Gardners Tochter.

Abby schlich auf Zehenspitzen durch das Haus und betrachtete es mit neuen Augen. Die Mär von glücklichen Eltern, mit der sie aufgewachsen war, hatte ihre Selbstwahrnehmung geprägt. Abby war das Produkt wahrer Liebe. Wenn das eine Lüge war, was dann noch alles? Sie öffnete die Tür ihres alten Zimmers, seit ihrer Kindheit unverändert. Eine Zeitkapsel. Immer hatte man ihr nur diese eine Geschichte erzählt, so einfach wie tragisch: Das Leben der Gardners war pure Idylle gewesen, bis eine zufällige Embolie ihre Mutter getötet und alles verändert hatte. Aber das war nicht die ganze Geschichte gewesen. Mit dem Auftauchen einer Halbschwester war ein neuer Erzählstrang hinzugekommen. Abby fragte sich, ob ihre Mutter von der Untreue ihres Mannes gewusst hatte. Spürten das nicht alle Frauen insgeheim? Vielleicht hatte nicht der Blutklumpen sie getötet. Vielleicht war sie an gebrochenem Herzen gestorben.

Abby merkte plötzlich, dass sie in ihrem alten Kleiderschrank auf dem Boden saß, ihr vertrauter Zufluchtsort. Als Kind hatte sie stundenlang dort gehockt. Und was getan? Sich versteckt, aber vor wem? Abby konzentrierte sich auf den Lichtstreifen unter der Tür und spürte den Erinnerungen nach. Ihr Herz raste.

Ihr Handy pingte und leuchtete auf. Eine Nachricht von David.

Bist du das da bei deinem Dad?

Abby stand auf, stieg aus dem Schrank und schaute aus dem Fenster hinüber zu Davids Elternhaus, hinter der dichten Sommervegetation kaum zu sehen. Woher wusste er, dass sie hier war? Als Kinder hatten sie sich nachts im Sommer mit Taschenlampen Signale gegeben. Dreimal leuchten hieß, die Luft war rein. Er musste ihr Auto gesehen haben, als sie vorgefahren war.

ja, schrieb sie zurück. wann bist du zurückgekommen?

Zeit für einen Spaziergang?

in 5?

Ein gehobener Daumen kam zurück.

Abby ging ins Bad. Bevor sie David gegenübertrat, wollte sie sich frisch machen. Ihr bot sich ein Chaos aus herumliegenden Tablettendöschen und Post-it-Zetteln neben dem Spiegel: GROSSER WAGEN und ZUR HÖLLE MIT DEN NEIDERN. *Oh Gott, armer Dad,* dachte sie, zog die Zettel ab und warf sie in den Müll. Um den Rest würde sie sich später kümmern. Ihr Spiegelbild überraschte sie. Ihre Haut leuchtete, das Gesicht war voller geworden. Sie sah gut aus, richtig schön.

Bevor sie ging, schaute sie noch einmal nach ihrem Vater. Immer noch im Land der Träume. Auch wenn sie bei dem Gedanken ein schlechtes Gewissen hatte, war Abby froh, dass ihr Vater auf seiner Feier nichts völlig Abgedrehtes tun würde. In der Depression war er viel leichter zu händeln.

David wartete an ihrem Baum auf sie, eine Buscheiche, in die er in der neunten Klasse ein Herz um ihrer beider Initialen geritzt hatte.

«Hey», sagte sie.

«Hey», gab er zurück.

Warum war sie plötzlich so schüchtern?

David sah sie bohrend an. «Dann ist es also wahr.»

Abby lächelte. «Was ist wahr?»

«Du bist schwanger.» In seinen Augen glitzerten Tränen. «Ist es von mir?»

Abby zuckte zusammen, nickte aber. Hatte Jenny David davon erzählt? Nein, das würde sie nicht tun.

«Dein Bruder hat's verraten.»

Also hatte Jenny es Ken erzählt. Was schlimmer war.

Dann schlang David die Arme um sie, und sie spürte sein Schluchzen in ihrem ganzen Körper widerhallen. «Abby. Wir bekommen ein Baby!»

Mit dieser Reaktion hatte sie nicht gerechnet und musste ebenfalls weinen. Konnte sie etwa hoffen, dass David endlich bereit wäre für die Art Partnerschaft, die sie sich immer gewünscht hatte? «Entschuldige, dass ich es dir nicht früher gesagt habe», stammelte sie. «Zuerst war ich nicht sicher, ob ich es behalten würde. Und dann, na ja, als du gesagt hast, du würdest dich von Rebecca trennen, wollte ich dir nicht noch mehr Druck machen.»

«Pscht. Ist doch egal.» David wiegte sie in seinen Armen hin und her, sie spürte die Bewegungen seiner Schulterblätter unter ihren Händen. Dann trat er einen Schritt zurück und sah ihr in die Augen. «Und es ist ganz sicher ein Junge?» Seine Stimme war heiser vor Gefühl.

Machte das einen Unterschied? Abby lächelte. «Meine Frauenärztin scheint sich ziemlich sicher zu sein.»

Und plötzlich schwebte sie in der Luft. David hatte sie hochgehoben. «Du schenkst mir einen Sohn!»

Sie schenkte ihm einen Sohn?

Er küsste sie.

«Warte.» Abby schob ihn von sich.

«Alles gut. Rebecca ist letzte Woche nach D. C. gefahren. Es ist vorbei. Und Peony ist mit Freundinnen verreist.» Seine Finger knöpften bereits ihre Bluse auf, wenige Sekunden später waren sie halb nackt und verfielen in gierigen, dringlichen Sex, mit Zärtlichkeit versetzte Lust.

Danach legte Abby den Kopf an seine Brust und ließ sich vom gleichmäßigen Schlagen seines Herzens beruhigen.

«Und wie denkst du, dass das funktionieren könnte?», wagte sie sich vor.

«Keine Sorge», sagte er mit einem Lachen. «Ich weiß schon, dass ich keine ehrbare Frau aus dir machen kann!»

Abby seufzte erleichtert. Das war ein Anfang. In den letzten drei Monaten ihrer Schwangerschaft würde die Präsidentschaftswahlkampagne auf Hochtouren laufen und David rund um die Uhr beschäftigt sein. Sie wollte nicht, dass er sich Sorgen um sie machte, wollte sich aber umgekehrt auch nicht um ihn und seine Gefühle Gedanken machen müssen. Die Schwangerschaft war bisher allein ihre Sache gewesen. «Du brauchst deine Pläne nicht zu ändern. Ich habe alles organisiert – mir eine Geburtshelferin gesucht, und am Anfang wird Jenny mir helfen.»

«Aber wir müssen uns ein Haus suchen. Das muss natürlich nicht unbedingt in D. C. sein», sagte er. «Ich kann gerne pendeln, wo auch immer du wohnen willst. Alexandria ist eine sehr schöne Stadt.»

Abby hob den Kopf. Sie würde nicht nach Virginia ziehen.

«Das Arcadia kannst du natürlich behalten», sagte er. «Und so viel Zeit dort verbringen, wie du willst.»

«Ach, danke für deine Erlaubnis, David.» Abby zog sich zurück.

David zuckte zusammen, als hätte man ihn geschlagen. «Du weißt, dass ich das nicht so gemeint habe.»

Wie denn sonst? Abby erhob sich, zog ihre Shorts an und setzte sich an ihren Baum.

David rollte auf die Seite und stützte den Kopf in die Hand. «Abby, bitte. Ich habe das nicht böse gemeint. Wir können die Details später besprechen. Wir kriegen das hin. Ich bin nur so froh, dass wir endlich zusammen sein werden, mehr nicht. Ich liebe dich.»

Sie legte die Hand auf ihren Bauch, schloss fest die Augen und versuchte, sich zu erden. «Ich liebe dich auch, David.»

«Ich weiß, dass es viel zu überlegen gibt», sagte David beschwichtigend. «Wir können alles so langsam angehen, wie du möchtest. Tief atmen.»

Dabei beließ er es nicht.

«Ein und aus. Ein und aus.» Er atmete ein und aus, als müsste er ihr zeigen, wie das ging.

Es gab wenig, das Abby mehr verabscheute, als einen Mann, der ihr sagte, sie solle sich beruhigen. «Ich muss los», sagte sie. «Ken und Jenny wollen heute Abend mein Bild haben. Du weißt ja, die beiden und ihre Planung.»

David ging mit zu ihrem Wagen zurück und hielt vorsichtig ihre Hand. «Abby?», sagte er.

«Ja», erwiderte sie, ohne ihn anzusehen.

Keiner von beiden sagte noch etwas, ein Fragezeichen füllte die Luft zwischen ihnen.

Ken

Der Mond schien in die Kommandozentrale. Abbys Bild war am Nachmittag geliefert worden. Jetzt stand es an die Wand gelehnt, in ein edles Tuch eingeschlagen, auf dem in Großbuchstaben *Kleine Monster* stand. Die Leinwand war riesig, viel größer, als Ken gedacht hatte. Er kratzte sich am Kinn. Wann hatten Abbys Bilder solche Dimensionen angenommen? Sein Modell würde daneben verschwinden. All die Stunden, in denen er winzige Details ausgearbeitet hatte – die Dachziegel mit der Hand geschnitzt, das Schild bemalt, die münzgroßen Kiesel für den Pfad gesammelt. Er fühlte sich albern und dumm. Wie schaffte Abby es immer wieder, ihn so weit zu kriegen, dass er sich in einen tollpatschigen kleinen Jungen verwandelte, der sich nach seiner Mommy sehnte?

Ken stieß sich vom Schreibtisch ab und ging zu dem Gemälde, wobei er geistesabwesend mit dem Präzisionsmesser seiner Mutter über seinen Daumen strich, hin und her, was auf der Hornhaut ein leises kratzendes Geräusch erzeugte. Diese Gefühle waren unangemessen. Er war Ken Gardner, verdammt noch mal. Er besaß eine Wohnung in Beacon Hill, ein Wassergrundstück in Chatham, ein Künstleratelier in North Truro, eine fünfzehn Meter lange Segeljacht. Er hatte eine wunderschöne und intelligente Frau und zwei wunderbare Töchter. Wenn Ken redete, hörte man ihm zu. Er wurde allgemein bewundert und würde bald für den neunten Wahlbezirk aufgestellt werden. Und trotzdem gab es einen Menschen, der es schaffte, dass er sich wieder klein fühlte. Abby war wie ein Fangeisen, das um seinen nackten Knöchel zuschnappte und ihn in die Vergangenheit zurückzog. Doch jetzt würde Ken seinen Fuß abnagen. Er würde sich von seiner Schwester lossagen und sich ein für alle Male von seinen Gefühlen befreien.

Mit zwei Schritten stand Ken direkt vor Abbys angeberisch verhülltem Gemälde. *Kleine Monster* – ausgerechnet. Sie hatten diesen Kosenamen ihres Vaters nie gemocht. Ken schlug das Tuch zurück. Ihm stockte der Atem. Er hatte vergessen, wie talentiert Abby war. Das Bild war kraftvoll und forderte Aufmerksamkeit. Sein Blick landete zuerst auf der strahlenden Darstellung in der Bildmitte: ein schwangerer Torso, darin zusammengerollt ein Baby. Die Madonna mit dem Kinde. Sollte er dieser Junge da sein? Er betrachtete den Bildrahmen und stellte fest, dass es ein Auge sein sollte. Sein Auge, oder wollte Abby nur, dass er hinsah? Ken wusste, dass irgendwo in diesem Bild eine Botschaft für ihn verborgen war, so war es immer – die verklausulierte und passiv-aggressive Kommunikation seiner Schwester. Die Linien veränderten sich, boten wenig Halt. Dann wurde sein Blick von einem Knäuel in der rechten unteren Ecke angezogen – ein schlangenartiger Junge lag um ein Mädchen gerollt, erdrückte sie. Ken betrachtete den schmerzverzerrten Ausdruck des Mädchens, es sah aus, als bekäme sie keine Luft. Der Junge erwürgte sie mit seinen Beinen und Armen. Ein Farbklecks unter Abbys Signatur bildete einen nierenförmigen Sprenkel auf dem Po des Jungen. Ken berührte das Muttermal an seinem Gesäß. Oh Gott. Das konnte nicht wahr sein. Das würde sie nicht wagen. Doch, sie hatte. Abby hatte ihn auf der Leinwand geoutet. Eine private Botschaft. Nein, eine Drohung.

Ein scharfer, tiefer Schmerz durchfuhr ihn. Unabsichtlich hatte Ken das Messer tief in seinen Daumen gedrückt. Seine Gefühle galoppierten von Enttäuschung zu Hilflosigkeit und verwandelten sich dann in Raserei. Er hieb mit dem Messer auf das anstößige Bild ein, zog große Schnitte durch die Leinwand und hinterließ eine aus seinem Daumen strömende Blutspur.

Vor dem geöffneten Fenster brach ein Zweig. «Wer ist da?», zischte er in die Nacht hinein. Alles blieb still.

Jenny

Das Kleid, das Jenny heute Abend auf Adams Geburtstagsfeier tragen wollte, hing an der Tür des Kleiderschranks im Schlafzimmer. Ein untadeliges dunkelblaues Leinenkleid, knielang und ärmellos. Sie brauchte bloß hineinzuschlüpfen, und *voilà*! – Mrs. Ken Gardner, perfekte Gattin und Gastgeberin. Aber wo blieb Jenny in alldem? *Sei Jennifer Lowell.* Das war der Rat, den ihre Mutter ihr hatte geben wollen, inzwischen war sie überzeugt davon. Und wenn das, was Tessa gestern Abend mit angesehen hatte – wie ihr Vater das Bild ihrer Tante zerstörte –, Jenny irgendetwas gezeigt hatte, dann dies: dass ihr tadelloses Hausfrauendasein ihre Familie nicht hatte schützen können. Zu lange hatte sie sich eingeredet, wenn sie nur die perfekte Ehefrau und Mutter abgäbe, könnte nichts Schlimmes passieren. Was für ein Blödsinn. Traumata wurden einem willkürlich zuteil.

Sie musste sich etwas einfallen lassen, um ihre Tochter zu trösten. Was Tessa gesehen hatte, ließ sich nicht vergessen, und Kens Tat kleinzureden oder zu rechtfertigen, würde alles nur schlimmer machen. Es passierten böse Dinge hier bei ihnen zu Hause, und Jenny musste das akzeptieren und Tessa beweisen, dass sie in der Lage war, dagegen anzugehen.

Sie betrachtete das dunkelblaue Kleid mit geschürzten Lippen, riss dann die Schranktüren auf und begann, Bügel hin und her zu schieben. Wo war er? Ah, da, ganz hinten, sie hatte ihn also doch nicht weggeworfen. Sie zog einen bunten dreilagigen Bauernrock hervor, hielt ihn vor sich und musterte sich in dem langen Spiegel auf der Innenseite der Schranktür. Eine Drehung, der Rock schwang ganz wunderbar. Auf genau diesen Look war sie aus, *bohemian chic*. (Niemand brauchte zu erfahren, dass sie bei Barneys vierhundertfünfzig Dollar für das Ding bezahlt hatte.) Aber was sollte sie dazu tragen? Der Rock verlangte nach ein bisschen Glamour, nach Sex-Appeal. Schnell war etwas Passendes gefunden, ein eng anliegendes Oberteil, eher Korsett als Bluse. *Oh, ja!* Anstatt ihre Haare zu föhnen und wie üblich mit Haarspray zu toupieren, zupfte Jenny mit den Fingern einen windzerzausten Strandlook zurecht. Ein bisschen Kajal um die Augen, Vaseline auf die Lippen, fertig war sie. Sie rief nach den Mädchen.

«Wow, Mom! Eine Strandfrisur, wie toll.» Frannie lächelte anerkennend. «Lasst ihr euch scheiden, du und Dad?»

«Ha, ha», machte Jenny.

Aber Tessa, die sich noch nicht einmal für die Party umgezogen hatte, sah ihre Mutter nur ausdruckslos an. Sie stand immer noch unter Schock. Jenny konnte sie gut verstehen, sie war selbst noch in die Kommandozentrale geschlichen, um den Schaden zu begutachten. Und obwohl sie wusste, was sie erwartete, war sie entsetzt gewesen über die Zerstörung und den herunterhängenden dreieckigen Leinwandfetzen, hinter denen schwarze Leere klaffte.

Es war der perfekte Abend für eine Geburtstagsfeier – etwas über zwanzig Grad warm, eine leichte Brise, die die Insekten vertrieb, die Sonne am wolkenlosen Himmel würde um 19:35 Uhr untergehen, und die beste Partyüberraschung überhaupt: Um 19:47 Uhr würde der Vollmond zu sehen sein. Besser ging es nicht. Gut, sie und Ken sprachen immer noch kein Wort miteinander, verhielten sich aber wie Erwachsene, indem sie so taten, als wäre alles in Ordnung, und sich eisern aus dem Weg gingen. Ken hatte keine Ahnung, dass sie wusste, was er getan hatte, würde es aber bald merken und wissen, wo ihre wahre Loyalität lag. Abby war ihre beste Freundin, und Ken würde heute Abend herausfinden, dass sich die Machtverhältnisse in ihrer Ehe geändert hatten.

«Mädchen, Zeit zum Zaubern», sagte Jenny, holte zwei Stabfeuerzeuge aus der Schublade und gab sie ihren Töchtern. Auf dem ganzen Grundstück standen Citronella-Kerzen verteilt. «Lasst es Licht werden!»

Jenny inspizierte das Haus und den Garten. Alle waren bereit: die Caterer in der Küche, die Barleute an der Bar und die Kellner, die Appetithäppchen herumreichen würden, sobald die Gäste kamen. Durch das Fenster beobachtete sie, wie Ken festzulegen versuchte, wo sein Geschenk und das von Abby platziert werden sollten. Mit was für einer Reaktion rechnete er, wenn Abbys zerstörtes Bild enthüllt wurde?

Jenny verspürte den dringenden Wunsch nach einem Drink und stellte sich über Eis fließenden Tequila vor. Sie liebte das Knistern der Eiswürfel und sehnte sich nach dem leichten Brennen im Hals, wenn der Alkohol die Kehle herunterrann. Nur einer. Einer würde reichen. Nein. Stattdessen legte sie Jazzmusik auf, die Ken, wie sie genau wusste, hasste. Coltranes schwüle Töne brachten die kleinen Knochen in Jennys Ohren zum Schwingen, der Saum ihres Rocks flatterte im Wind wie ein Blütenblatt.

Willkommen zurück, dachte Jenny und fühlte sich wild und lebendig.

Adam

Die ernsten Töne von Mozarts Requiem drangen auf die Veranda. Eine herzzerreißendere Tonart als d-Moll konnte Adam sich nicht vorstellen. Sogar das lila Herzblättrige Hechtkraut das in Hülle und Fülle im flachen Teil seines Teichs blühte, wirkte trostlos. Während die meisten Menschen Mozarts frühen Tod bedauerten – so viele Meisterwerke waren ungeschrieben geblieben –, verspürte Adam nur Neid. Wolfgang war auf der Höhe seiner Schaffenskraft gegangen und unsterblich geworden, solange er noch strahlend und bedeutungsvoll war. Wäre Adam doch auch solch ein Glück vergönnt gewesen. Stattdessen war er zum Verfall gezwungen. Das war das ultimative Paradox des Menschseins: die Sehnsucht nach Vitalität in einer Welt, die der Verwesung unterlag.

Oh, wie gern hätte er sich diese Party erspart. Aber als er dies am Morgen Abby gegenüber geäußert hatte, sagte sie nur, er könne sich die nächsten neun Monate in Selbstmitleid suhlen, aber nicht heute Abend. Seit wann war sie so herrisch?

Eine Nachricht von Stephanie Murphy: Happy birthday, Adam! Ich freue mich darauf, heute Abend mit Ihnen zu feiern.

Unfähig, die Energie für eine Antwort aufzubringen, legte Adam das Handy mit dem Bildschirm nach unten.

Es war ja nur ein Abend. Selbst er konnte einen Abend lang durchhalten. Er las die Rede, die er geschrieben hatte – peinlicher Dreck. Sie klang mehr nach einer Dankesrede für den Nobelpreis als nach Danke-dass-ihr-zu-meiner-Feier-gekommen-seid. Für wen hielt er sich? Charles Darwin? Eher war er Victor Frankenstein – ein weiterer dummer Wissenschaftler mit Größenwahn, von seinem eigenen aufgeblasenen Ego zu Fall gebracht.

Adam zwang sich, ins Haus zu gehen und sich umzuziehen. Abby würde ihn gleich abholen. Aber nach heute Abend, das schwor er sich, würde er sich in seinem gemütlichen Nest im Wald einigeln, mit Vögeln und Viechern reden und sich völlig aus der Öffentlichkeit zurückziehen. Scheiß auf Wut und Gezeter, Adam würde gelassen in die Dunkelheit gehen.

Ken

T minus fünfzehn Minuten.

Wie wollte er erklären, was mit Abbys Bild geschehen war? Das war Kens einziger Gedanke, als er die Staffelei an die vorgesehene Stelle auf der Veranda stellte. Hier eine Idee: Wie wäre es, wenn er, sobald seine Schwester das Tuch lüpfte, genauso überrascht aufkeuchen würde wie alle anderen? *Oh nein! Was ist denn da passiert?* Aber dann? Ken bastelte sich Stück für Stück eine Geschichte zusammen, wie ein Adler, der aus Zweigen sein Nest baut. Er würde seinen Anteil an der Katastrophe eingestehen. *Ja, das könnte funktionieren*, dachte er und nickte. So war es gewesen: Er hatte Abbys Riesenbild aus seinem Arbeitszimmer tragen wollen und war dabei gegen die Ecke seines Schreibtisches gestoßen. Das Bild war verhüllt gewesen – er hatte versprochen, nicht zu spicken! Und keine Ahnung gehabt, dass es zu Schaden gekommen war. Es tat ihm leid. Unendlich leid.

Plötzlich überkam ihn das unangenehme Gefühl, beobachtet zu werden. Er fuhr herum. Da stand Tessa und durchbohrte ihn mit Blicken. Manchmal ähnelten seine Töchter jungen Hexen.

«Hallo, Liebes», sagte er.

Tessa formte aus Mittel- und Zeigefinger ein V unter ihren Augen und zeigte dann auf ihn.

Wie überlebten Eltern die Teenagerjahre ihrer Kinder? Wenn zwölfeinhalb ein Indikator dafür war, was ihnen noch bevorstand, dann wusste er nicht, ob er den Rest überstehen würde. Die Zeiten, in denen er zu Hause mit fröhlichen «Daddy, Daddy, Daddy»-Rufen begrüßt worden war, waren lange vorbei.

Ken lächelte Tessa zu und erwiderte die Geste: ein V und dann auf sie zeigen. *Ich sehe dich ebenfalls.*

Tessa schüttelte den Kopf.

Er hatte nicht verstanden. *Wieder mal.* Er versuchte es noch mal mit ihrem Pantomimespiel, zog die Schultern hoch und öffnete die Handflächen. *Was denn dann?*

Tessas Miene war schwer zu deuten. Frust, ja, und noch etwas anderes. Zorn? Nicht ganz. Dann sah er es: Schmerz, Verwirrung, Verletztheit. Was wollte sie ihm sagen? Sie wiederholte die ursprüngliche Geste – das V unter den Augen –, nur dass sie diesmal danach nicht auf ihn, sondern auf das Gemälde ihrer Tante zeigte. *Ich sehe dich. Ich sehe Abbys Bild.*

Bevor er nachhaken konnte, lief Tessa davon, um die restlichen Kerzen auf der Veranda anzuzünden.

Ich sehe dich. Ich sehe Abbys Bild.

Da begriff er. Der knackende Zweig vor dem Fenster war Tessa gewesen.

Ein Klingeln an der Tür zwang Ken, zur Eingangstür zu laufen und seinen Schwiegervater hereinzulassen.

«Theo, schön, dich zu sehen.» Ken riss sich zusammen. «Komm rein.»

Theo klopfte ihm kräftig auf den Rücken. Er war ein kleiner Mann mit lichter werdendem blondem Haar und wässrig blauen Augen. «Ich weiß, es ist nicht *dein*

Geburtstag», sagte er verschwörerisch, «aber ich nehme an, meine kleine Überraschung freut dich?»

Was hatte Ken vergessen? Er war durch Tessas Enthüllung dermaßen aufgewühlt, dass er nicht mehr klar denken konnte. «Deine Überraschung?»

«John Kaufman.» Theo grinste breit.

John Kaufman saß für Massachusetts im National Committee der Republikaner und war damit der wohl mächtigste politische Verbündete, den ein Kandidat haben konnte. Ken hatte sich verzweifelt bemüht, in seine Nähe zu kommen. Er war die Schlüsselfigur für jedes republikanische Rennen in Massachusetts. Über Theos Schulter hinweg sah Ken die ersten Gäste auf die Einfahrt fahren. Ken wiederholte den Namen. «John Kaufman?»

«Hat Jenny es dir nicht gesagt?» Theo klang ungläubig. «Wir haben vor ein paar Abenden darüber gesprochen. John Kaufman ist heute meine Begleitung. Leider wird er später kommen und kann nur eine halbe Stunde bleiben, aber immerhin ... Du hast die Chance, ihn zu beeindrucken.»

Kens Atmung wurde flach. John Kaufman. Der Mann war von Reince Priebus sorgfältig ausgewählt worden. War Jenny möglicherweise so wütend, dass sie diese Information zurückgehalten hatte? «Heute Abend. John Kaufman kommt heute Abend hierher. Zum siebzigsten Geburtstag meines Vaters.»

«Keine Sorge. John weiß, dass es eine Familienfeier ist, kein Wahlkampfevent. Junge, das ist eine große Chance. Weißt du, wie voll sein Terminkalender ist?»

«Ja, ja, natürlich», stammelte Ken. Das Timing war

alles andere als ideal. Es bestanden so viele Unwägbarkeiten: In welchem Zustand sein Vater sein würde – Abby hatte versucht, ihn zu warnen. Jennys Wut – er musste sie schnell abfangen und um Verzeihung bitten (oder zumindest für heute Abend einen Waffenstillstand erreichen). Und Abbys zerstörtes Bild. Was sollte er jetzt machen, da Tessa Bescheid wusste? Schweißtropfen kribbelten auf seiner Stirn. Ken schluckte.

«Mach heute Abend Eindruck auf John, dann rauscht Geld in deinen Wahlkampf wie die Flut in diesen Hafen.»

«Danke, Theo.» Ken führte seinen Schwiegervater an die Bar, wo nervtötender Jazz gniedelte. Oh, Jenny war wirklich wütend. «Ich bin dir sehr dankbar.»

Weitere Wagen fuhren vor. In wenigen Minuten würde die Party steigen. Ken überlegte, ob ihm genug Zeit blieb, eine Notfall-Familienbesprechung einzuberufen – zwei Minuten, um die Truppen zu organisieren. Im Zweifelsfall würde er betteln. Aber wieder klingelte es an der Tür, anscheinend hatte die Show schon begonnen. Er hörte Jennys Schritte auf der Treppe. Gut, er würde mit einem Blick alles sagen: *Es tut mir leid, dass ich nicht angerufen habe. Ich entschuldige mich dafür, so ein Arschloch gewesen zu sein. Es tut mir leid, was auch immer du gesehen oder gehört hast, als ich im Frühjahr in dem Chatroom war. Es tut mir alles so, so, so leid.* Aber als er aufsah und die Miene aufsetzen wollte, die all diese Entschuldigungen ausdrücken sollte, erkannte er die Frau kaum, die da die Treppe herunterschritt. Es war Jenny, aber nicht *seine* Jenny. Eine andere Jenny – eine sexy, windzerzauste, wilde Version seiner Frau. Ken glaubte, ohnmächtig zu werden.

Die Party

Das Haus von Ken und Jenny, auf seinem kleinen Hügel thronend, erstrahlte im Licht des Spätsommers golden. Rubinkehlkolibris flitzten von Blüte zu Blüte und stärkten sich für ihre lange Reise, und zarte Monarchfalter flatterten über Jennys preisgekrönte Hortensien, deren Blüten gerade zu trocknen begannen. Der August war der Sonntag des Sommers, in den nächsten Wochen würde die Natur wieder in Bewegung geraten – die Sonne niedriger am Himmel stehen, die Sommergäste ihre Boote einholen, Stage Harbor sich leeren. Dann begann das neue Schuljahr, die Uhren wurden zurückgestellt, und die Herbstwinde würden die wahre Gestalt der Bäume offenbaren.

Abby parkte den Jeep neben der Einfahrt in der Nähe von Kens sorgfältig kultiviertem Gemüsebeet und zog eine lange, lose Strickjacke über ihren Bauch. Tomaten hingen schwer an gebeugten Stängeln, aus leuchtend orangen Blüten wuchsen dicke Zucchini. Als die Wagentür zuschlug, erstarrte ein Kaninchen zur Statue.

Adam stieg auf der Beifahrerseite aus und folgte seiner Tochter schweigend über den sandigen Pfad, der es ihnen erlaubte, den großen Auftritt durch die Eingangstür zu vermeiden. Zwar hatte er auf der Fahrt nach Chatham kaum ein Wort gesagt, aber zumindest war er frisch rasiert und sah in seinem grauen Leinenanzug sehr elegant aus. An einer kleinen Bank auf der Böschung machten sie halt und schauten hinüber zur *Francesca*, der Königin des Hafens, die neurotisch an ihrer Vertäuung zupfte. Die Flut lief ab und riss an Booten und ihren taumelnden Reflexionen auf dem Wasser. Am gegenüberliegenden Ufer erhob sich der Leuchtturm von Stage Harbor – daneben das Haus des Leuchtturmwärters mit den roten Fensterrahmen – aus den Dünen wie ein Postkartenmotiv.

«Das ist perfekt», sagte Abby.

«Zu schön, wenn du mich fragst», sagte Adam, dem das weniger geschniegelte äußere Cape lieber war. «Weißt du, wie der französische Entdecker Samuel de Champlain Chatham genannt hat?» Eine rhetorische Frage. «Port Fortune!», schnaubte Adam. «Der Mann war Hellseher. Diese Stadt ist von Yuppies verschandelt.»

«Dad, niemand sagt noch ‹Yuppies›.»

«Tja, ich bin eben wunderbar altmodisch», erwiderte Adam.

Minutenlang saßen sie schweigend da, in ihre Gedanken versunken. Überall um sie herum war Wasser in Bewegung, strömte aus Gezeitenbecken und Seitenarmen in den Hafen hinein, wo es durch das Hafenbecken in den Nantucket Sound abfloss und weiter in den Atlantik. Wasser ließ sich nicht aufhalten, es war immer unterwegs zu etwas Größerem. Abby überlegte, ob sie ihrem Vater jetzt von ihrer Schwangerschaft erzählen sollte, in diesem privaten, friedlichen Moment. Das wäre vielleicht schöner, als es zusammen mit allen anderen zu erfahren. Sie war am Ende des zweiten Trimesters, ihr Körper war aufgeblüht. Sie brauchte nur noch die Strickjacke auszuziehen.

«Dad ...» Abby nahm ihren Mut zusammen.

«Habe ich dir je von der Migrationsroute unserer lokalen Buckelwale erzählt?», schnitt Adam ihr das Wort ab.

Nur etwa zehntausendmal, dachte Abby, während ihr Vater zu einer Schnelltour durch die Buckelwalgebiete in den Gewässern der Großen und Kleinen Antillen – Kuba, Puerto Rico, die Jungferninseln – bis in den Süden um Trinidad und Tobago anhob. Abbys Neuigkeiten würden warten müssen.

Sie lauschte den geselligen Partyklängen, auf der Veranda hatten sich bereits sommerlich gekleidete Menschen versammelt.

«Bereit?», fragte sie, als ihr Vater eine Atempause einlegen musste. Die Frage galt genauso ihr wie ihm.

«Nicht ganz.» Adam räusperte sich. «Ich will dir noch etwas sagen.» Er hielt inne. «Ich bin so stolz auf dich, Abigail. Ich weiß, dass ich das nicht oft genug sage.»

Sie wusste, dass er die Hauptpunkte seiner Rede für heute Abend proben wollte, um an ihr ihre Wirkung zu überprüfen. Und tatsächlich setzte er zu einem leidenschaftlichen Monolog darüber an, was er alles anders machen würde, wenn er es noch einmal machen könnte. Aber natürlich war das Eingeständnis seiner Fehler nicht als Entschuldigung zu verstehen. Es schien ihn eher noch größer zu machen: ein Genie, das seine Schwächen kannte. Indem Adam seine Defizite benannte, schlugen sie sich positiv auf seinem Konto nieder. «Liebling, wie du weißt, war mein Motto immer ‹Die Familie geht vor›.»

Abby spürte Hitze in sich aufsteigen.

«Die Familie hat mir immer alles bedeutet.» Die Worte kamen Adam leicht über die Lippen. «Du und Ken … Jenny und die Mädchen … ihr seid die Zukunft der Familie Gardner.»

«Dad …»

Adam war nicht zu stoppen. «Und natürlich deine Mutter. Meine geliebte, süße Emily …» Er stockte. «Oh, auch sie wäre so stolz auf dich gewesen.»

Als ihre Mutter heraufbeschworen wurde, hob Abby die Hand. Sie wollte diesen Mist nicht hören.

«Wir sollten rübergehen», sagte sie, stand auf und ging in Richtung Haus.

Auf der Veranda war die Party in vollem Gange.

Am anderen Ende war eine Bar mit Fisch und Meeresfrüchten aufgebaut: Krabben kringelten sich um eine Schüssel mit Eis, häppchengroße Hummerstücke waren auf Zahnstocher aufgespießt, Austern wurden ausgelöst und mit pikanten Zutaten gereicht, mit Cocktailsaucen und Vinaigrette, Zitronenscheiben und frisch geriebenem Meerrettich. Margaritas, Champagner und Weiß- und Roséwein machten auf Tabletts die Runde. Im Haus stand ein fescher junger Mann in einem Tuxedo-T-Shirt hinter einer voll ausgestatteten Bar.

Jenny hieß die Gäste willkommen und hielt Party-Small-Talk, während sie sie durch das Haus auf die Veranda führte: «Was für ein hübsches Kleid», «Freut mich, Sie wiederzusehen» und «Schön, dass ihr gekommen seid». Bei jedem Neuankömmling teilte sich die Menge und rückte wieder zusammen, Vorstellungsrunden wurden gemacht und wieder vergessen, das Geplauder ging weiter.

Als Adam und Abby die drei Stufen zur Veranda hinaufstiegen, brandete Jubel und Applaus auf, spontan stimmte man «For He's a Jolly Good Fellow» an. Adam runzelte die Stirn und wedelte mit der Hand, um die Menge zur Ruhe zu bringen, aber der Jubel wurde nur lauter.

«Wie, habt ihr noch nie einen Mann alt werden sehen?»

Gelächter.

Eine blonde Kellnerin eilte mit einem Tablett herbei und bot Adam eine Champagnerflöte an.

«Keine Chance, Süße», sagte Adam, von der allgemeinen Aufmerksamkeit aufgemuntert. «Ich nehme vier Fingerbreit von was Bernsteinfarbenem.»

Mehr Gelächter.

Frannie erreichte ihn als Erste und gab ihm einen Kuss auf die Wange. «Herzlichen Glückwunsch zum Geburtstag, Grandad.»

«Ah, Frances!» Adam hob ihre Hand über ihren Kopf, sodass sie darunter eine Pirouette drehen konnte. «Du siehst aus wie ein perfekt gereifter Pfirsich.»

Frannie wurde rot und knickste leicht.

«Wann hast du dreizehn übersprungen und bist direkt bei einundzwanzig gelandet?», fragte er. «Und wo ist deine Schwester?»

«Hier bin ich, Grandad.» Tessa trat vor. Sie trug eine Kakihose und einen blauen Blazer, das Haar war nach hinten gegelt.

Zeit kannte keine Gnade. Eben noch ein Mädchen, jetzt plötzlich ein Junge – Adam verstand diese neue Generation und ihre «Fluidität» nicht. Aber wenn man sie hinterfragte, war man auf jeden Fall das Arschloch.

«Na, wie fühlt man sich mit siebzig, Grandad?», fragte Tessa.

Die ging einem gleich an die Kehle.

«Wie ein Wrack, mein Mädchen», antwortete er wahrheitsgemäß.

«Komm schon, Grandad», redet Frannie ihm zu. «Du hast Geburtstag!»

Adam seufzte. Noch mal so jung sein, dass einem die eigene Bedeutungslosigkeit nicht bewusst war. «Wenn das so ist», sagte er, «komme ich mir unendlich weise vor. Ihr könnt mich alles fragen.»

Bei Abbys Anblick wurde Jenny klar, dass sie die Party nüchtern nicht überstehen würde, also verzog sie sich in die Küche, um nach Alkohol zu suchen. Der Abend hatte schon jetzt eine komische Energie. Etwas Angespanntes. Sie war kurz davor gewesen, doch noch das dunkelblaue Kleid anzuziehen, aber als Ken genau das von ihr verlangte, hatte sie sich trotzig geweigert. Jetzt sorgte sie sich, was John Kaufman – ein Mann, der Kens politische Zukunft in der Hand hielt – von ihr denken würde. Und wo sie schon dabei war, was würde er von Tessa halten, die wie ein Junge angezogen war? Im Bemühen um Schadensbegrenzung warf Jenny sich einen dünnen Schal über die Schultern, was sie nur noch mehr wie ein Blumenkind aussehen ließ. Sie angelte eine Flasche Tequila unter der Spüle hervor.

Alles, was jetzt noch zählte, war Abby. Abby und ihr zerstörtes Gemälde. Jenny hoffte, dass ihr Reparaturversuch – mit dünnen Streifen goldenen Klebebands – wenigstens den Abend über halten würde. Danach, sollte Abby ihr jemals vergeben, würde sie ihren Kintsugi-Zauberstab schwingen und das Bild richtig reparieren. Aber egal wie, sie musste sich Abby schnappen und sie vorwarnen. Das halbe Dutzend Sprachnachrichten, das sie auf Abbys Handy hinterlassen hatte, war unbeantwortet geblieben. Jenny schenkte sich einen Drink ein und kippte ihn runter.

«Hoppla.» Dem Wort folgte ein leises Pfeifen. David. «Ich glaube, dieses Mädchen habe ich seit zwanzig Jahren nicht mehr gesehen. Du siehst toll aus.» Er umarmte sie und betrachtete sie erneut. «Wem oder was haben wir diese wunderbare Verwandlung zu verdanken?»

Jenny suchte nach einer kernigen Antwort – «Das Leben ist kurz» oder «Dem Vollmond» –, fand aber keine. Stattdessen sagte sie: «Geben wir dir mal was zu trinken», und griff nach einem weiteren Tumbler, dann holte sie Salz und schnitt eine Zitronenscheibe ab. Lecken. Schlucken. Beißen.

David trank den Tequila. «Ich vergesse immer, dass ich Shots eigentlich hasse.» Er verzog das Gesicht und schob das Glas weg. «Wo ist der Mann der Stunde?»

Jenny zeigte nach draußen auf die Veranda, wo Adam Hof hielt. Ihr Schwiegervater erzählte seine Geschichten nicht bloß, er führte sie auf, aufgeplustert wie eine Taube auf der Balz. Ob manisch oder depressiv, der Mann liebte es, Publikum zu haben. Als sie mit David auf die Veranda trat, erblickte sie Abby.

«Hi, schöner Mann», sagte Abby zu David.

«Abby», sagte Jenny, «hast du meine Nachrichten bekommen? Wir müssen reden.»

Abby küsste David auf die Wange. Zu Jenny sagte sie: «Findest du nicht, du hast schon genug geredet?»

David wich einen Schritt zurück.

«Was?» Jenny war verwirrt.

«Du hattest kein Recht, meine Schwangerschaft öffentlich zu machen», zischte Abby.

«Ähm. Ich glaube, ich hole mir ein Glas Wein», sagte David und floh an die Bar.

«Ich weiß nicht, wovon du redest, Abby. Ich schwöre dir, ich habe niemandem ein Wort gesagt», flüsterte Jenny. Gleich würde das Abendessen angekündigt werden, dann blieb ihr keine Möglichkeit mehr, Abby auf das Kommende vorzubereiten. «Ich muss mit dir über dein Bild reden. Dringend.»

Abby sah sie aus zusammengekniffenen Augen an. Wollte Jenny sie dazu bringen, *Kleine Monster* nicht zu enthüllen? Ihr war bewusst, dass sie einen Preis dafür zahlen würde, das Monster gemalt zu haben, aber nie hätte sie gedacht, dass diese Freundschaft der Preis wäre. Die Sonne versank langsam am Horizont, der Himmel färbte sich pfirsichfarben. Eine Möwe flog ans Ufer und ließ einen Krebs aus ihren Klauen fallen, der auf einem Stein zerschellte. Abby war bereit, heute Abend ihr Herz zu riskieren. «Wir sind hier fertig, Jenny», sagte sie und ging.

Abby sah Steph und Toni leicht verunsichert an der Meeresfrüchtebar stehen, die beiden kannten hier kaum jemanden. Seit sich der erste Schock über Stephs

Enthüllung gelegt hatte, dachte Abby darüber nach, wie es sein würde, eine Schwester im Leben zu haben. Jedes Ende war auch ein Neubeginn, sagte sie sich und hielt auf die beiden zu.

Kling, kling – ein Messer klopfte an ein Glas.

«Willkommen, liebe Gäste», sagte Ken. «Danke, dass ihr alle gekommen seid, um heute Abend den Geburtstag meines Vaters zu feiern. Wir haben einen wunderbaren Abend vorbereitet, bitte geht also jetzt zum Zelt und nehmt eure Plätze ein. Die Festivitäten beginnen mit einem Lied, das Frannie und Tessa extra für diese Gelegenheit umgeschrieben haben.» Er warf einen Blick auf seine Notizkarte. «Ich soll alle dazu auffordern, den Refrain mitzusingen. Die Melodie ist ‹Hey Jude› von den Beatles.»

Die Gäste wanderten über den Rasen, Absätze versanken auf der Suche nach Namenskarten im Boden. Die Sonne warf ihre letzten goldenen Speere, und der Himmel wechselte über Lila zu tiefem Indigo. Die Kellner bauten die Veranda zu einer Bühne um und stellten ein Mikrofon und zwei Hocker an die Treppe. Tessa und Frannie nahmen ihre Plätze ein. Abby saß mit ihrer Ukulele in den Kulissen, summte eine Note, die die Mädchen übernahmen, und begann zu spielen.

Frannie:
Hey, Dude, ist nicht so schlimm,
siebzig Jahre, doch noch ganz munter.
Denk dran, nimm hin, was nicht zu ändern ist,
dann läuft die Uhr nicht ganz so schnell.

Tessa:

Hey, Grandad, hab keine Angst
und red nicht mehr so viel von früher.
Denk dran, wenn dein Publikum schnarcht,
dann muss doch mal was Neues her.

Frannie:

Und wenn du mal dein Alter spürst, herrje, was soll's,
lad dir die Welt nicht auf die Schultern.
Du weißt doch eines ganz genau, du bist noch schlau,
auch wenn die Jahre jetzt an dir ziehen.

Tessa:

Hey, Grandad, enttäusch mich nicht.
Ich weiß, du liebst sie, deine Walfreunde.
Denk dran, lass sie in dein Herz hinein,
dann kannst du alles noch besser machen.

Gemeinsam:

Ja, schluck es rein und blas es aus, hey, Grandad,
nur raus.
Sprich du nur mit deinen Buckelfreunden.
Doch weißt du nicht, das bist nur du, oh ja, nur du,
denn Wale hören dir nicht zu.

Hey, Grandad, ist nicht so schlimm,
siebzig Jahre, doch noch ganz munter.
Denk dran, nimm hin, was nicht zu ändern ist,
dann läuft die Uhr nicht ganz so schnell.
Tick, tock, tick, tickedi-tock, tickedi-tock …
Na, na, na, na-na-na, na-na-na-na, hey, Grandad …

Die Gäste johlten, stimmten in das finale «Na, na, na, na-na-na-na» mit ein und riefen: «Zugabe! Zugabe!» Frannie und Tessa strahlten.

Dann wurde es im Zelt unerwartet still, alle Augen richteten sich auf den Haupttisch, an dem reglos der Ehrengast saß. Der perlweiße Mond tauchte als heller Bogen am Horizont auf, und irgendwo in der Ferne rief ein Virginia-Uhu.

Adam brachte sich dazu aufzustehen.

«Tessa, Frances», rief er. «Danke für diese» – ein Moment verging – «*berührenden* Wünsche.» Dann, die abgesprochene Reihenfolge von Reden und Ehrbekundungen missachtend, machte er sich auf den Weg zur Veranda wie Moses, der das Rote Meer teilt.

So viel zu Jennys durchgeplantem Abend.

Auf der Bühne stellte sich Adam zwischen Frannie und Tessa, legte ihnen je eine Hand auf die Schulter und wandte sich an sein Publikum. «Applaus für meine entzückenden Enkeltöchter.»

Die Gäste klatschten.

Frannie und Tessa rutschten von ihren Hockern und gingen an den Haupttisch, Abby folgte ihnen. Hinter den Gästen stieg ein riesiger Mond aus dem Wasser auf, ein aufmerksames silbernes Auge. Als der Applaus sich legte, sprach Adam weiter, seine Stimme weich und vertraulich. «Wie ihr vernommen habt, meine Freunde, ist aufziehende Bedeutungslosigkeit nichts für Weicheier.»

Jennys Vater zog am Haupttisch eine Augenbraue hoch und sah Ken an.

Ken zuckte die Achseln. Was sollte er machen?

In der Nähe drückte Toni Stephs Knie, Code für *Ich habe dich gewarnt.*

Währenddessen jonglierten die Kellner mit Tabletts, schoben sich mit neuen Weinflaschen durch das Zelt und sorgten dafür, dass alle Gläser gut gefüllt blieben.

Abby ging im Geiste durch, was sie zu ihrem Geschenk sagen wollte, als sie spürte, dass ihr Bauch sich anspannte und hart wurde, gefolgt von dumpfem Schmerz. Zweifellos eine Braxton-Hicks-Kontraktion. Sie wiegte sich hin und her und begriff erst, dass sie leise gewimmert hatte, als Jenny sich über den leeren Platz ihres Vaters hinweg zu ihr beugte und fragte, ob alles okay sei. Abby antwortete nicht. Sie versuchte, David auf sich aufmerksam zu machen, aber der hatte nur Augen für Adam.

«Meine Freunde», fuhr Adam von oben fort, «es waren vier Milliarden Jahre nötig, damit wir heute Abend hier versammelt sein können. Wenn das nicht was Besonderes ist, dann weiß ich auch nicht.»

«Wir können dich nicht hören», rief jemand.

Adam trat ans Mikro. «Besser?»

Gemurmelte Zustimmung.

«Als Stammesältester dieses kleinen Rummels heute Abend möchte ich ein paar weise Worte sagen.» Adam legte eine dramatische Pause ein. «Die Mortalitätsrate des Homo sapiens beträgt einhundert Prozent.»

«Oh Gott», flüsterte Ken.

Hinter Ken sah Jenny John Kaufman eintreffen und seinen Platz einnehmen. Sie hatte ihn an den einzigen Tisch mit einem freien Stuhl gesetzt, zufällig der «Außenseiter»-Tisch, an den sie alle verfrachtet hatte, die sie kaum kannte – Barista-Betty, Joe vom Tzuco's, das nette lesbische Paar, ein paar von Adams Wissenschaftlerfreunden. Jenny fing Kens Blick auf und machte ihn mit einem Kopfnicken auf den verspäteten Gast aufmerksam.

Ken sah verstohlen zu Kaufman hinüber, der neben dem Frauenpaar saß, das bei der Kirchenauktion Jennys Blumen ersteigert hatte. Die Dunkelhaarige, Steph, bemerkte seinen Blick und winkte ihm kurz zu. Tessa hatte recht, sie sah irgendwie bekannt aus.

«Einhundert Prozent, Leute», wiederholte Adam. Das Mikrofon fiepte. «Und wir können nichts dagegen tun. Man will ja nicht glauben, dass einen dieser Alte-Leute-Kram einholt, aber wisst ihr was? Das tut er. Eines Tages erinnert man sich nicht mehr an den Text seines Lieblingslieds. Dann ist die Melodie weg. Dann der ganze verdammte Song.» Adam schwenkte den Finger, als würde er etwas an einem unsichtbaren Horizont verschwinden sehen.

Der Mond war jetzt in Gänze aus dem Wasser gestiegen, hing kühl und abgeklärt am Nachthimmel und betupfte die Wellen mit Silber.

«Ich stand kurz vor der Entdeckung meines Lebens, und dann – *puff!* – war sie weg.» Adam lächelte reuig. «Das Alter. Deswegen haben wir Menschen die Vernunft zu sterben.»

Stille.

«Früher habe ich mich damit getröstet, dass zumindest mein guter Name weiterleben würde ... aber wisst ihr was? Nicht mal das ist mir vergönnt. Keine Enkelsöhne, die den Namen Gardner weitertragen.»

Die Gäste wurden unruhig.

Ken sah seine Schwester finster an. «Tu was», zischte er. «Wenn Dad überhaupt auf jemanden hört, dann auf dich.»

«Also, meine Freunde», fuhr Adam fort. «Heben wir die Gläser auf mein Ableben.»

Abby sprang auf. «Darauf heben wir unsere Gläser bestimmt nicht!», rief sie laut und versuchte, fröhlich zu klingen. Da sie nicht vorhatte, das hier allein durchzuziehen, zerrte sie Ken am Arm hoch, was eine weitere dumpf schmerzende Kontraktion auslöste, die diesmal etwas länger anhielt, und schleppte ihn hinter sich her auf die Verandabühne.

Dort brachte sie mit Mühe ein Lächeln zustande. Die Wehe hatte nachgelassen. «Dad, wir sind hier, um dein beeindruckendes Leben zu feiern», sagte sie.

Adam nahm das Mikro vom Ständer – anscheinend nicht willens, das Spotlight aufzugeben – und zwang damit Abby, verfrüht zu ihrer Geheimwaffe zu greifen. Sie zog die lange, lose Strickjacke aus und enthüllte ihren vorstehenden Bauch in dem eng anliegenden Kleid, auf das sie einen roten Kreis mit einem nach Nordosten zeigenden Pfeil gemalt hatte, das Männlichkeitssymbol.

Adam ließ das Mikro los, das krachend zu Boden fiel.

Das Publikum jubelte, und Abby kam sich so ungeschützt vor wie eine frisch ausgelöste Auster beim ersten Zitronenspritzer.

«Bedeutet das, was ich denke, dass es bedeutet?» Die Stimme ihres Vaters zitterte. «Abigail, mein geliebtes Mädchen, schenkst du mir einen Enkelsohn?»

Wieder dieses Wort: *schenken.* Als wären Babys Geschenke, die Frauen Männern überreichten. Abby schnaubte: «Nun, ich bekomme im November ein Baby. Und ja, es wird dein Enkel sein. Aber dein Geschenk steht da drüben.» Sie zeigte auf die verhüllte Leinwand.

«Der Name Gardner wird fortbestehen!», röhrte Adam.

David verschränkte die Arme. Schließlich war das keine unbefleckte Empfängnis gewesen. Er war der Vater, und das Baby würde mit Nachnamen Mandel heißen.

«Ähm ... zählen wir nicht als Gardners?», flüsterte Tessa ihrer Mutter zornig ins Ohr.

Ken hob das Mikrofon auf und steckte es wieder auf den Ständer. Zeit, die Kontrolle zu übernehmen – sein Haus, seine Party. Aber plötzlich war die Rede, die er auswendig gelernt hatte, aus seinem Kopf verschwunden. Er betrachtete die Menge, landete kurz bei John Kaufmans abschätzenden Augen, ließ seinen Blick weiter zum Haupttisch gleiten, fand aber auch dort keine Unterstützung: Tessa starrte finster, Jenny winkte den Kellner heran, damit er nachschenkte, und Frannie machte kreisende Bewegungen mit dem Handgelenk, die ihm nahelegten weiterzumachen. Aber noch immer fehlten ihm die Worte.

Abby kam zu seiner Rettung und sprach in das Mikrofon: «So viel Liebe macht einen ganz sprachlos, stimmt's, Ken?»

«Äh, ja», stammelte er.

Abby faltete den Zettel mit den biografischen Notizen zusammen, die ihr Vater für sie vorbereitet hatte. Sie passten nicht mehr zu diesem Anlass. Eine Aufzählung seiner Lebensleistungen war jetzt fehl am Platz. Adam hatte nach der Verkündung seines Enkels immer noch Tränen in den Augen.

«Wie wäre es, wenn wir gleich zu unseren Geschenken übergehen, die wirklich von Herzen kommen», schlug sie vor. «Ken, du vielleicht zuerst?»

Ken hatte klargestellt, dass er als Letzter an die Reihe kommen wollte, konnte aber schlecht ein zweites Mal patzen. Unten flüsterte sein Schwiegervater fieberhaft in John Kaufmans Ohr, bestimmt versuchte er, Kens miserablen Auftritt zu entschuldigen. Er musste seine Performance dringend verbessern. Sein Blick fiel auf diese komische Steph von der Auktion. Woher kannte sie eigentlich seinen Vater?

«Ken ...?», sagte Abby.

«Ja, natürlich», sagte er. «Danke.» Er wandte sich an seinen Vater, der halb auf einem Hocker saß, ein Fuß auf einer Sprosse, der andere am Boden. «Dad, du hast mir beigebracht, wie man segelt und angelt und in der Wildnis überlebt, und mir die Liebe zur Natur am Cape Cod vermittelt.» Ken warf einen Blick ins Publikum, um zu sehen, wie er ankam, und nahm bei John Kaufman zustimmendes Nicken wahr. «Ich kann dir niemals zurückzahlen, was du mir ein Leben lang gegeben hast, aber vielleicht ist das hier ein Anfang.» Er nahm die Abdeckung von seinem Modell.

Adam erhob sich, um das hell angestrahlte Geschenk seines Sohns zu begutachten. Ein Architekturmodell aus Balsaholz – wie Emily sie früher gemacht hatte. Was für ein seltsames kleines Geschenk.

«Tja, danke dir, Ken. Das ist bezaubernd.» Adam bückte sich, um es sich genauer anzusehen. Vor dem Gebäude stand ein winziges Schild: GARDNER SENIORENRESIDENZ. Adam nahm das Schild. Oh, das war super. Gardner Seniorenresidenz. Ein Lachen kam stotternd aus ihm heraus wie aus einem alten Wasserhahn. Ans Publikum gewandt, sagte er: «Bei all den Gebäuden, von denen ich dachte, sie würden vielleicht mal meinen Namen tragen – ein Labor oder eine Bibliothek an einer meiner Almae Matres, Dartmouth oder BU –, hätte ich nie damit gerechnet, dass es am Ende ein Pflegeheim sein würde!»

«Das ist kein Pflegeheim, Dad», sagte Ken. «Das ist ein Luxusapartment für Senioren.»

«Gehupft wie gesprungen.» Adam umarmte seinen Sohn. «Ken, ich bin gerührt. Und das hast du alles selbst gebastelt?»

Sein Vater kapierte es nicht und ließ Ken dumm dastehen.

«Dad» – Ken bemühte sich, seine Verärgerung nicht zu zeigen –, «das ist nicht das Geschenk. Es ist eine *Nachbildung* des Geschenks.»

Aber Adam hörte nicht zu. «Leute, mein Ältester erfindet gerade das Altenheim neu!»

Ken sah seinen Vater ungläubig an.

«Hervorragende Handwerkskunst, mein Junge», fuhr Adam ungerührt fort. «So ein aufwendiges Modell habe ich nicht mehr gesehen, seit deine Mutter das Arcadia entworfen hat.» Adam stellte seine Bewunderung für die individuellen Noten zur Schau: Charon als kleine Figur auf der Türschwelle, der Schaukelstuhl seiner

Großmutter, Regale voller winziger Bücher. *Wo um alles in der Welt soll ich das Modell hinstellen,* überlegte er, sicher, dass Ken einen Ehrenplatz verlangen würde.

Ken reichte seinem Vater einen Umschlag. «Bitte mach auf.»

Adam steckte den Finger unter die Lasche, riss den Umschlag auf und zog eine Urkunde heraus, auf dem sein Name stand. Es schien sich um eine Vermögensanlage zu handeln – Anteile an der Gardner Seniorenresidenz. Er faltete das Papier zusammen und steckte es zurück in den Umschlag. Dann ging ihm mit solcher Kraft ein Licht auf, dass er es körperlich spürte: Ken hatte ihm eine Wohnung in seiner Altenheimanlage geschenkt. Um da zu wohnen! Adam spürte, wie die Farbe aus seinem Gesicht wich. Nur über seine Leiche würde er in ein Pflegeheim ziehen. Sollte das ein Witz sein? Wollte Ken ihn demütigen? Aber als Adam seinem Sohn in die Augen schaute, sah er einen ernsthaften und verletzlichen Jungen. Anscheinend hielt Ken dies für ein Geschenk, das er haben wollte.

Bring den Abend einfach hinter dich, beschwor Adam sich. Das würde er schon schaffen. Er würde an Anthony Hopkins denken und eine oscarreife Darbietung hinlegen – *Ich genoss seine Leber mit ein paar Fava-Bohnen, dazu einen ausgezeichneten Chianti.* Morgen würde er dann alles klarstellen und Ken mitteilen, was er von seinem Plan, ihn in ein Altersheim zu schicken, hielt.

«Was für ein fürsorgliches Geschenk, Ken.» Adam lächelte schmallippig. «Danke.»

Fürsorglich? Mehr brachte sein alter Herr nicht über die Lippen? Ken hatte seinem Vater gerade ein Millionengeschenk gemacht, mit dem er sich sorglos zur Ruhe setzen konnte. Adam würde nie wieder Geldsorgen haben.

Adam tat sein Bestes, eine neutrale Miene beizubehalten. Ein Geschenk hatte er hinter sich gebracht – zwei, wenn man das gnadenlose Lied seiner Enkelinnen mitzählte –, eins blieb noch. Er wandte sich an Abby, deren verhüllte Gabe wie eine Gewitterwolke vor ihm zu hängen schien. Ein Bild, das war offensichtlich. Adam bereitete sich auf eine weitere öffentliche Beschämung vor – vielleicht erwartete ihn das elegante Porträt eines alternden Mannes, der aufs Meer hinaustrieb.

«Dad», sagte Abby, nahm seine Hand und war unerwartet nervös. «Mein Geschenk an dich ist unsere Familiengeschichte. Für die meisten Menschen wird es nur wie ein Bild aussehen, aber ich hoffe, du erkennst mehr darin.» Während sie das Tuch wegzog, sah Abby ihren Vater unverwandt an.

Ken starrte stur geradeaus, die Hände in den Taschen zu Fäusten geballt, und wartete auf die schockierten und entsetzten Ausrufe der Gäste beim Anblick des zerstörten Gemäldes. Stattdessen herrschte tiefes Schweigen. Ken riskierte einen Blick zu seinem Vater, der verzückt vor dem Bild stand, beide Hände übers Herz gelegt.

«Oh, Abigail!», sagte Adam. «Mir fehlen die Worte. Das ist großartig.» Zu seinen Gästen sagte er: «Meine verstorbene Frau Emily hat unserer Tochter den Namen ‹Abigail› gegeben. Er bedeutet ‹Freude des Vaters›, und das stimmt genau.»

Diese Geschichte hatte Ken noch nie gehört. Hatte

sein Name auch eine Bedeutung? Ein kleines triumphierendes Lächeln zuckte auf dem Gesicht seiner Schwester auf wie ein Zacken auf einem Krankenhausmonitor. Hinter ihr kam das Bild zum Vorschein. Kein Leinwanddreieck, das schlaff herunterhing. Verlor er den Verstand? Dann sah er im Mondlicht ein Glitzern: Ein Goldband, eine vergoldete Linie zog sich über das Bild. Das Werk seiner Frau.

Adam war den Tränen nahe. Wie hatte er das Talent seiner Tochter dermaßen unterschätzen und ihre künstlerische Entwicklung verpassen können? Er wusste, dass sie ihre jugendlichen Bildhauerversuche hinter sich gelassen hatte, hatte aber nicht mitbekommen, wie stark und außergewöhnlich ihr neuer Stil war. Endlich hatte seine Tochter die Schönheit gemeistert. Das zentrale Bild, der Leib einer werdenden Mutter, nahm ihn so gefangen, dass er den Rest des Bildes nicht sah. Sein Enkelsohn! Ein Junge, der den Namen Gardner weitertragen würde. «Dafür bin ich dir ewig dankbar», sagte er zu Abby.

Ken unterdrückte den Drang, sein Modell hochzuheben und auf den Boden zu schmeißen. Er starrte seine Schwester an, die sich in der Anerkennung ihres Vaters sonnte. Sie hatte ihn auf seinem eigenen Spielfeld ausgebootet. Er wollte ihr das scheinheilige Grinsen ein für alle Mal aus dem Gesicht wischen.

«Ich habe noch etwas zu verkünden.» Abby fühlte sich ermutigt. «*Kleine Monster* wird auf dem Titelblatt der Herbstausgabe des *Art Observer* abgebildet sein. Außerdem wird es im Oktober zusammen mit anderen Arbeiten von mir als Teil einer Gruppenausstellung zum Thema Selbstporträt und Identität am Institute of Contemporary Art zu sehen sein.»

«Super, Tante Abby!», brüllte Tessa vom Haupttisch und sprang auf. Die anderen Gäste taten es ihr nach und schoben ihre Stühle zurück, um Abby zu applaudieren.

Ken kämpfte gegen das Bedürfnis an, die Bühne einfach zu verlassen und nie wieder zurückzukehren.

Abby strahlte und verbeugte sich tief. Aber als sie sich wieder aufrichten wollte, schoss ein Krampf durch ihren Unterleib. Instinktiv drehte sie sich nach hinten, dabei fiel ihr Blick auf ihr Bild, sie sah die Mondlichtstreifen, die sich kreuz und quer über die Leinwand zogen und dort nicht hingehörten. Neue Linien. Die sie nicht gemalt hatte. Sie fühlte sich benommen. Goldene Zickzackstriche auf ihrem Gemälde. Dann begriff sie. Das war Jennys Werk. Aber Jenny würde niemals absichtlich ihre Arbeit beschädigen. Doch wer dann? Als die Erkenntnis sie traf, wurde sie von einer qualvollen Wehe zerrissen, und ihre Knie gaben nach.

Sie lag auf der Veranda, die sich ganz weich anfühlte, wie ein Federbett in einer dunklen Höhle. Und obwohl um sie herum Panik herrschte – besorgte Stimmen und hektisches Hin und Her –, hatte sich der Schmerz in Glückseligkeit verwandelt. Von ihrer körperlichen Hülle plötzlich befreit, schwebte Abby auf ein strahlendes Licht zu, vielleicht der Mond, und betrachtete sich von oben.

«Abby!» Kens Stimme an ihrem Ohr.

«Wach auf, Abigail.» Ihr Vater. «Ruft 911.»

Auch David und Jenny waren jetzt bei ihr, und ihre

süßen Nichten – alle knieten mit sorgenvollen Gesichtern neben ihr.

Abby hätte ihnen gern gesagt, dass alles gut war. Sie würde nicht sterben. Sie hatte nicht einmal eine Fehlgeburt. Sie legte nur eine dringend benötigte Pause ein.

Abby, Abby, riefen sie immer wieder.

Wenn sie nur hier schweben und die Welt sehen könnten, wie sie sie sah. Dann würden sie begreifen, was für ein winziges Eckchen des Universums sie einnahmen.

Eine kräftige Gestalt stürmte die Treppe zur Veranda hoch. Ihre Halbschwester.

«Weg da!» Steph übernahm das Kommando.

Wer zum Teufel ist diese Frau?, fragte sich Ken. «Ich habe die Lage im Griff», sagte er und versperrte ihr mit einem abwehrenden Arm den Weg.

«Weg da», befahl Steph wieder. Als er nicht reagierte, versetzte sie ihm einen Stoß, woraufhin er das Gleichgewicht verlor und auf dem Hintern landete. «Ich bin ausgebildete Notfallhelferin.»

Auf dem Boden sitzend, sah Ken John Kaufman die Stirn runzeln und das Zelt verlassen. «Das ist *meine* Schwester», brüllte er und bemühte sich um eine würdevollere Position.

«Meine auch», sagte Steph, die das Ohr auf Abbys Brust gelegt hatte und ihre Atmung überprüfte. «Macht Platz! Gebt ihr mehr Raum.»

Und damit hatte Steph einfach so die Situation unter ihre Kontrolle gebracht, und der Kreis aus Menschen wich zurück.

Abby spürte Druck an ihrem Handgelenk. Warme Hände in ihrem Nacken, die ihren Kopf hochhoben und nach hinten legten. Ein trockener Finger untersuchte ihren Mund.

«Die Atemwege sind frei», verkündete Steph. «Patientin atmet und hat Puls.»

Was zum Teufel bildet die sich ein?, dachte Ken.

«Handtücher», forderte Steph. «Ich brauche Handtücher.»

Frannie rannte ins Haus und kam mit einem Arm voller Handtücher wieder.

«Abby.» Steph tätschelte sanft Abbys Wangen. «Wenn du mich hörst, drück meine Hand.»

Noch nicht, dachte Abby. Konnte man sie nicht noch fünf Minuten in dieser Ekstase lassen? Sie spürte weiche, warme Handtücher, die auf ihren Schoß gedrückt wurden.

«Jenny», sagte Steph. «Üben Sie mit den Handtüchern Druck aus. Die Sanitäter müssten bald hier sein.»

«Alles klar», sagte Jenny. «Hat sie eine Fehlgeburt?»

Kommt nicht infrage, dachte Steph. «Nein. Behalten Sie einfach den Druck bei. Alles wird gut.»

Abby fühlte sich zu den Stimmen hingezogen. Sie wollte ihrer Familie Bescheid geben, dass es ihr gut ging, aber sie konnte nicht. Sie spähte durch die Schlitze ihrer Augenlider und versuchte, beruhigend zu lächeln.

Ken bemerkte Abbys Bewusstseinsflimmern.

Jenny: «Halte durch, Abs.»

David: «Ich liebe dich, Abby.»

Moment mal. Ken verspürte den altbekannten Stachel des Verrats. Wie? War David der Vater?

Tessa sah ihren Vater finster an und wandte sich ab.

Es reicht, dachte Ken und stand auf. Das war typisch Abby. Allen würde von diesem Abend allein ihr Drama im Gedächtnis bleiben. Nicht sein wunderschönes Heim. Nicht das fantastische Catering. Nicht sein großartiges Geschenk. Wie lange würde Abby ihre Show durchziehen? Er hatte gesehen, dass sie die Augen geöffnet und gelächelt hatte, auch wenn alle anderen es verpasst hatten. Er musste das keine Minute länger hinnehmen. Er war hier fertig. Er marschierte ins Haus, um seine Autoschlüssel zu holen.

«Abby», flüsterte Steph und schlug weiter leicht auf ihre Wangen. «Komm schon, Abby. Wach auf. Dein Baby braucht dich.»

Als ihr Sohn erwähnt wurde, wurde Abby von einer zylindrischen Kraft zurück in ihren Körper gesogen. Ihre Augenlider flatterten. Dicht über sich erblickte sie das Gesicht ihrer Schwester, die sie mit Liebe und Erleichterung in den nassen Augen anschaute.

Ken

Ken hatte kein Ziel. Er fuhr viel zu schnell, flog über die Buckel und um die Kurven der Route 28 und legte es geradezu darauf an, von der Polizei angehalten zu werden. Als er den Kreisverkehr in Orleans erreichte, wurde er langsamer, fuhr wieder und wieder im Kreis und versuchte, zu einer Entscheidung zu kommen. Er konnte nach Hause zu Jenny fahren und sich mit ihr aussöhnen, bevor Abby ihre Ego-Performance weitertreiben konnte. Jenny liebte ihn, das wusste Ken – schließlich hatte sie ihn ausgewählt. Aber seine Frau liebte auch seine Schwester, diese Meisterin der Manipulation. Oder er konnte in Richtung Arcadia abbiegen. Ihm graute bei der Vorstellung, was für kompromittierende Bilder er sonst noch dort vorfinden könnte. Warum hatte Abby ihre Umarmung so pervers dargestellt? Was für einen Ärger sie da zusammenbraute. *Frauen und ihr nachtragender Groll.* Das war doch uralte Vergangenheit. Niemand war zu Schaden gekommen. Nichts war ausgeartet. Gut, vielleicht war das Kuscheln etwas zu intensiv ausgefallen, als seine Hormone ins Spiel gekommen waren. Er erinnerte sich, manchmal ein bisschen gegrabbelt oder sich an ihr gerieben zu haben. Alles belanglos. Da Abby nie protestiert hatte, war er davon ausgegangen, dass es ihr gefiel. Sie waren Kinder und hatten rumexperimentiert. Keine große Sache.

Kurz vor der Abzweigung nach Chatham setzte Ken den Blinker, doch irgendeine unsichtbare Macht hielt ihn vom Abbiegen ab. Bei dem Gedanken, dass er seine Chance vermasselt hatte, John Kaufman zu beeindrucken, schlug er gegen das Lenkrad. Wie peinlich, dass Kaufman mitbekommen hatte, wie diese Frau – Steph oder wie auch immer sie hieß – ihn einfach weggeschubst hatte. Ken war nicht leicht umzuhauen, aber Steph hatte es mit Leichtigkeit geschafft. Was hatte sie überhaupt auf der Geburtstagsfeier seines Vaters zu suchen?

Kens Gedanken kehrten zu Abby zurück – als Kind hatte sie ihn angehimmelt und war ihm nachgelaufen wie ein kleiner Hund. Als sie acht und er elf war, hatten sie eine Nadel in ihre Fingerspitzen gestoßen und einen Blutspakt geschlossen: Sie würden für immer und ewig zusammenhalten. Er erinnerte sich, wie sicher er sich gefühlt hatte, wenn sie löffelten, der warme Körper seiner Schwester an seinen gekuschelt, während Charon seine Mahlzeit verschlang. Er hätte alles für sie getan.

Lautes Hupen verscheuchte ihn aus dem Kreisverkehr, und plötzlich fand er sich auf der Route 6 in Richtung Provincetown wieder, seinem Heimweg entgegengesetzt. Die Entscheidung war getroffen. Wie konnte Abby es wagen, seine Liebe so darzustellen und seine Zuneigung als etwas Abartiges zu verunglimpfen?

«Hey, Siri», rief er, sein Handy leuchtete auf. «Woher kommt der Name ‹Abigail›?»

«Das hier habe ich bei nameberry.com gefunden», antwortete die Roboterstimme. «Abigail kommt von dem hebräischen Namen Avigail, bestehend aus den hebräischen Wortteilen *ab* für Vater und *giyl*, was Freude bedeutet.»

Warum hatte er überhaupt gefragt? Natürlich war das die Bedeutung. Er fragte nach seinem eigenen Namen. Ken bedeutete laut Nameberry «hübsch», war also vergleichsweise banal.

Kens Gedanken sprangen hin und her, jetzt landeten sie bei George, der mit seiner blödsinnigen Maske von Veränderung schwadronierte. *Pass auf, was du dir wünschst, George, alter Knabe*, dachte Ken. *Die Transformation läuft.*

Er ließ das Fenster herunter und brüllte in die Nacht hinein. Ein gutes Gefühl. Seit Monaten war er aufgewühlt, hatte gespürt, wie sich irgendeine Energie, sein eigener Sturm in ihm zusammenbraute. Seine alten Tricks halfen nicht mehr – weder die Besuche im Kuschel-Chatroom noch seine Golfrunden, nicht einmal lange, einsame Segeltouren mit der *Francesca*. Nie gelang es Ken, genug Abstand zur Küste zu bekommen, um den Ungerechtigkeiten seiner Kindheit zu entfliehen. Seine Wut war zu einer nicht mehr beherrschbaren Kraft angewachsen.

Ken fuhr auf Abbys Einfahrt.

Rufen Sie mich an, wenn Sie reden wollen. Dazu hatte ihn George bei der letzten Sitzung gedrängt. *Jederzeit, Tag und Nacht.*

«Hey, Siri», rief Ken, «ruf ...»

Als er nicht weitersprach, soufflierte Siri: «Wen möchtest du anrufen?» Und wiederholte die Frage wenige Sekunden später.

Ein drittes Mal sparte sie sich.

Warum sollte er George anrufen? Das Arcadia gehörte ihm. Sein Eigentum. Er brauchte keine Erlaubnis, um einzutreten. Er brach keine Gesetze. Außerdem hatte er das Recht zu erfahren, was Abby da trieb. Sein größter Wunsch war, sie möge einfach verschwinden. Sie besetzte einen viel zu großen Teil seiner Gedanken. Mit ein bisschen Glück würden sie und David bald in D. C. Kleinfamilie spielen.

Ken stieg aus dem Wagen. Obwohl er wusste, dass niemand da war, blieb er reglos stehen und lauschte. Nichts als die nächtlichen Geräusche des Waldes. Die Luft war rein. Er ging um das Arcadia herum und machte eine Bestandsaufnahme von all den Dingen, um die sich Abby nicht gekümmert hatte – kaputte Holzbohlen, wuchernde Kletterpflanzen, eine geborstene Regenrinne.

Er schob die Haustür auf und wurde von dem durchdringenden Gestank nach Ölfarben und Terpentin empfangen, dahinter etwas Vertrautes, Flüchtiges, ein süßer Duft aus der Kindheit, den er nicht zuordnen konnte. Frida kam angetrabt, um ihn mit glücklichem Winseln und wedelndem Schwanz zu begrüßen. Blöder Hund. Das Atelier glich wie immer einem Saustall. Aber seine Schwester war fleißig gewesen. An fast jedem Quadratmeter Wand hingen Gemälde, weitere standen in Gestellen oder auf Staffeleien. Genug verworrene Linien, um einen schwindelig zu machen.

Das erste Bild, auf das sein Blick fiel, stellte ein Mädchen in einer Badewanne dar, deren knochige Knie aus dem Wasser herausragten, über ihrem Kopf hing drohend ein phallisch aussehender Wasserhahn. Was

Abby bloß für eine perverse Fantasie hatte. Ken beugte sich vor, um das Bild genauer zu betrachten, und stellte zu seiner Freude fest, dass die Proportionen allesamt falsch waren: die Badewanne zu klein, der Wasserhahn zu groß. Aber als er sich entspannte, begannen die Pinselstriche zu tanzen und schafften die Illusion, dass die Wände der Badewanne sich über dem Mädchen schließen würden. Ah, jetzt begriff er: die Bedrängnis, der Schwanz, das hilflose Mädchen – schon wieder eine Hasstirade gegen das Patriarchat. Männer unterdrückten, Frauen litten, *bla, bla, bla.* War es nicht langsam mal Zeit, eine andere Platte aufzulegen?

Dann tauchte ungebeten Abbys Gesicht im Kopf der Gestalt unter dem Wasserhahn auf, und Ken sah echte Angst. Wovor hatte Abby je Angst haben müssen? Er hatte sie beschützt, sie vor allen Gefahren bewahrt. Ken versuchte, ihren Gesichtsausdruck ungesehen zu machen, aber Abbys eindringlicher Blick trieb ihn immer weiter zurück, bis er mit dem Rücken an der Wand stand, wo er zu Boden sackte und sich in eine Ecke verkroch. Dort saß er blinzelnd, ließ seinen Blick von Leinwand zu Leinwand wandern und sah die Geschichte ihrer gemeinsamen Kindheit aus einer anderen Perspektive. Abbys Version widersprach seinen eigenen Erinnerungen. Wie auf dem Bild an der Wand links: zwei körperlose Beinpaare, seins und Abbys, die durch den Wald rannten. Er erinnerte sich, dass sie voller Freude an den Strand gelaufen waren, dass er sie durch den Buschwald gejagt und so lange hatte vorlaufen lassen, bis sie am Strand waren und er sie einholte, sie packte und gemeinsam mit ihr die Düne herunterrollte. Aber auf dem Bild wirkte das eine Beinpaar bedrohlich, und das andere war von Brombeerstacheln aufgerissen und blutete. Jäger und Beute. So war das Spiel doch gar nicht gewesen. Und was war mit dem Bild auf der Staffelei gleich vor ihm, auf dem sich unter dem Kanu im Schuppen ein Torso versteckte und vor einem grapschenden Arm wegduckte? So war es nicht gewesen.

Wie gut funktioniert Ihre Maske heutzutage noch? Georges Stimme in seinem Kopf. *Rufen Sie mich jederzeit an.*

Ken schlug die Hände vors Gesicht. Wie hatte er sich so irren können?

«Siri, ruf George Kunar an.»

Steph

Steph zitterte vor Aufregung und spürte einen Druck in ihrer Kehle, als würde sie gleich weinen müssen. Abby hatte sie als Letztes noch gebeten, sich um Frida zu kümmern, dann war der Krankenwagen losgerast. Das war vor einer halben Stunde gewesen. Jetzt warteten sie und Toni auf den Jungen vom Parkservice, der kaum alt genug für den Führerschein zu sein schien. Sie waren die Letzten in der langen Schlange von Gästen.

«Du warst unglaublich, Steph», sagte Toni. «Weißt du, dass ich dich zum ersten Mal in Aktion gesehen habe?»

Steph schluckte an dem Kloß im Hals vorbei.

«Du warst total heiß», sagte Toni.

Steph nahm das Kompliment schweigend entgegen. Es hatte sich tatsächlich gut angefühlt, die Kontrolle zu übernehmen, vor allem vor diesen Menschen, die mit ihren Doktortiteln und dicken Brieftaschen so überlegen wirkten. Aber wer wusste in einer Krise, was zu tun war? Kein Baulöwe und kein Meeresbiologe. Steph war die Einzige gewesen, die mit einem medizinischen Notfall umgehen konnte.

«Wird es Abbys Baby gut gehen?», fragte Toni flüsternd.

Steph vermutete eine Placenta praevia als Übeltäterin, die häufigste Ursache für Blutungen in der späten Schwangerschaft. «Es wird allen gut gehen.»

Endlich wurde ihr Auto gebracht, und Steph drückte dem Jungen fünf Dollar in die Hand. «Könntest du fahren?», fragte sie Toni.

Toni setzte sich ans Steuer und legte den Sicherheitsgurt an. «Was ist da passiert, dass Ken plötzlich davongestürmt ist?», fragte sie und legte den Gang ein.

«Keine Ahnung», erwiderte Steph. «Mit dem Typen stimmt was nicht.»

«Und Jenny? Bilde ich mir das ein, oder hatte sie zu viel getrunken?», fragte Toni.

Jenny war knallvoll gewesen und hatte sich ein Bein ausgerissen, um sich für Dinge zu entschuldigen, für die sie nichts konnte. «Sie war völlig besoffen.»

«Und Adam?»

Steph schüttelte den Kopf. Sie wollte nicht mehr reden. Ihr leiblicher Vater war sich des Chaos, das er angerichtet hatte, in keiner Weise bewusst, und Steph wollte an seinem Irrsinn nicht teilhaben. Noch mit siebzig war Adam wie ein Kind, das ein brennendes Streichholz über die Schulter warf und dann überrascht vor dem ausgelösten Flächenbrand stand. Steph dachte an ihre eigenen Eltern – sie hatten ihre Macken, ja, aber sie waren solide, liebevoll und verlässlich.

Vierzig Minuten später bogen sie auf Abbys holprige Einfahrt ab. Auf der anderen Seite des Arcadia sah Steph einen Wagen hinter einem Baum stehen. Sie griff über das Lenkrad hinweg und schaltete die Scheinwerfer ab.

«Was?», sagte Toni erschreckt.

Steph legte einen Finger auf die Lippen und zeigte auf das andere Auto. «Bleib hier», flüsterte sie, stieg aus und ließ die Tür offen. So leise wie möglich schlich sie auf das Atelier zu. Durch das Panoramafenster sah sie ihren Halbbruder auf dem Boden sitzen und aufgeregt in sein iPhone sprechen. Sie ging zur Fliegengittertür und räusperte sich, um auf sich aufmerksam zu machen.

Die Art, wie Ken aufsprang und das Handy weit von seinem Ohr weghielt, wirkte fast so, als hätte sie ihn bei irgendeiner Missetat ertappt.

«Wer ist da?», fragte er bestimmt.

«Ich bin's bloß, Steph Murphy. Von der Party. Tut mir leid, ich wollte Ihnen keine Angst machen.» Sie schob die Tür auf.

«Sie haben mir keine *Angst* gemacht», sagte Ken. «Aber was wollen Sie hier?»

«Abby hat mich gebeten, Frida mitzunehmen. Vermutlich war das auch Ihr Gedanke.»

Ken hielt sich das Handy ans Ohr. «George. Tut mir leid, ich muss auflegen.» Pause. «Ja. Ja. Okay. Bis nächste Woche.» Wieder eine Pause. «Ja, *mit* Jenny. Völlig einverstanden. Ich bin ... Danke, George. Ich weiß es wirklich zu schätzen.» Ken steckte das Handy in die Tasche und kratzte sich am Kopf. «Hätte ich gewusst, dass Sie den Hund übernehmen, wäre ich gar nicht hergekommen.»

Steph nickte, unsicher, warum sie noch immer in Alarmbereitschaft war.

«Sagen Sie mir noch mal», sagte Ken, «woher Sie meinen Dad kennen?»

Er wusste es also immer noch nicht. Steph warf einen Blick auf ihr Handy – der Babysitter wartete auf sie. Sie lächelte Ken an. «Wir haben uns vor ein paar Monaten bei der Happy Hour im Tzuco's kennengelernt und uns gut verstanden. Ein faszinierender Mann», sagte sie. Alles wahr. «Er hat mich sogar zu einer Waltour mitgenommen.»

«Blumen, Kunst, Wale.» Er pfiff. «Für eine Polizistin sind Sie wirklich vielseitig interessiert.»

Dass Ken ein Snob war, überraschte nicht. «Ja, das ist wohl so. Genauso vielseitig interessiert wie ein reicher, Golf spielender angehender Politiker.»

Ken hob die Hände. «Das sollte keine Beleidigung sein.»

Zeit zu gehen. «Also, soll ich Frida mitnehmen, oder wollen Sie?»

«Ich bin kein Hundemensch.»

«Okay», sagte Steph und legte Frida die Leine an. «Einen schönen Abend noch.» Damit verließ sie das Atelier und kehrte zum Auto zurück.

«Hey», rief Ken ihr nach.

Sie ignorierte ihn und ging weiter, spürte aber, wie die Rädchen in seinem Gehirn ineinandergriffen.

«Ich weiß, wer du bist.»

Adam

Adam lag rücklings auf dem Bett und lauschte dem pulsierenden Brummen der Insekten vor seinem Fenster, ein Geräusch wie ein überdrehender Rasensprinkler. Abby und dem Baby ging es gut. Sie waren zur Beobachtung im Krankenhaus und würden wahrscheinlich morgen entlassen werden. Was für eine Erleichterung.

Adam stellte sich vor, wie es sein würde, einen Enkelsohn zu haben, seine Fantasie übersprang die Baby- und Kleinkindphase und zeigte ihm einen aufmerksamen Jungen von etwa sieben Jahren, einen wissensdurstigen Burschen, der Adam an sich selbst erinnerte. Oh, er würde es genießen, sein Wissen weiterzugeben an dieses Kind. Er sah sie beide gemeinsam über einen Sandstrand spazieren, die kleine Hand seines Enkels in seiner, und der Junge hing ihm an den Lippen. In seinen Tagträumen entdeckten sie im flachen Wasser eine Fechterschnecke, genau wie die, die er vor all den Jahren mit seinem Vater in den Florida Keys gefunden hatte, aus dem himmelblauen Meer ragend wie eine Miniaturkathedrale.

Im Hier und Jetzt lag diese Fechterschneckenschale auf seinem Nachttisch. Adam griff danach. Wenn man in ihr spiralförmiges Inneres schaute, sah man den Strudel einer Galaxie, die logarithmische Spirale des

Lebens, das verflochtene Wunder von Kunst und Wissenschaft. Er hielt sich die Schale ans Ohr, horchte ihrer Stimme, diesem Nachhall von Zeit und Wahrheit, und sah den Jungen – sein jüngeres, lange verschwundenes Ich – das Gleiche tun. Und so, die Schale an ihrer beider Ohren, versank Adam in der sanften Glückseligkeit des Schlafs, lauschte dem uralten Zwiegespräch zwischen Mathematik und Magie, zwischen Leben und Tod.

Abby

Abbys Augenlider flatterten, eine ausgeblichene gestreifte Gardine tauchte vor ihr auf. Sie hing an einer Metallschiene, die u-förmig um Abby herum verlief und Dutzende schalldämpfender Deckenplatten umschloss, cremeweiß mit kleinen Löchern. Unter ihrer rechten Seite spürte sie einen Haufen Kissen, ihre Hand lag auf einem Stahlgeländer. An der Wand hinter dem Fußende des Betts hing ein Whiteboard, auf dem ihr Name und das Datum standen, 19. August 2016. Sie war in einem Krankenhaus. Das Letzte, an das sie sich erinnerte, war, dass ihr Bewusstsein unter dem besorgten Blick ihrer Halbschwester langsam wieder in ihren Körper zurückgeflossen war.

«Guten Morgen.» Die Stimme gehörte zu einem jungen Mann in blauer OP-Kleidung, der sich als Dr. Simons vorstellte, Neurologe. «Wie fühlen Sie sich?»

«Ganz gut, glaube ich.» Abbys Mund war ausgetrocknet. «Wie spät ist es?»

Der Arzt sah auf die Uhr. «Fast sechs Uhr morgens», sagte er. «Die Visite kommt hier früh. Die gute Nachricht ist, dass Ihre Werte normal sind und es Ihnen und dem Baby gut geht.» Er führte mit Abby einige neurologische Tests durch, überprüfte ihre Reflexe und motorische Koordination und bat sie, ein paar einfache Fragen zu beantworten: *Wo sind Sie? Welches Jahr haben wir? Wer ist Präsident?*

«Cape Cod Hospital. 2016. Barack Obama.»

Sie hielt sich davon ab, «... und danach kommt Hillary» hinzuzufügen.

«Sie haben etwas, das sich Placenta praevia nennt. Kurz gesagt heißt das, dass Ihre Plazenta teilweise den Muttermund bedeckt. Gleich kommt ein Gynäkologe, um das mit Ihnen zu besprechen.»

Abby sah auf einmal die Wirbel im Rücken ihres Bruders vor sich, der sich über sie beugte, um zu helfen. «Als ich bewusstlos wurde», sagte sie, «war ich immer noch da. Ich habe alles von oben gesehen.»

Der Arzt sprach, während er auf seinen rollbaren Computer eintippte. «Das liegt höchstwahrscheinlich an einer Störung im Innenohr infolge des Sturzes. Schon die kleinste Beeinträchtigung des Gleichgewichtssinns kann zu diesem Gefühl des Schwebens führen.»

Aber Abby erinnerte sich, was jede einzelne Person gesagt und wer wo um sie herum gekniet oder gestanden hatte. «Nein, das war real.»

Der Arzt nickte herablassend, und Abby kam sich vor wie Dorothy, die in ihrem Bett in Kansas aufwachte und niemandem begreiflich machen konnte, dass sie in Oz gewesen war.

Etwa eine Stunde später trommelten Finger an die Wand.

«Morgen», sagte Steph und winkte kurz.

«Oh, hallo.» Abby war überrascht, sie zu sehen – die Besuchszeit begann erst um zehn Uhr.

Steph hielt ihre Dienstmarke hoch. «Die ist bei so was ganz nützlich.»

«Krass», sagte Abby.

Steph nickte.

Abby streckte die Hand aus. «Danke, dass du mich gestern Abend gerettet hast.»

«Kein Problem.» Steph ergriff Abbys Hand. «Wie geht es dir und meinem Neffen?»

«Uns geht's gut. Meine Plazenta scheint nicht zu wissen, wo sie hingehört», sagte Abby. «Ich muss also einen Kaiserschnitt machen lassen.»

«Das ist nicht so schlimm», sagte Steph. «Jonah ist auch so zur Welt gekommen.»

Unerwartet kamen Abby die Tränen. Sie hatte zwar keine Mutter, aber eine Schwester, die ihr in Babydingen Ratschläge geben konnte.

Steph zog einen Stuhl heran und setzte sich rittlings darauf. «Können wir reden?»

«Über ...?»

«Na ja, alles», sagte Steph. «Ich habe ein paar Entscheidungen getroffen.»

Abbys Magen knotete sich zusammen.

Steph ließ ihre Knöchel knacken. «Ich habe entschieden, die Sache nicht weiterzuverfolgen.»

«Mit ‹Sache›» – Abby stockte und atmete tief ein – «meinst du da mich?»

«Nein. Entschuldige. Dich nicht», sagte Steph. «Nur mit dem Rest deiner Familie will ich nichts zu tun haben. Toni und ich waren die ganze Nacht wach und haben geredet, und so ist es am besten.»

Stephs Tonfall ließ wenig Verhandlungsspielraum.

«Ich verstehe nicht», sagte Abby. «Soll ich deine Existenz etwa geheim halten?»

«Nein, das nicht. Mir ist egal, wer Bescheid weiß», sagte Steph. «Tatsächlich glaube ich, dein Bruder weiß es bereits, und dann wird dein Vater es auch bald erfahren. Ich meine nur, dass ich nicht an ihrem Leben teilhaben will.»

Abby hatte Mühe, das zu verstehen. Konnte man sich seine Familie denn aussuchen?

«Aber an deinem schon», sagte Steph.

«Aber ich dachte ...» Abby verstummte. «Was hat sich geändert?»

«Ähm. Waren wir gestern Abend auf derselben Party?»

Abby schaute hoch zur Decke und blinzelte ihre Tränen weg. «Die Hormone.»

Steph stützte die Stirn auf die Arme, die verschränkt auf der Stuhllehne lagen.

«Erklär's mir», sagte Abby.

«Deine Familie ist völlig kaputt.»

Natürlich. Waren das nicht alle Familien? «Deine nicht?»

«Nein. Nicht wirklich», sagte Steph. «Klar machen sie Fehler. Aber ich kann mich darauf verlassen, dass sie immer hinter mir stehen.»

Tränen rollten über Abbys Wangen.

«Abby, ich möchte, dass wir Schwestern sind und dass unsere Söhne Cousins sind», sagte Steph langsam. «Aber ich brauche keine zwei Väter – ich habe schon einen ganz wunderbaren. Und dein Bruder? Tja, mit so einer Wut will ich nichts zu tun haben.»

Abby verspürte den bekannten Drang, ihren Bruder zu verteidigen, der alte Refrain hallte in ihrem Kopf wider: Ken hatte die schwerere Kindheit gehabt – er hatte seine Mutter verloren, war gemobbt worden und wurde von seinem Vater nicht verstanden. Und sie wusste genau, dass sie seinen Schmerz verstärkt hatte, als sie ihn abgewiesen, ihn mit seinen Wunden allein gelassen, sich ohne Erklärung von ihm abgewandt hatte.

Sie begann zu widersprechen.

«Du hast gesagt, ich soll es dir erklären», sagte Steph.

Das stimmte. Abby schloss die Augen und sah das Licht hinter ihren Lidern flimmern.

Jenny

«Wie schön, Sie kennenzulernen», sagte George, schüttelte Jenny die Hand und bat sie und Ken in sein Behandlungszimmer.

Jennys Befürchtungen über eine Paartherapie-Doppelsitzung – neunzig Minuten schienen eine sehr lange Zeit zu sein – lösten sich angesichts des sonnigen Zimmers in Wohlgefallen auf. George Kunar strahlte Wärme aus, und sein Therapiezimmer war ruhig, hatte aber Persönlichkeit.

«Freut mich, Dr. Kunar», sagte Jenny. Sie betrachtete bewundernd die bunten Masken an den Wänden.

«Bitte, sagen Sie George.»

«Eine wunderbare Sammlung, George», sagte sie. «Ist die Adlermaske Inupiak?»

«Nahe dran. Kwakwaka'wakw», sagte er mit einem Nicken. «Kennen Sie sich mit Masken der Native Americans aus?»

«Das ist eine Fangfrage», warnte Ken.

«Nein, kaum», erwiderte Jenny. «Ich habe an der RISD einen Grundkurs in indigener Kunst belegt. Die Masken haben mich immer fasziniert.»

«RISD, wie?», sagte George mit einem Blick in Kens Richtung. Etwas wurde kommuniziert, aber nicht ausgesprochen.

Jenny fragte sich, warum Ken nie viel von diesem haarigen Teddybären von einem Mann erzählt hatte.

«Ich weiß gar nicht, wie ich vergessen konnte, dass Sie an der RISD studiert haben», sagte George. «Waren Sie zur gleichen Zeit wie Kens Schwester dort?»

«Abby und ich haben im ersten Jahr zusammengewohnt.» Hatte Ken etwa nie darüber gesprochen? Jenny sah ihn an. «Wir kennen uns durch Abby. Sie und ich sind beste Freundinnen.»

George nickte und lehnte sich im Stuhl zurück.

Ken spiegelte ihn und versank im Sofa.

Eine lange Stille folgte. Jenny hätte sie gern gefüllt, aber womit anfangen? Mit dem, was sie Ken im Chatroom hatte sagen hören? Mit der desaströsen Geburtstagsfeier ihres Schwiegervaters? Damit, dass Ken Abbys Bild zerstört hatte? Und dabei von ihrer Tochter beobachtet worden war? Oder sollte sie mit dem anfangen, was ihr am meisten auf der Seele lag: Kens Weigerung, Abby das Arcadia zu geben? Jenny atmete aus. Vielleicht waren neunzig Minuten doch nicht genug.

Aber bevor sie anheben konnte, durchbrach George das Schweigen. «Was meinen Sie, Ken? Sind Sie bereit?»

Bereit? Jenny drehte sich um zu ihrem Mann. Der Ken, den sie kannte, war nicht mehr da. Stattdessen saß da ein verloren aussehender Junge, verletzlich und ängstlich.

«Ich bin bereit», sagte Ken leise. Er sah Jenny mit glänzenden Augen an. «Ich liebe dich, Jenny. Das sollte ich dir öfter sagen.»

Jenny legte die Hand an ihren Hals. Das gefiel ihr jetzt ganz und gar nicht.

«Ich bin nicht ganz ehrlich zu dir gewesen», fuhr Ken fort, seine Stimme klang angespannt. «Und zu mir bin ich auch nicht ganz ehrlich gewesen.» Er atmete tief durch. «In der Therapie habe ich ziemlich komplizierten Mist über meine Beziehung zu Abby aufgedeckt. Sachen, die ich verdrängt hatte. Über die sich schwer reden lässt.»

Ziemlich komplizierten Mist. Jenny bekam heiße Ohren. Ihre Gedanken rasten. Oh Gott! Es war kein Zufall gewesen, dass er die Frau im Chatroom *Abby* genannt hatte. Sie biss sich in die Wange.

«Nur weiter», redete George ihm zu. «Jenny wartet schon sehr lange darauf.»

Wirklich? Im Moment hätte sie das Tempo liebend gern gedrosselt. Galle stieg ihr die Kehle hoch.

«Ist alles okay, Jenny?», fragte Ken.

«Reden Sie nur weiter, Ken», sagte George. «Jenny verdient es, die Wahrheit zu erfahren.»

Wollte sie die Wahrheit wissen? Jenny liebte Ken, aber vor allem liebte sie das Leben, das sie sich erschaffen hatten. Ihre Kinder – sie musste die Mädchen unbedingt schützen. Und was war mit Abby? Abby war ihre beste Freundin. Vielleicht würde sich Kens Enthüllung auch auf diese Beziehung auswirken.

«Moment noch.» Die Worte schossen aus ihrem Mund. «Ich brauche eine Minute.» Jenny war nicht bereit dafür, dass ihr der Himmel auf den Kopf fiel. «Dr. Kunar, bitte lassen Sie mich einen Moment mit meinem Mann allein.»

George nickte und verließ den Raum.

Ken saß steif und reglos da.

«Bevor du irgendwas sagst, das nicht ungesagt gemacht werden kann» – Jenny stolperte in das Gespräch hinein, wie sie in einen dunklen Tunnel gehen würde: sich mit einer ausgestreckten Hand langsam vorantastend –, «drücken wir mal kurz auf Pause.»

Sie zog den Talisman an ihrer Halskette hin und her und spürte, wie sie innerlich zu zerbrechen begann. Sie wünschte sich, ihre Mutter würde noch leben. Ihre Mutter würde genau wissen, was zu tun wäre, wie sie ihren Schmerz wie einen Splitter aus ihrer Haut ziehen könnte. Bot vielleicht die Kirche einen Ausweg, ohne zu tief in all das hier einsteigen zu müssen? Sie überlegte, Ken ein Gespräch mit dem Pfarrer vorzuschlagen. «Bist du sicher, dass du das willst?»

Jenny sah zu, wie ihr Mann dieses Geh-nicht-ins-Gefängnis-Angebot überdachte. Wenn er willens war, eine andere Lösung zu finden, könnten sie einfach nach Hause fahren. Er würde in der Kommandozentrale verschwinden, sie in einer Flasche Sancerre. Aber schon bei der Vorstellung – der magische Moment nach dem ersten Schluck Wein, gefolgt von einem atemberaubenden Sonnenuntergang – war ihr klar, dass es nicht funktionieren würde. Es gab nur noch einen Weg: hindurch.

«Ich bin sicher», sagte Ken sanft.

«Okay.» Jenny lehnte sich zu ihrem Mann hinüber. «Ich bin bereit.»

Ken starrte seine Hände an, die auf seinen Knien lagen. Dann lief ein Zittern durch seinen Körper bis in seine Schultern hinein, die zu zucken begannen. «Ich habe nur ... wollte bloß ...»

Jenny schlug die Hände vor ihren Mund.

Ken ballte so fest die Fäuste, dass er weiße Knöchel bekam. Er sah sie an. «Ich habe sie doch so geliebt, Jenny. So, so sehr.»

Oktober

Abby

Abby sank in ihren Love Seat und strich ehrfürchtig über die neue Ausgabe des *Art Observer* – ein randloses Porträt von ihr, im Halbschatten auf einem Hocker vor *Kleine Monster* sitzend. Sie war im Fokus und schaute mit verschränkten Armen direkt in die Kamera, das Gemälde leicht unscharf. Der Titel lautete: «Der weibliche Blick». Schließlich sollte 2016 das Jahr der Frauen sein. Abby schlug den Artikel auf. Sie war nicht sicher gewesen, ob Rachel Draper es geschafft hatte, Jennys Reparatur des Bildes nach der Kintsugi-Methode infolge eines nicht näher beschriebenen «Zwischenfalls» noch in ihren Bericht einzuarbeiten. Angesichts des Drucktermins hatte Abby nicht damit gerechnet, aber irgendwie hatte Rachel es hinbekommen.

Jetzt, während Frida zu ihren Füßen lag, betrachtete Abby das Ergebnis: ein «Danach»-Foto von *Kleine Monster*, in dem die Narben mit Goldfäden hervorgehoben waren, ein kleines Foto von ihr und Jenny, vor vielen Jahren vor der Studentengalerie an der RISD aufgenommen, und ein Insert über die Kunst des Kintsugi. Abby las den Artikel und hatte das Gefühl, er würde jemand anderen beschreiben. Er handelte von einer mutigen Künstlerin, die anhand ihrer persönlichen Geschichte die soziale Wirklichkeit hinterfragte und den bestehenden männlich dominierten Kunstkanon herausforderte.

Seit sie das Krankenhaus vor neun Wochen verlassen hatte, war Abbys Schwangerschaft erfreulich ereignislos verlaufen. Nach der Placenta-praevia-Diagnose hatte der Gynäkologe für die achtunddreißigste Woche einen Kaiserschnitt angesetzt, was bedeutete, das Baby würde am 8. November zur Welt kommen, dem Wahltag, in nur zwei Wochen. Er hatte sie ermahnt, es ruhig angehen zu lassen, woran sie sich größtenteils gehalten hatte. Die Ausnahmen hatten in plötzlichen Energieschüben bestanden, die sie veranlasst hatten, das Arcadia zu putzen und aufzuräumen. Dann schrubbte sie plötzlich mitten in der Nacht das Badezimmer oder sortierte ihre Pinsel nach Stiel- oder Borstenlänge. Die Ölfarben waren nach Farben in Eimern getrennt, alle toten Insekten von den Fensterbrettern gewischt, die Leinwände in Regale und Gestelle eingeordnet. Sie hatte sogar von ihren zahlreichen Sammlungen von Strandschätzen – Muscheln, Steine, Seesterne und Meerglas – einige aussortiert und die Einweckgläser ausgewaschen. Im Schlafzimmer hatte sie einen dreiteiligen Shoji-Raumteiler aufgestellt und mit Meeresmotiven bemalt: langarmige Tintenfische, Muschelschalen, Rochen, Seesterne, Seepferde und Wale. Sie hatte sich entschieden, das Baby Reid zu nennen, der Mädchenname ihrer Mutter. Reid Gardner.

Der Herbst war über das Cape gekommen, hatte sich zwischen Sommersonnenwende und Tagundnachtgleiche gezwängt: warme Tage, kühle Nächte, gelegentlich ein Sturm, aber meistens heller, klarer Himmel. Während Abbys Körper erblühte, verdorrte die Glyzinie zu ihrem Winterskelett aus knorrigen Zweigen. Die Balgfrüchte der Seidenpflanze waren geplatzt, Böen hatten die dunklen Samen an ihren flaumigen Fallschirmen verteilt. Bald würde der Boden hart werden, Abby würde zum ersten Mal den Kamin wieder anzünden und täglich Feuerholz von draußen hereintragen. Ihre Kunst hatte sich parallel zur Jahreszeit verändert, als würde sie sich dem Rückzug der Sonne anpassen. Abby arbeitete in kleinem Maßstab, bereitete sich auf kürzere Tage vor, die sie im Haus verbringen und an denen sie sich um ihren Sohn und sich selbst kümmern würde.

Tessa kam mit einer Schaufel in der Hand hereingestürmt.

«Hey, Tante Abby», sagte sie, «wo willst du das Loch hinhaben?»

Seit ihrer letzten Begegnung hatte Tessa sich das Haar asymmetrisch geschnitten – auf der einen Seite so kurz rasiert, dass ihr Kopf wie angemalt aussah.

«Auf der anderen Seite des Glyzinienstamms», antwortete Abby, hielt Tessa fest und gab ihr einen Kuss auf den Kopf.

Durch die Fliegentür sah sie Jenny und Frannie Taschen aus dem SUV laden. Es würde heute keine rosa oder blau glasierten Cupcakes geben, keine Windelspiele mit Schokolade, kein Stramplernähen. Von der Zeitkapsel, einer Idee der Mädchen, war Abby sofort begeistert gewesen. Sie stellte sich eine Kleinstversion der Voyager Golden Records vor, mit der sie ihre Hoffnungen in die Zukunft tragen konnte. Sie wollte Reid damit zeigen, wie sehr er geliebt wurde, und ihm vermitteln, wie die Welt in seinem Geburtsjahr ausgesehen hatte.

Frannie tauchte mit zwei Leinentaschen über den Schultern in der Tür auf. «Guck dir diese tollen Sachen an, Tante Abby», sagte sie, stellte die Taschen ab und öffnete sie weit: Zeitungen, Zeitschriften, ein Umschlag mit Münzen und Geldscheinen. Außerdem Stifte, Papier, Pappe, Scheren, Tesafilm, Geschenkband, Büroklammern, Klebstoff – alles, was man für eine Zeitkapsel brauchte.

«Dein Baby hat so ein Glück, gerade jetzt geboren zu werden!», rief Frannie aus.

«Wieso?», fragte Abby.

«Na», sagte Tessa, «in zwei Wochen wird eine Frau die freie Welt anführen. Zum allerallerersten Mal. Kannst du dir vorstellen, was für ein viel besserer Ort die Welt dann sein wird?» Auf ihrem T-Shirt stand *Die Zukunft ist weiblich*.

Ach, noch einmal fast dreizehn und so optimistisch sein.

«Der Reid der Zukunft wird nicht glauben, wie beschissen 2016 alles war», sagte Frannie. Sie hatten vereinbart, dass er die Kapsel an seinem einundzwanzigsten Geburtstag im Jahr 2037 öffnen durfte. Frannie kramte in einer der Taschen, zog den Umschlag mit dem Geld hervor und fächerte die Scheine auf. «Auf keinem einzigen Geldschein ist eine Frau oder eine Person of Color!»

Abby dachte an frühere symbolische Gesten: Sacagawea, Martha Washington, Susan B. Anthony. 2037 würde zumindest Harriet Tubmans Gesicht das von Jackson auf den Zwanzig-Dollar-Scheinen lange ersetzt haben.

Frannie erstarrte. «Oh. Mein. Gott.»

«Was ist?», fragte Tessa.

«Wenn Reid das öffnet, sind wir dreiunddreißig.»

«Dreiunddreißig», wiederholte Tessa.

«Quasi scheintot», zog Abby sie auf und legte ihnen je einen Arm um die Schultern.

Die Mädchen rollten mit den Augen.

«Eins ist sicher, er hat ein Riesenglück, euch als Cousinen zu haben», sagte sie. *Und Jonah*, dachte sie. *Jonah wird auch sein Cousin sein.*

«Wir drei werden gemeinsam einen echt modernen Mann heranziehen», verkündete Tessa.

Frannie nickte. «Los, gehen wir graben.»

Auf dem Weg nach draußen drängten sie an ihrer Mutter vorbei, die gerade hereinkam.

«Meine Güte», sagte Jenny verdattert. «Abigail Gardner beim Nestbau?»

Es stimmte – das Arcadia war noch nie so aufgeräumt gewesen. «Hast du das nicht gemacht, als du mit den Mädchen schwanger warst?»

Jenny schüttelte den Kopf. «Es sei denn, die Standleitung zum Putzdienst zählt.»

«Kaum zu glauben, dass man sogar Mutterinstinkte auslagern kann», sagte Abby lächelnd.

«Wenn es gegangen wäre, hätte ich eine Amme engagiert.» Jenny küsste Abby auf beide Wangen. «Aber bevor du zu eingebildet wirst, wette ich mit dir, dass eine Woche nach der Geburt des Babys hier alles wieder beim Alten ist.»

Doch Abby lachte nicht.

«Was?», fragte Jenny. «Ach, Süße, was ist denn?»

In Abbys Hals bildete sich ein harter Klumpen. «Ich habe Angst», sagte sie.

Jenny nahm ihre Hand. «Natürlich hast du Angst. Mutter zu sein, ist beängstigend», sagte sie und zog Abby in ihre Arme. «Denk dran, wir sind *alle* für dich da.»

Nicht jeder, dachte Abby und schaute an Jenny vorbei zu ihrem glänzenden neuen SUV. Ken war nicht mitgekommen.

Jenny folgte ihrem Blick. «Ja. Nein. Ich meine ... Es tut mir leid, dass Ken es nicht geschafft hat», sagte sie. «Er hat viel zu tun.»

«Klar», sagte Abby und war überrascht, dass ein Teil von ihr ihn trotz allem dabeihaben wollte.

Ihr Vater würde ebenfalls nicht kommen, aber damit hatte Abby gerechnet. Babyshowers waren nichts für ihn. Sie hatte versucht, ihn zu überzeugen, dass dies eine Geburtsfeier war – kein Babyshower – und sie die Männer in ihrem Leben gern dabeihätte. Adam hatte nur geschnaubt. «Sieht mir aber ganz nach einem Shower aus.»

David gehörte zum Wahlkampftross und musste bis zur Wahlnacht an Hillarys Seite bleiben. Seit, nach der Veröffentlichung durch *Access Hollywood* Anfang Oktober, der *pussy grabbing*-Mitschnitt viral gegangen war, war David pausenlos unterwegs und hatte sich keinen Tag freinehmen können. Er würde die Geburt seines Sohns verpassen. Positiv war, dass Clinton in den Meinungsumfragen führte und über doppelt so viel Geld und Wahlkampfbüros wie Trump verfügte. Sie hatte ihn in allen drei Debatten geschlagen – sogar in jener, in der er, während sie sprach, wie ein Gorilla über ihr gelauert hatte. Und im Moment meldeten sich – fast täglich, wie es schien – weitere Frauen, die Trump übergriffiges Verhalten vorwarfen.

Und nach der Wahl? David hoffte, in der Clinton-Regierung eine Rolle zu spielen – sein Traumjob war Pressesekretär im Weißen Haus. Abby dagegen hatte klargestellt, dass sie das Cape nicht verlassen würde. Sie waren bei einer Mal-abwarten-und-weiterschauen-Einigung stehen geblieben.

Jenny und Abby gingen hoch auf die Terrasse, stellten ihre Teetassen auf dem Geländer ab und warteten auf die Ankunft von Steph und Toni. Der Anblick der Dünen, die in den Ozean hineinzurollen schienen, weckte Abbys Sinne zu jeder Jahreszeit und erfüllte sie mit Ehrfurcht vor dem Kreislauf des Lebens. Sie dachte daran, wie jeden Frühling die Pfeilschwanzkrebse aus Cape Cod Bay auftauchten und ihre Eier ablegten, wie junge Seeschildkröten instinktiv wussten, dass sie sich in diesen Gewässern an Krebsen und Quallen sattessen konnten, wie Monarchfalter – deren Lebensdauer gerade einmal sechs Wochen betrug – ihr Wissen intergenerationell vererbten, um ihre ein Jahr dauernde Migration von und nach Mexiko vollenden zu können.

«Jenny?», wagte sich Abby vor und legte die Hände um ihre Teetasse. Neben ihnen hockte ein Heer von Marienkäfern auf einem Haufen und ließ sich die langen Strahlen der Herbstsonne auf die roten Rücken mit den schwarzen Punkten scheinen.

«Ja.»

«Können wir über meinen Bruder reden?» Abby hatte Ken seit Adams Geburtstagsfeier weder gesehen noch gesprochen. Sie hatte ihm Nachrichten hinterlassen, er hatte nie zurückgerufen. Sie hatte so viele Fragen an Jenny. Warum hatte Ken ihr Gemälde zerstört? Was hielt er von ihrer Halbschwester? Hatte er mit ihrem Vater darüber gesprochen? Warum rief er nicht zurück? Aber die Frage, die über ihre Lippen kam, war: «Ist Ken für alle Zeiten aus meinem Leben verschwunden?»

Jenny schloss die Augen.

Ein Marienkäfer landete auf Abbys Ärmel, sie spürte, dass ihr Herz sich zusammenzog. *Marienwürmchen, fliege weg, fliege weg! Dein Häuschen brennt, die Kinder schrein.* Sie blies den Käfer sanft in die Luft.

«Ich weiß es nicht, Abby», sagte Jenny. «Vielleicht.»

Abby konnte nicht sprechen. All die Male, die sie sich gemeinsam in ihrem Schrank versteckt hatten, die stundenlangen Suchen nach Zweigen für Charons Käfig, ihre Strandspaziergänge.

«Aber ich bin da», sagte Jenny. «Und ich werde immer, *immer* da sein. Für dich und für Reid.» Die Stimmen der Zwillinge wehten zwischen rhythmischen Schaufelgeräuschen nach oben. «Und Frannie und Tessa auch.»

Abby hielt ihr Gesicht in die Sonne.

«Ich hab was für dich», sagte Jenny und zog eine Mappe aus ihrer Tasche. «Wenn das Baby da ist, bekommst du die offiziellen Dokumente.»

Abby nahm die Mappe und blätterte durch in Juristenjargon abgefasste Dokumente. Kurz zusammengefasst gehörte das Arcadia jetzt ihr. *Nicht ganz.* Ken hatte einen unanfechtbaren, generationsübergreifenden Trust eingesetzt, der das Grundstück und das Haus Reid vermachte und Abby Nießbrauch auf Lebenszeit gab. Typisch ihr Bruder, zog ihr den Boden ihrer Welt unter den Füßen weg und machte ihn ihr dann zum Geschenk.

Als Abby wieder aufschaute, wirkte die flache Spitze von Cape Cod ungewöhnlich zerbrechlich. Sie konnte sich vorstellen, dass in nicht allzu ferner Zukunft das Meer über Provincetown hinwegschwappen, die Commercial Street überschwemmen und alles fortreißen würde.

Jenny runzelte die Stirn. «Das wolltest du doch, oder?»

Abby schüttelte den Kopf, um ihn klar zu bekommen. Ja und nein. Sie hätte es vorgezogen, selbst ihrem Sohn das Haus vererben zu können. Aber es war, wie es war. Unanfechtbar hieß unanfechtbar.

«Ja, das wollte ich. Danke dir.» Abby war klar, dass Jenny dafür gekämpft hatte, und entschied sich für Dankbarkeit. Das Arcadia gehörte ihr – ihr und ihrem Sohn – und konnte ihnen nie wieder genommen werden. Damit hatte Abby alles, was sie brauchte: eine Bucht voller Austern, die sie mit den Händen einsammeln konnte, einen Ozean voller Fische, Wälder voller Pilze und Beeren und vor allem das sprichwörtliche Zimmer für sich allein.

Buscheichen und Kiefern raschelten im Wind, ähnelten weisen alten Frauen, die Gesichter in die Rinde geritzt, die Zweige zurückgeweht wie Haare. Ein Rotschwanzbussard stieg aus dem Wald auf, die zimtfarbenen Schwanzfedern ausgebreitet wie Finger. Abby sah, wie er einen großen Bogen zog. Dann entdeckte der Vogel etwas, erstarrte und verwandelte sich mitten im Flug in ein Geschoss, das zu Boden raste.

«Wie läuft es denn im Moment zwischen dir und Ken?»

Jenny blickte unverwandt auf die Stelle, an der der Bussard gelandet war. «Okay. Besser. Wir arbeiten hart in der Therapie.»

Der Bussard hob ab – eine Schlange wand sich in seinen Krallen.

Das Mittagessen bestand aus Sandwiches und Salaten, die Steph in Abbys kleiner Küche zubereitete. Sie setzten sich drinnen zu sechst im Kreis auf den Boden, redeten und aßen, während sie gleichzeitig Artikel ausschnitten und in das Heft klebten, das sie für das Baby gebastelt hatten. Bisher hatten sie Rezensionen über das Musical *Hamilton*, Beyoncés neues Album *Lemonade*, Jane Mayers Buch *Dark Money* und die Neuverfilmung von *Ghostbusters* mit rein weiblicher Besetzung ausgewählt, außerdem Nachrufe auf David Bowie und Prince, einen Artikel über das Comeback des Baseballteams Chicago Cubs, das nach einhundertacht Jahren zum ersten Mal wieder die World Series erreicht hatte, Davids Berichte über die Clinton-Kampagne sowie Dutzende von Beiträgen über den beklagenswerten Zustand der Welt – Zika, Brexit, russische Hacker, die Wasserkrise in Flint, Michigan, die globale Erwärmung und so weiter. Aber Tessa bestand darauf, das Beste bis zum Schluss aufzuheben, und klebte ganz hinten die neueste Prognose der

New York Times für die Präsidentschaftswahl ein, laut der Hillary Clintons Siegchancen bei einundneunzig Prozent standen.

Tessa hob die obere Brotscheibe von ihrem Sandwich. «Das ist wirklich das beste Sandwich aller Zeiten. Was ist da drauf?»

«Ja, echt gut», pflichtete Frannie ihr bei.

«Familiengeheimnis», erwiderte Steph.

Tessa lächelte. «Wir sind deine Familie.»

«Das lässt sich nicht abstreiten, Steph», stimmte Toni zu.

«Apropos ... wie sollen wir dich nennen?», fragte Frannie. «Tante Steph?»

«Wenn sich das für euch richtig anfühlt», sagte Steph. «Mich würde es sehr glücklich machen.»

«Passt für mich», sagte Frannie.

«Für mich auch», sagte Tessa. «Also, was ist das Geheimnis, Tante Steph?»

«Schwört ihr, es mit ins Grab zu nehmen?»

Die Zwillinge zogen ein Kreuz über ihre Herzen.

«Kreuzkümmel», flüsterte Steph feierlich. «Nur eine Prise in der Guacamolemayo.»

Langes Schweigen folgte.

«Das ist dann wohl ein Gesprächskiller, Tante Steph», wisperte Frannie.

Jenny runzelte die Stirn, aber Steph lachte bloß. «Wir sind Familie.»

«Ich habe noch eine Frage, Tante Steph», sagte Tessa, nach einem zweiten Sandwich greifend. «Hast du, na ja, immer gewusst, dass dein Dad nicht dein echter Dad ist?»

«Tessa!», japste Jenny auf.

Steph winkte ab. «Das kann ich nicht eindeutig beantworten», antwortete sie. «Ja und nein. Seit ich die Wahrheit weiß, ergibt manches mehr Sinn.»

«Aber das könnte rückblickend sein», sagte Tessa.

«Vermutlich.»

«Denkst du manchmal, du hättest es lieber nicht rausgefunden? Ich glaube, das muss hart gewesen sein.»

«War es», gab Steph zu. «Aber Augenblicke wie diese wiegen es auf. Die möchte ich auf keinen Fall missen.»

Sie arbeiteten weiter und machten Polaroid-Schnappschüsse voneinander, die als weißrandige graue Quadrate aus der Kamera schnurrten, bis Dutzende auf Abbys Sofatisch lagen. David hatte die Zeitkapsel aus einem harten Stück Rohr mit Verschlüssen an beiden Enden gebastelt, der eine abnehmbar, der andere nicht. Als schließlich alles bereit war, legte Abby als Erstes die Fotos hinein. So würde Reid sie als Letztes entdecken. Abbys Lieblingsfoto war ein Bild von Jonah, der seine ausgebreiteten Hände auf ihren Bauch gelegt hatte wie kleine Seesterne, was so aussah, als würde er seinen ungeborenen Cousin berühren wollen. Als Nächstes kam eine Ausgabe des *Art Observer* hinein, die sich in der Röhre wieder entrollte, bis sie eng am Rand anlag. Dorthinein legten sie das Heft und dann nacheinander ihre Geschenke, durch zusammengeknülltes Zeitungspapier voneinander getrennt: ein Wertpapier in Höhe von fünfundzwanzigtausend Dollar von Jenny; einen blauen Topas-Siegelring von Toni, der, wie sie versprach, den Skorpion in ihm besänftigen würde; zehn von Stephs Lieblingsrezepten, mit der Hand auf Karteikarten geschrieben und von einem Metallring zusammengehalten; eine winzige Flasche Heckenkirschnektar, für die Frannie und Tessa wochenlang gesammelt hatten; ein USB-Stick mit der Aufschrift «Die geheime Sprache der Wale» von Adam. Und ganz oben Abbys Geschenk: ein Schatz aus jeder ihrer Einweckglassammlungen und die schönste Keramikscherbe, die ihre Mutter ihr hinterlassen hatte – Gegenstände, die ihre Kreativität beflügelten.

Als langsam die Sonne unterging, versammelten sie sich draußen und ließen die versiegelte Zeitkapsel in das vorbereitete Loch hinab. Jede warf eine rituelle Handvoll Erde hinein, dann schaufelte Tessa das Loch wieder zu. Die Kapsel verschwand, von der Erde verschluckt neben uralten Pfeilspitzen und von indigenen Völkern hinterlassenen Steinwerkzeugen. Würde sie in einundzwanzig Jahren noch da sein? Würden sie selbst noch da sein?

Alle schauten Abby erwartungsvoll an. Aber was sollte sie sagen?

Sie dachte an die Welten, die sie aus Algen und Muscheln gebaut hatte, während sie am Strand auf die Rückkehr ihres Vaters und Bruders von ihren Segelabenteuern wartete. Und obwohl sie sich schwor, ihr Kind niemals so allein zu lassen, wusste sie auch, dass sie ohne diese Zeit nicht der Mensch geworden wäre, der sie heute war. Wie jeder andere hatte sie nur ein Leben. Und jetzt lebte sie es. Das Leben, das nur aus all den Erfahrungen entstehen konnte, die sie gemacht hatte – die sie hierhergebracht hatten bis zu diesem perfekten Moment, mit diesen Frauen und zwei heranwachsenden Männern – Jonah und Reid.

Immer noch wusste Abby nichts zu sagen. Die Zeit sprang vorwärts, und sie sah die Zukunft, die vor ihr lag – Versteckspiele und Gutenachtgeschichten, Spielzeugboote und Angelleinen, herumliegende Brotkrusten, ein indigofarbener Wachsmalstift, das Papier halb abgerissen. Später dann Freunde, schlaksige Jungs, die ihre Räder an die Hauswand lehnten und deren Turnschuhe als Haufen vor der Tür lagen. Sie würden Festungen bauen, Taschenlampen-Ticker spielen und die Küchenschränke nach Snacks durchsuchen, Krümel auf dem Tisch verteilen und den Wasserhahn nicht richtig zudrehen. *Hebt das auf, Herrgott noch mal!*, würde sie schimpfen, aber die Jungs würden wissen, dass sie es nicht ernst meinte. Sie war *diese* Mutter. Das Arcadia war *das* Zuhause. Und noch später würde Reid groß sein, den Führerschein machen und kommen und gehen, wie es ihm gefiel. Er würde sie um Rat fragen, Partner oder Partnerinnen mit nach Hause bringen und eines Tages vielleicht selbst Kinder haben. Vielleicht hatte Abby keinen Bruder mehr – sie wusste, dass Jenny recht hatte und Ken möglicherweise nie wieder in ihr Leben zurückkehren würde –, aber sie hatte Reid und die Menschen, die jetzt bei ihr waren, die Familie, die sie geschaffen hatte.

Und das war etwas. Mehr als nur etwas. Es war alles.

Danksagung

Dank an meine Lektorin Lauren Wein, die immer brillante Vorschläge parat hat und im richtigen Moment das passende Gedicht schickt; an meine Agentin Brettne Bloom, eine Meisterin ihres Fachs, sowie an meine Freundin Sarah Rosell, die erste und letzte Leserin jeder einzelnen Seite.

Für ihr aufmerksames Feedback in verschiedenen Phasen bedanke ich mich bei: Erica Bauermeister, Lea Carpenter, Julie Costanzo, Carole DeSanti, Julia Felsenthal, Heather Harpham, Lee Harrington, Laureen Johnson, Michael Korda, Scott Lasser, Stephen Lewis, Katie Machen, Ruth Ozeki, Sara Powers, Joanna Rakoff, Deb Robinson und Eilene Zimmerman.

Für ihre Unterstützung, Hilfe und Ermutigung danke ich meinem Vater Paul Brodeur, meiner Stiefmutter Maggie Simmons, meiner Cousine Anne Dubbs und der ganzen Familie Ryan – vor allem Marie, Patrick, Timmy, Lauren, Olivia und Nick. Außerdem meinen Freund*innen und Held*innen: Melissa Bank, Rebecca Barber, Marcella Barganz, Alisyn Camerota, Kenna Kay, Pete Rock, Taryn Roeder, George Shafnacker, Jane Simmons, Jessica Vitkus und die Thunder-Moon-Frauen; meinen Kollegen und Kolleginnen bei Aspen Words und am Aspen Institute: Ivy Chalmers, Elliot Gerson,

Mallory Kaufman, Madeline Lipton, Elizabeth Nix, Daniel Porterfield und Caroline Tory.

Dank an Avid Reader, die diesen Roman in die Welt begleitet hat. Ich weiß die Arbeit von Jofie Ferrari-Adler, Amy Guay, Ben Loehnen, Alexandra Primiani und Meredith Vilarello sehr zu schätzen. Dank auch an Josie Friedman, Jenny Meyer, Jesseca Salky, Will Watkins und alle bei The Book Group.

Vor allem aber gilt mein Dank meinem Mann Tim und meinen Kindern Madeleine und Liam für ihre unendliche Nachsicht. Und meiner Mutter Malabar Brewster, an die ich jeden Tag denke.